ADOECIMENTOS PSÍQUICOS
E ESTRATÉGIAS DE CURA

Blucher

ADOECIMENTOS PSÍQUICOS E ESTRATÉGIAS DE CURA

Matrizes e modelos em psicanálise

Luís Claudio Figueiredo

Nelson Ernesto Coelho Junior

COM A COLABORAÇÃO DE

Paulo de Carvalho Ribeiro

Ivanise Fontes

Adoecimentos psíquicos e estratégias de cura: matrizes e modelos em psicanálise
© 2018 Luís Claudio Figueiredo e Nelson Ernesto Coelho Junior
2ª reimpressão – 2019
Editora Edgard Blücher Ltda.

Imagem de capa: iStockphoto

Blucher

Rua Pedroso Alvarenga, 1245, 4º andar
04531-934 – São Paulo – SP – Brasil
Tel.: 55 11 3078-5366
contato@blucher.com.br
www.blucher.com.br

Segundo o Novo Acordo Ortográfico,
conforme 5. ed. do *Vocabulário
Ortográfico da Língua Portuguesa*,
Academia Brasileira de Letras,
março de 2009.

É proibida a reprodução total ou parcial
por quaisquer meios sem autorização
escrita da editora.

Todos os direitos reservados pela Editora
Edgard Blücher Ltda.

Dados Internacionais de Catalogação
na Publicação (CIP)
Angélica Ilacqua CRB-8/7057

Figueiredo, Luís Claudio
  Adoecimentos psíquicos e estratégias de
cura : matrizes e modelos em psicanálise /
Luís Claudio Figueiredo, Nelson Ernesto
Coelho Junior ; com a colaboração de Paulo
de Carvalho Ribeiro, Ivanise Fontes. – São
Paulo : Blucher, 2018.
  304 p. (Série Psicanálise Contemporânea /
Flávio Ferraz, coord.)

  Bibliografia
  ISBN 978-85-212-1266-9

  1. Psicanálise 2. Doenças mentais I. Título.
II. Coelho Junior, Nelson Ernesto. III. Ribeiro,
Paulo de Carvalho. IV. Fontes, Ivanise.

17-1640   CDD 150.195

Índice para catálogo sistemático:
1. Psicanálise

Para Guilherme, Sofia e Eva

LCF

Para Murilo e Manuela

NECJ

Para os amigos e as amigas do Terceira Margem

PCR

Para João Kauai

IF

Conteúdo

Introdução   9
Luís Claudio Figueiredo e Nelson Ernesto Coelho Junior

Preliminares à consideração das matrizes   27
Luís Claudio Figueiredo

A matriz freudo-kleiniana   41
Luís Claudio Figueiredo

A matriz ferencziana   117
Nelson Ernesto Coelho Junior

Estratégias e táticas de cura na psicanálise contemporânea
transmatricial   187
Luís Claudio Figueiredo e Nelson Ernesto Coelho Junior

8   CONTEÚDO

ANEXOS   **251**

O pensamento de Laplanche diante das matrizes
freudo-kleiniana e ferencziana   253
Paulo de Carvalho Ribeiro

Pierre Fédida, um autêntico ferencziano   287
Ivanise Fontes

Introdução

Luís Claudio Figueiredo
Nelson Ernesto Coelho Junior

Ao longo das muitas décadas em que foi elaborado, o pensamento psicanalítico sobre as formas e modalidades dos adoecimentos psíquicos criou duas grandes *matrizes*: a uma, chamaremos de "matriz freudo-kleiniana"; à outra, caberá a denominação "matriz ferencziana". Na verdade, embora tenhamos nos referido a "décadas em que foi elaborado", as bases de ambas as matrizes foram estabelecidas nos anos 1920. Para as duas matrizes, como será visto em detalhe, *adoecimentos psíquicos podem ser universalmente pensados como interrupções nos "processos de saúde"*, um conceito que será elucidado no primeiro capítulo e retomado inúmeras vezes. Podemos já adiantar, porém, que, ao falar em "processos de saúde", estamos nos referindo ao exercício livre e eficaz dos trabalhos psíquicos inconscientes e conscientes; estaremos distantes, portanto, de uma visão normativa da saúde. Quando tais processos são interrompidos, deparamos com alguma forma de adoecimento. Como veremos adiante, a cada uma dessas grandes matrizes de adoecimento corresponderá uma estratégia de cura.

No contexto de cada uma destas matrizes, encontramos diferentes *modelos*, e estes, sim, foram sendo criados e expandidos nas décadas seguintes: de um lado, por seguidores de Freud (como Lacan, entre outros) e seguidores (freudianos) de Melanie Klein; de outro, pelos que trabalharam sob a inspiração da clínica ferencziana, ainda que nem sempre fossem seguidores diretos de Ferenczi. Balint (e em menor grau Spitz) tinha sido, efetivamente, discípulo de Ferenczi; já Donald Winnicott e Heinz Kohut, ambos provenientes de outras tradições, revelam, não obstante, uma nítida inspiração ferencziana em seus projetos clínicos e teóricos. Também vamos sugerir que táticas de tratamento psicanalítico foram estabelecidas em correspondência aos diferentes modelos de adoecimento no contexto das duas grandes matrizes.

A psicanálise (teorias e práticas) que começou a se desdobrar e explicitar nas últimas décadas do século XX e nas primeiras do XXI, à qual frequentemente chamamos de "contemporânea", vai se caracterizar por tentativas de articular as duas matrizes, a freudo-kleiniana e a ferencziana. É principalmente nesse contexto que se dão os "atravessamentos de paradigmas" a que um de nós se referiu em outra oportunidade (Figueiredo, 2009). Nesses projetos de integração, dá-se, quase sempre, um especial relevo a dois pensadores e clínicos de grande destaque em cada uma das matrizes básicas: do lado da matriz freudo-kleiniana, W. Bion; do lado da matriz ferencziana, D. W. Winnicott. Tentaremos sugerir uma hipótese dos motivos pelos quais justamente eles vieram a formar uma base privilegiada para os projetos transmatriciais.

O presente trabalho pretende, primeiramente, mapear o vasto e complexo campo do pensamento psicanalítico em termos das duas matrizes e dos diversos modelos de adoecimento psíquico nelas identificados; em seguida, pretende considerar os esforços de articulação entre elas nas obras de autores contemporâneos, todos eles apoiados em Winnicott e Bion (com algumas doses de Lacan), embora em dosagens diferentes.

Em relação a cada matriz, a cada modelo e a cada um dos projetos de articulação propostos por alguns dos grandes pensadores da psicanálise contemporânea (como Ogden, Ferro, Anne Alvarez, Roussillon e, com grande destaque, André Green, que, além das referências a Bion e Winnicott, apresentava-se como um pós--lacaniano), procuraremos elucidar as concepções fundamentais sobre os adoecimentos psíquicos, bem como as grandes linhas de tratamento psicanalítico daí decorrentes.

Percurso

Vamos tomar como ponto de ancoragem de nossa concepção da matriz freudo-kleiniana o que foi exposto por Freud em seu grande e decisivo texto de 1926, "Inibição, sintoma e angústia" (Freud, 1926/2014). Veremos, em seguida, a apropriação kleiniana da matriz proposta por Freud e sua fecundidade, isto é, as contribuições particulares de Melanie Klein para o desenvolvimento das concepções centrais da matriz freudo-kleiniana. Novos aportes serão encontrados em psicanalistas freudo-kleinianos posteriores a Klein, como Herbert Rosenfeld e Wilfred Bion, entre outros. Mas, antes de lá chegar, precisaremos considerar a contribuição dos freudianos que davam uma continuidade direta ao pensamento do mestre, capitaneados por sua filha Anna e pelos líderes da chamada *ego psychology*.

Com base nesses textos, não apenas reconstituiremos essa matriz, mas, em grande medida, já começaremos a explicitar os principais modelos de adoecimento psíquico dela derivados, bem como a estratégia clínica nela fundada.

12 INTRODUÇÃO

A matriz ferencziana será elucidada a partir dos textos de Ferenczi, escritos no final da década de 1920 e no início da de 1930, o que inclui seu *Diário clínico* (Ferenczi, 1927-1932/2011, 1932/1985), que indicam de forma decisiva a sua diferença com relação ao pensamento freudiano do qual partiu. Desse material, tentaremos extrair tanto a nossa compreensão da matriz ferencziana, de suas formas de descrição e teorização dos adoecimentos psíquicos e de seus tratamentos quanto o primeiro dos modelos a ela associados. Em seguida, repassaremos outros modelos articulados à matriz ferencziana, mas elaborados por Balint, Spitz e Winnicott.

Finalmente, vamos levar em consideração os autores mencionados, responsáveis por projetos de articulação "transmatricial", lendo e comentando alguns dos seus textos-chave em termos de explicitação de suas filiações e perspectivas teórico-clínicas. Nessa parte do livro, serão examinadas as obras de André Green, René Roussillon, Anne Alvarez e Thomas Ogden.

Como anexos, contaremos também com as contribuições de dois colegas que se interessaram por nosso projeto e com ele colaboraram: Ivanise Fontes situará Pierre Fédida no contexto das duas matrizes, acentuando o viés ferencziano desse grande pensador da psicanálise; Paulo de Carvalho Ribeiro tratará da posição singular de Jean Laplanche no contexto das duas matrizes e, para desenvolver as implicações clínicas das teorizações laplancheanas, recorrerá às propostas de Heinz Lichtenstein.

Um esboço preliminar de nossa compreensão das matrizes

Uma característica fundamental da matriz freudo-kleiniana é a de centrar toda a problemática dos adoecimentos psíquicos nas experiências das angústias e nas formas ativas de o seu psiquismo delas se defender. Assim sendo, será imprescindível analisar os processos de formação das angústias e suas configurações, bem como os mecanismos de defesa contra elas acionados, mostrando como os adoecimentos decorrem, paradoxalmente, não das falhas das defesas, mas, ao contrário, do seu "sucesso". Um sucesso de alto custo, certamente, em termos de sofrimento psíquico. Com ele, mais e variadas angústias acabam sendo geradas. Cria-se, assim, o círculo vicioso das repetições, a *compulsão à repetição* – daí se originando uma forma particular de interrupção dos processos de saúde. Quanto mais cedo e devastadoras as angústias se apresentam nos processos de constituição do psiquismo, quanto mais desamparado e sujeito a situações traumáticas está o psiquismo em estado nascente, quanto menos recursos egoicos existam para exercer as funções de contenção, mediação e transformação da experiência emocional, mais radicais serão as defesas acionadas e mais maciço o seu uso. No limite, tais usos quase inviabilizam por completo – mas nunca de forma absoluta – a própria formação do eu e de suas funções, gerando o que foi referido por Freud como "alterações do eu". A exploração clínica e teórica desses estados de angústias primitivas e defesas igualmente radicais, anteriores à plena diferenciação entre isso e eu, e, portanto, anteriores à formação do eu, foi a grande contribuição de Melanie Klein para nossa compreensão dos adoecimentos psíquicos.

No contexto dessas concepções, o trabalho clínico há de se haver fundamentalmente com o monitoramento de angústias e defesas, vale dizer, com o enfrentamento das resistências. Isso não significa, estritamente, uma clínica voltada apenas para a chamada "análise das resistências" (que, contudo, parece ter sido em alguns momentos uma ideia freudiana e esteve, sem dúvida, em grande realce entre alguns freudianos); mas, mesmo quando a análise e a interpretação das resistências não ocupam um lugar central, elas

14 INTRODUÇÃO

não podem faltar para que a montagem paradoxalmente exitosa das defesas ativas contra as angústias seja desconstruída. Por outro lado, será fundamental "cuidar" das experiências angustiantes,[1] seja para que elas não precisem ser evitadas de forma radical – pois, sem angústias, o psiquismo não se forma e não funciona –, seja para que elas não escapem ao controle, produzindo, também aí, uma interrupção dos trabalhos psíquicos, com estados de fragmentação mais ou menos acentuados. Tomando como base o pensamento de W. Bion, falaremos de uma "clínica da continência", de uma "clínica do confronto" e de uma "clínica da ausência e do silêncio" no contexto de uma estratégia clínica de "desativação". Trata-se, efetivamente de *desativar* angústias e defesas excessivamente ativadas e que produzem as interrupções dos processos de saúde, como já antecipado.

A matriz ferencziana nasce em uma posição de suplementaridade à outra; segundo a maioria dos autores, assim permanecerá, não podendo vir a ocupar uma posição central e menos ainda exclusiva no campo psicanalítico.[2] Contudo, ainda que nessa posição relativamente discreta, ela se mostrará indispensável para pensar certas modalidades de adoecimento, modalidades que não parecem caber adequadamente nos limites da matriz freudo-kleiniana (ou seja, o limite dos adoecimentos por ativação) e que foram se impondo à consideração da clínica psicanalítica seja por seu número crescente nos nossos consultórios, seja pelos desafios que nos trazem. Nessas modalidades, a interrupção dos processos de saúde

---

1 "Cuidar" aqui abrange um conjunto de operações como sustentar o sujeito angustiado, conter, representar e simbolizar suas experiências angustiantes para que elas se insiram no campo do sentido. Nessas tarefas, as interpretações das angústias assumem um papel decisivo.

2 Fora desse campo (por exemplo, no das teorias dos traumas no atendimento a "sobreviventes" de grandes catástrofes), a matriz ferencziana pode se tornar quase exclusiva, mas não vamos focalizar tais casos.

é ainda mais precoce e mais radical do que se pode observar na matriz freudo-kleiniana.

O que é fundamental nesse novo contexto é o reconhecimento dos "traumatismos precoces", experiências de ruptura que produzem a ultrapassagem e uma verdadeira aniquilação das capacidades de defesa e resistência. As angústias não chegam a se formar, são liminarmente evitadas por uma verdadeira extinção de áreas do psiquismo que morrem, ou melhor, deixam-se morrer. Trata-se de uma situação radicalmente nova em relação ao que fora considerado por Freud, embora Melanie Klein tivesse encontrado justamente isso em seu paciente Dick, apresentado em um texto de 1930 (Klein, 1930). Talvez não custe relembrar que Klein fez sua primeira análise com Ferenczi. No entanto, ela passa a supor, no lugar da angústia manifesta, algo como uma angústia encoberta que caberia ao analista re-despertar, o que ela realmente fez com maestria.

Aqui seguiremos outra perspectiva, enraizada na matriz ferencziana: no lugar de angústias, caberá falar em *agonia*, um termo sugerido por Winnicott em um texto tardio, mas que nos parece adequar-se a uma vivência do que antecede e antecipa a experiência da morte no moribundo prestes a render-se à não existência. Se as angústias podem ser pensadas como fenômenos da vida, da vida agitada pelas pulsões e afetos, e pelas impressões sensoriais, e dos sofrimentos tremendos que a vida comporta, a agonia é um fenômeno da morte, a morte antecipada, ou da morte em estado de suspensão, como sugere Ferenczi em uma passagem decisiva de seu *Diário clínico* a que voltaremos adiante.

Embora a noção de "situação traumática" não esteja ausente da matriz freudo-kleiniana, naquela matriz o mais decisivo seria o receio de que a situação traumática se configure plenamente ou retorne; vale dizer, o decisivo para Freud será a consideração das

16   INTRODUÇÃO

"situações de perigo", pois é nelas que as angústias mais nos acometem como *sinais* do que precisa ser enfrentado e, se possível, parcialmente evitado. Já na matriz ferencziana, não se trata apenas da situação traumática evocando as angústias automáticas, como supunha Freud e era aceito por Klein, que a elas dedicou o grosso de seu trabalho. Agora, são traumas, e traumas precoces – termo sugerido pelo próprio Ferenczi –, que geram essa "reação" (mas não exatamente, já que em uma reação alguma forma de atividade predomina), pois provocam no traumatizado um processo de *passivação*, evocando nele uma condição de *passividade*, inércia. Essa *passivação* produz o que André Green denominou de "passividade-desamparo", para diferenciar da "passividade-gozo", na qual o que está em jogo ainda é uma modalidade de obter prazer (Green, 2012). Ou seja, não é possível, a rigor, conceber a passividade pós-traumática em termos de defesa, ou então precisamos criar a ideia de uma "defesa passiva", que, paradoxalmente, entrega o psiquismo traumatizado ao desamparo mais extremo, à condição extrema de ser e estar *indefensável*. Nesse momento, torna-se indispensável considerar uma modalidade extrema de cisão: a clivagem narcísica que deixa uma parte morrer, ou quase isso, para que outra, mutilada, sobreviva. Aqui estamos sugerindo uma diferença importante entre esta cisão que opera pela passividade forçada e gera uma parcial passivação – o retorno ao inerte – e as cisões ativas que estruturam e defendem o eu. É o caso, por exemplo, das cisões observadas por Melanie Klein na posição esquizoparanoide, entre o "bom" e o "mau".

É interessante verificar a ocorrência de fenômenos similares em todo o reino animal. A etologia, por exemplo, identifica uma "reação" de enrijecimento e congelamento (*freezing*) em algumas espécies diante de perigos extremos. Na psicologia experimental, notabilizaram-se os fenômenos gerados pelo desamparo (*helplessness*) em que todas as defesas ativas, que envolvem previsibilidade e capacidade de controle das situações aversivas, são ultrapassadas: há como que uma "entrega à desgraça" como condição de alguma sobrevivência quando já não é possível fugir ou lutar. A matriz ferencziana, e sua concepção do trauma, aproxima-se do que etólogos e psicólogos experimentais puderam observar nessas situações de impasse.

A diferença com a matriz freudo-kleiniana foi claramente percebida por André Green. Na introdução de *La folie privée* ("Le tournant des années folles"), ele afirma: "Não era motivo de dúvida para Freud que as piores infelicidades sofridas pelo aparelho psíquico não o deixavam sem recursos. O psiquismo encontrava ainda e sempre um meio de transformar o trauma, de qualquer natureza que ele fosse" (Green, 1990, p. 34, tradução nossa). Ou seja, há sempre atividade, e não só as defesas a testemunham – por isso as denominamos "defesas ativas" – como as próprias angústias fazem parte do arsenal psíquico em sua inesgotável atividade, sejam elas as "angústias automáticas", sejam, mais evidentemente, as "angústias-sinal", que prestam ao sujeito o serviço de deixá-los preparados para enfrentar ou evitar os perigos. A suposição ferencziana de uma passividade psíquica original, à qual o sujeito retornava pela passivação sofrida, apontava em outra direção. Segundo Green (1990, p. 34), "O conflito com Freud tornava-se inevitável", e não há como discordar do francês.

Eis, contudo, que alguma sobrevivência costuma ser obtida a partir desses estados de semimorte, embora Ferenczi acredite que a morte completa e irreversível de fato sobrevenha a certas experiências traumáticas, como ele afirma em seu extraordinário e conciso texto de 1929 *A criança mal acolhida e sua pulsão de morte*, ao qual retornaremos adiante (o que veio a ser confirmado clinicamente nos estudos de René Spitz, de 1965, que também abordaremos). Mas quando há alguma sobrevida, "comprada" ao preço de uma

18 INTRODUÇÃO

morte parcial em que a agonia prevalece sobre as angústias-sinal e as angústias automáticas, o que caberá ao terapeuta? Não se trata aí de moderar angústias – contê-las e transformá-las, pois estão ausentes. Muito menos caberá algum enfrentamento das defesas e resistências. Ou seja, não se justifica, nesses casos, a adoção predominante da clínica da continência e do confronto. Também a clínica da ausência e do silêncio não parece adequada em casos em que ausência e silêncio corroboram a experiência da morte, do estar morrendo ou do estar parcialmente morto. Emerge, para o tratamento psicanalítico dos pacientes precocemente traumatizados e em estados variados de *morte psíquica*, alguma tarefa de "revitalização",[3] bem como de testemunha do trauma (o terceiro que reconhece e autoriza o trauma como tendo de fato ocorrido), o que implicará, a seu devido tempo, certa capacidade de evocar e tolerar angústias. Temos, assim, de considerar uma estratégia de vitalização ou reanimação psíquica e uma estratégia de testemunha (do terceiro) como suplementares à da desativação, nos casos de traumatismo precoce descritos e teorizados por Ferenczi. Na verdade, testemunhar corresponde a dar legitimidade a uma experiência até então destinada à negação e à morte produzida pelo desmentido, um dos ingredientes do próprio trauma, segundo Ferenczi.

Não que esses indivíduos não tenham construído algumas defesas, ou mesmo sistemas defensivos e resistenciais, posto que, em função da clivagem precoce, uma parte foi entregue à passivação, mas alguma outra parte permaneceu viva, se angustia e, portanto, se defende.[4] Para ficarmos apenas com Winnicott, como exemplo, não se pode ignorar o papel das defesas maníacas – em que ele se

---

3 Acerca desta ideia de "revitalização", colocada preventivamente entre aspas, certamente pode-se abrir um leque de ambiguidades e mal-entendidos a serem oportunamente esclarecidos.

4 Green (1980) chega a falar em "linhas de defesa". Podemos, por exemplo, pensar em uma linha de defesa passiva, seguida por linhas de defesa ativa.

apoia no conceito kleiniano para sugerir uma coisa um pouco diferente, na qual o que está em jogo é a necessidade de negar a "morte dentro", a realidade interna tomada pela morte; nem se pode negar a função defensiva e resistencial de um *falso self.* Noções similares podem ser encontradas em Balint e Kohut, que nos fala, por exemplo, da pseudovitalidade defensiva em pacientes narcisistas. É uma pseudovitalidade que encobre a morte narcísica que resultaria em uma defesa passiva primária. No entanto, desde Ferenczi – e, depois, em todos aqueles por ele inspirados – a escuta do analista deve ser sensível ao que não é da ordem da defesa ativa e da resistência, ainda que com isso se confunda. Não se trata, primariamente, como se antecipou, de acolher, modificar e transformar angústias. Defesas, resistências e angústias são, de certa forma, ruidosas. A agonia é muito silenciosa, bem como é quase inaudível a presença de alguma vida ainda pulsante soterrada, sepultada (como nos diz Kohut) sob uma grossa capa de matéria morta. Abre-se, assim, o campo da escuta do inaudível em uma clínica da "revitalização", ou reabilitação, outro termo kohutiano. Abre-se, enfim, uma clínica destinada a um "novo parto", como quer Kohut, ou, para falarmos com as palavras de Balint, propiciadora de um *"new beginning".*

A principal discrepância entre as duas matrizes, entre os dois grandes pensadores, Freud e Ferenczi, corresponde, em termos da clínica, à perspectiva ferencziana de não pensar em algumas formas de o "paciente difícil" comportar-se na sessão em termos de "resistência à psicanálise", vendo-as, ao contrário, como tímidas e desajeitadas tentativas de recuperar alguma vitalidade, algum contato vivo com um objeto igualmente vivo e responsivo. O que não impede que Ferenczi, Balint, Winnicott e Kohut sejam completamente "freudianos" em todo o resto... Como havíamos dito, essa outra matriz suplementa, mas não torna obsoleta, a matriz freudo-kleiniana, embora ela se torne central em muitos tratamentos que enfrentam certas modalidades de adoecimento psíquico nas

20 INTRODUÇÃO

quais o entorpecimento, a inércia, a anestesia e a paralisia, o vazio, o senso de futilidade e o tédio – figuras da passividade (passivida-de-desamparo, nos termos de Green) e da morte, ou da "morte em suspensão" – ocupam o centro da cena.

Apontamentos para a psicanálise na virada do século

Atualmente, o que de mais interessante está sendo realizado em psicanálise é uma articulação entre as duas matrizes. Isso é verdade para o que se começou a esboçar na década de 1970, e, se precisássemos de uma data, proporíamos o famoso texto de André Green "L'analyste, la symbolization et l'absence dans le cadre analytique", de 1974.

Embora já anteriormente propuséssemos um atravessamento de paradigmas em que pulsão e relações de objeto, fantasias e traumatismos, desejos e necessidades, conflitos e déficits, intrapsíquico e intersubjetivo pudessem ser considerados conjuntamente – criando uma psicanálise em uma era transescolar –, na época, ainda não nos dávamos conta da complexidade da tarefa. Tais atravessamentos e articulações, complexos e muitas vezes paradoxais, estão, certamente, na ordem do dia. No entanto, é preciso reconhecer que eles ocorrem e são exigidos pela tarefa mais fundamental de articular uma psicanálise que coloca todas as suas fichas na premissa de uma atividade psíquica inesgotável e outra que abre espaço para pensar o esgotamento do psiquismo, sua passividade, seus silêncios e vazios. O que veremos é, em primeiro lugar, as razões de esta dupla perspectiva nos ser hoje indispensável. Em seguida, acompanharemos alguns dos esforços contemporâneos para a realização desse objetivo. Finalmente, vamos considerar o que torna os pensamentos de Bion e de Winnicott tão relevantes e propiciadores dessa articulação. Na verdade, todos os autores que iremos examinar apropriam-se de Bion e de Winnicott sem se tornarem bionianos ou winnicottianos, o que deixa um tanto perplexos alguns colegas mais aderidos a uma destas perspectivas. No entanto, justamente para não produzirem apenas uma colagem, uma sobreposição, um mero encaixe ou ainda uma simples complementariedade, os psicanalistas cujas obras iremos examinar precisam se apropriar, cada um a seu modo, destes autores de referência para construírem suas próprias teorizações; suas obras merecem ser avaliadas por sua consistência interna e, mais que tudo, por sua utilidade para a clínica psicanalítica, e não por sua "fidelidade" à letra bioniana ou winnicottiana. Ferro fala explicitamente em "meu Bion" para mostrar como, a partir dessa apropriação, ele pode levar em conta Winnicott, e um volume do *International Journal of Psychoanalysis* foi dedicado a artigos em que diversos psicanalistas expunham, cada um deles, o "seu Bion". O mesmo poderia ser feito em relação a Winnicott. No entanto, os dois autores de referência, sendo um, certamente, oriundo da matriz freudo-kleiniana (Bion), e o outro com uma nítida inspiração na matriz ferencziana (Winnicott), embora muito marcado por Melanie Klein e por outros freudianos, como seus amigos da psicologia do ego (*ego psychology*), permanecem como as bases duplas dessas visões binoculares, como desenvolvidas por Ferro, Ogden, Anne Alvarez, Roussillon e Green, para ficarmos apenas com alguns. Em certas obras contemporâneas, um dos autores sobressai. É o caso de Ferro com "seu Bion" e o de Roussillon com o "seu Winnicott". Outros produzem uma obra mais complexa, em que as marcas das duas matrizes em Bion e Winnicott estão realmente operando com grande força.

O projeto de André Green vai nos interessar particularmente, tanto pela complexidade de sua proposta quanto pela sua claríssima percepção das duas matrizes e de como elas se diferenciam. Diz

22 INTRODUÇÃO

ele, em seguida aos seus comentários acerca das premissas da atividade inesgotável e da premissa dos esgotamentos mortíferos do psiquismo: "Vê-se como esta velha controvérsia de sessenta anos [escrevia ele em 1990] prefigurava a evolução da psicanálise moderna, anunciando Balint e Winnicott, de um lado, Melanie Klein e Lacan, de outro" (Green, 1990, p. 37).

Embora não o acompanhemos em todas as posições expressas nesse texto "clínico de história da psicanálise", nem em outros da mesma natureza,[5] é notável a nitidez com que aprecia a controvérsia entre as duas matrizes. Encontramos nele, igualmente, a convicção de que não podemos passar sem uma destas matrizes se queremos entender os "casos-limite", como ele se expressa no texto de 1990, ou todos os casos do sofrimento não neurótico, como ele denomina o variado conjunto de adoecimentos que não podem ser ignorados hoje em dia. É neste contexto que emergem quadros de adoecimento psíquico que extrapolam o que pode ser cabalmente pensado a partir da matriz freudo-kleiniana e seus modelos. Ainda que desaprovasse uma série de medidas ferenczianas para o encaminhamento dos processos analíticos com os "pacientes difíceis", admite:

> *Apesar disso, a contestação da técnica ferencziana não diminuirá de forma alguma o interesse considerável de suas autênticas descobertas, originais e sempre atuais, sobre a questão do trauma, a da cisão narcísica, a colocação fora de si de uma parte do funcionamento do*

---

5 Por exemplo, na introdução ao livro de 2000, "Pour introduire la pensée clinique". Esse capítulo, também de natureza "clínico-historiográfica", desempenha a mesma função em *La pensée clinique* que "Le tournant des années folles" havia desempenhado em *La folie privée*.

eu que adota a insensibilidade como defesa, bem como a não habitação do corpo próprio. (Green, 2000, p. 22)

Vale dizer que a parte "colocada fora de si" e que ali se mantém insensível é o que resulta de uma clivagem passiva e apassivante. Dizer que ela "adota a insensibilidade como defesa" poderia sugerir ainda certa inesgotabilidade dos recursos ativos de defesa; ora, esta é, justamente, uma suposição que o próprio Green atribui a Freud para diferenciá-lo de Ferenczi. A insensibilidade é o que *acontece* em seguida ao choque na parte traumatizada e cindida, justamente quando e porque os recursos psíquicos se esgotaram.

Trata-se, na verdade, tanto de psicopatologias ruidosas, mas que atestam ausência ou insuficiência de estruturas e funções egoicas (áreas mortas ou adormecidas do eu, áreas cindidas e sepultadas), como nos *borderline*, quanto das psicopatologias do silêncio e do vazio, como as psicoses brancas que Green estudou em colaboração com J.-L. Donnet. Casos assim, como também os dos pacientes psicossomáticos e suas "depressões inexpressivas" e "depressões essenciais", exigem que as duas matrizes se articulem e que se encontre, dentro da matriz fundante – a matriz freudo-kleiniana –, um lugar legítimo para a negatividade absoluta da morte psíquica.

É curioso, dada a sua aguda percepção da necessidade das duas matrizes, que o autor francês não possa rever sua "contestação" à clínica da linhagem ferencziana. Embora reconhecendo a presença da morte e da "morte em suspensão" em alguns psiquismos, parece não perceber que as estratégias daí decorrentes precisam sempre convergir para uma clínica da *reanimação psíquica*, algo que passa pela escuta do inaudível, pelo brincar e pelo jogar. Quanto a isso, autores como Ogden, Anne Alvarez e Roussillon parecem ter ido mais longe.

24 INTRODUÇÃO

Passemos ao aprofundamento detalhado dessas ideias com a esperança de que possam ser úteis à clínica e ao pensamento psicanalítico de outros colegas como têm sido para nós.

Referências

Ferenczi, S. (1985). *Diário clínico*. São Paulo: Martins Fontes. (Trabalho original publicado em 1932).

Ferenczi, S. (2011). Psicanálise IV. In *Obras completas* (vol. 4, pp. 1-284). São Paulo: Martins Fontes. (Trabalho original publicado em 1927-1932).

Figueiredo, L. C. (2009). *As diversas faces do cuidar*. São Paulo: Escuta.

Freud, S. (2014). Inibição, sintoma e angústia. In *Obras completas* (vol. 17, pp. 13-123). São Paulo: Companhia das Letras. (Trabalho original publicado em 1926).

Green, A. (1974). L'analyste, la symbolization et l'absence dans le cadre analytique. In *La folie privée* (pp. 73-119). Paris: Gallimard.

Green, A. (1980). La mère morte. In *Narcissisme de vie, narcissisme de mort* (pp. 222-253). Paris: Minuit.

Green, A. (1990). Le tournant des aneés folles. In *La folie privée* (pp. 11-39). Paris: Gallimard.

Green, A. (2000). *La pensée clinique*. Paris: Odile Jacob.

Green, A. (2012). Passivité-passivation: jouissance et détresse. In *La clinique psychanalytique contemporaine* (pp. 141-155). Paris: Éditions d'Ithaque.

Klein, M. (1930). The importance of symbol-formation in the development of the ego. In *The writings of Melanie Klein I* (pp. 219-232). New York: The Free Press.

Spitz, R. (1965). *O primeiro ano de vida*. São Paulo: Martins Fontes.

Preliminares à consideração das matrizes

Luís Claudio Figueiredo

Antes de reiniciarmos nossa trajetória, convém retomar a tese principal: encontram-se, na literatura psicanalítica, duas grandes matrizes para a compreensão dos adoecimentos psíquicos.

A uma, que sem sombra de dúvida é a fundante e central, chamaremos de *matriz freudo-kleiniana*, centrada nas angústias e nos inúmeros mecanismos de defesa contra elas, sendo que os adoecimentos ocorrem justamente em virtude do relativo sucesso de tais defesas. A pressuposição básica é que as atividades defensivas são, de certa forma, inesgotáveis, ainda que tragam prejuízos mais ou menos graves para o funcionamento do psiquismo: por piores que sejam o sofrimento e a dor, haverá sempre um recurso defensivo disponível, como nos alerta Green.

Cabe assinalar que o psicanalista francês fará um grande esforço no sentido de encontrar um lugar legítimo para o negativo – o que inclui a ausência de atividade, o apagamento do ativo, o vazio – no seio da matriz freudo-kleiniana. Daí decorre a sua necessidade de rediscutir o conceito de "pulsão de morte" de forma

28 PRELIMINARES À CONSIDERAÇÃO DAS MATRIZES

a não reduzi-la à agressividade e à destrutividade, como tende a ocorrer em Melanie Klein e mesmo em certos momentos dos textos freudianos. Tal redução coloca a pulsão de morte do lado das atividades defensivas, ignorando um outro lado, talvez mais original, como veremos a seguir.

A outra matriz supõe, ao contrário, que há modalidades e intensidades de sofrimento e dor que ultrapassam as capacidades ativas do psiquismo, deixando-o provisoriamente ou definitivamente inerte, em estado de morte ou quase morte, com a morte em suspensão (Ferenczi), reduzindo, assim, o psiquismo a uma condição de passividade. É nesse sentido que a "pulsão de morte" se revela comprometida com a tendência à inércia, à passividade do morto, ao desligamento da vida e de suas conexões. Acreditamos que é nessa acepção que Ferenczi pode afirmar que, nos estágios iniciais de seu processo de vida, ainda muito próximo do não ser, no bebê recém-nascido predominam suas pulsões de morte. Apenas uma oferta prodigiosa de amor e acolhimento poderá, nesse momento, se contrapor à tendência regressiva ao inerte.

Mesmo quando aí se produzem "movimentações" em que se poderiam identificar processos defensivos, trata-se, no melhor dos casos, de "defesas passivas", como é o caso da clivagem, que deixa uma parte morrer para que o resto sobreviva, fenômeno que o psicanalista húngaro denominou *autotomia*. A essa matriz, suplementar à outra e que não a torna obsoleta, chamamos de *matriz ferencziana*.

A cada uma dessas grandes matrizes estão associados diferentes modelos de adoecimento e, correlativamente a eles, podem ser delineadas distintas direções de cura. Ou seja, as diferentes estratégias e táticas da "terapia psicanalítica" se organizam em resposta às duas grandes matrizes de adoecimento, uma trabalhando com angústias e defesas, outra focalizando as experiências da "morte dentro" (*death inside*, um termo de Winnicott) – o tédio, as depressões inexpressivas e as apatias, o senso de futilidade, as patologias do vazio etc. –, tendo como objetivo primário a reanimação psíquica, a "revitalização", a reconstituição de tecidos ou estruturas mortificadas. Ora, e aqui já avançaremos um pouco mais na proposta, a chamada "revitalização" – a reanimação psíquica e a reabilitação de estruturas e funções esclerosadas – não se confunde com procedimentos tonificadores, algo que se pareça a uma "injeção de ânimo". Trata-se, isso sim, de escutar e responder empática e vivamente às mais incipientes manifestações de vida psíquica que ainda subsistem, sepultadas debaixo das partes mortas ou entorpecidas da vida psíquica. Serão, como veremos bem mais adiante, os campos dos jogos, das brincadeiras e, em especial, do humor que estarão no centro dos processos de "revitalização".

Sugerimos também que os diversos pensamentos teórico-clínicos que caracterizam a psicanálise contemporânea procuram articular entre si essas duas matrizes, sendo que nessa empreitada dois autores se tornaram de grande valia, seja por suas afinidades, seja por representarem bem os legados das duas matrizes mencionadas: Bion e Winnicott.[1]

Dito isso, passemos adiante.

---

1 Um texto recente de Robert Hinshelwood (2015) vai na mesma direção de apontar afinidades e assinalar divergências devidas a Bion e Winnicott representarem duas heranças, dois legados distintos no campo da psicanálise. Embora sua análise não coincida inteiramente com a nossa, há certamente uma boa convergência de perspectivas.

Algumas suposições antropológicas de base: o potencial angustiante e a passividade originária (a passividade-desamparo)

Sem a pretensão de dizermos algo novo, comecemos recordando o que, em nossa condição universal, inscreve as experiências da *angústia* e da *agonia* em seu fundamento. Procuraremos, ao mesmo tempo, encontrar uma raiz comum às duas matrizes de adoecimento psíquico.

De início, vejamos a prematuração e seus desafios, o que nos obriga a considerar o entrelaçamento inextricável entre "saúde" e "doença" e a necessidade de redefinirmos os próprios termos dessa situação de base. Antes, uma advertência: a literatura sobre o tema da prematuração é imensa e não será neste momento retomada, posto que o propósito exclusivo do que se segue será o explicitado no parágrafo anterior.

Em função de o nascimento humano se dar no quase absoluto desamparo, lançando o recém-nascido na quase absoluta dependência do meio ambiente e de seus elementos privilegiados, isto é, do fato de nascermos imersos em uma quase absoluta *passividade*,[2] abre-se o campo para uma espécie de "desadaptação" estrutural. É justamente isso que vem a constituir uma situação indefinida e não decidida em nossa condição, permanentemente transitando entre doenças e saúde, termos que precisarão ser aqui introduzidos, ainda à espera de uma breve reconsideração.

---

2 Nem o desamparo, nem a dependência, nem a passividade-desamparo podem ser considerados absolutos, mas provavelmente predominam com intensidade nos momentos inaugurais da vida em que os recursos egoicos são inexistentes ou muito limitados.

Em primeiro lugar, precisamos de uma concepção integrada e não normativa de saúde, isto é, a saúde concebida não como *estado*, mas como *processo* (Figueiredo, 2014a). Cabe, também, dissolver a simples oposição entre doença e saúde, encontrando o lugar das doenças nos processos de saúde; tais processos comportam paradas e regressões, desvios e extravios passageiros que caracterizarão "momentos de adoecimento". Em bebês, crianças e adolescentes, tais "adoecimentos saudáveis" são muito evidentes e conhecidos. Em todas as idades haverá momentos desta natureza, dando aos processos de saúde uma complexidade imensa e uma evolução nada linear. É o caso, por exemplo, de nossas reações a vacinas, mas algo equivalente pode ser encontrado mesmo na ausência de uma vacinação premeditada, como quando as crianças pequenas começam a frequentar a escolinha infantil e de lá voltam com as chamadas "doenças da infância" ou meros resfriados. Como sabemos, tais adoecimentos são a regra e, mais que isso, são necessários para a produção de anticorpos que farão parte dos processos de saúde dos indivíduos.

Há situações, porém, em que os adoecimentos, mesmo aqueles que poderiam fazer parte dos processos de saúde, ganham a capacidade de "fixar-se" e crescer, gerando verdadeiras interrupções nos processos de saúde, regressões mais ou menos definitivas, desorganizações perigosas. Trabalharemos, ao longo de todo o texto, com esta ideia fundamental: adoecimentos somáticos ou psíquicos – e é discutível se nos valerá a pena sustentar essa distinção – serão sempre interrupções mais ou menos graves nos processos de saúde. Em alguns casos, supomos que tais interrupções ocorram de forma muito radical e bem no início da vida, "desligando" uma área do psiquismo, deixando-a deserta.

Veremos, igualmente, que pode se gerar aqui um paradoxo: tais interrupções assumem, muitas vezes, a forma de "fugas para a

32 PRELIMINARES À CONSIDERAÇÃO DAS MATRIZES

saúde", isto é, de tentativas precipitadas de se defender de alguma ameaça aos processos de saúde que, contraditoriamente, os interrompem. Trata-se, efetivamente, de uma tentativa de encontrar uma espécie de "atalho para a saúde" em que se economizaria o trabalho e o custo que a saúde requer da unidade somatopsíquica.

Tentemos agora refazer nosso caminho para torná-lo um pouco mais inteligível.

Comecemos focalizando o desamparo da prematuração, isto é, a dependência e o domínio das necessidades, situação de base em que um recém-nascido – de uma forma fundamentalmente passiva – requer cuidados essenciais. Diga-se, de passagem, que essa passividade-desamparo originária – posto que não absoluta – estará nos fundamentos da outra matriz, a ferencziana, como se verá adiante. No momento, porém, o que nos reterá é a extrema vulnerabilidade do recém-nascido, que é correlativa à sua extrema dependência.

É no contexto da dependência e sob o domínio das necessidades básicas que se pode dar a instalação da "saúde" entendida como um "processo de saúde": o que está em jogo é a instalação das *capacidades de trabalho* somatopsíquico necessárias à metabolização em sentido amplo, às elaborações nos planos orgânico, intrapsíquico, intersubjetivo e coletivo/cultural. No plano dominantemente psíquico, são essencialmente capacidades de trabalho inconsciente, como as que Freud começou a examinar em termos de "trabalho de sonho", "trabalho de chiste" e "trabalho de luto", ao que outros acrescentaram os "trabalhos da criação", os "trabalhos do morrer" etc. (Figueiredo, 2014b). No conjunto, o que está em jogo são os processos de simbolização e subjetivação.

Ao tratar dos processos de saúde como algo a ser plenamente instalado (mesmo que, acompanhando Winnicott, reconheçamos uma potencialidade inata para seu desenvolvimento), abrimos também a possibilidade de considerar a sua ausência, ou a sua "desinstalação". Tais capacidades incipientes de trabalho somatop-síquico, ainda que fortes e resilientes como a criatividade primária winnicottiana, podem vir a ser extintas ou congeladas, por falta das condições ambientais adequadas, e mesmo aniquiladas, em condições especialmente hostis; em casos assim, dá-se uma interrupção definitiva da saúde como processo. No primeiro caso, o da não instalação plena, estaríamos, mais obviamente, diante da situação do "trauma precoce", mas, mesmo no segundo – a sua desinstalação –, se o aniquilamento das capacidades de trabalho for profundo e extenso, o efeito de interrupção pode ser tão drástico que vai funcionar da mesma maneira, não importando a idade do sujeito traumatizado. De qualquer forma, os adoecimentos psíquicos daí decorrentes nos exigirão considerar a matriz ferencziana e a problemática associada à morte ou a estados de quase morte do psiquismo, de forma a poder enfrentar a inoperância das capacidades de sonhar, brincar, fazer o luto, criar e... morrer. Eis que se descobre que a morte psíquica impede a cabal tramitação do morrer, que, afinal de contas, ainda pertence aos trabalhos psíquicos inconscientes que nos são exigidos enquanto vivos e em nossos processos de saúde!

Retornemos à matriz freudo-kleiniana, em que a experiência da angústia é central, sendo que, convém recordar, a *angústia é a resposta do que está vivo quando se sente ameaçado de morte*. O que estamos propondo é que a condição de prematuração (e dependência) traz consigo tais ameaças e introduz a angústia no cerne da condição humana. Na verdade, podemos pensar a prematuração tanto como uma condição inicial da vida em nossa espécie – um estado – quanto como uma condição estrutural – a própria estrutura de nossa situação de incompletude e relativo despreparo, vale dizer, de relativa dependência. É nesse segundo sentido que um "trauma precoce" pode ocorrer em qualquer idade.

34 PRELIMINARES À CONSIDERAÇÃO DAS MATRIZES

É em relação a essa condição de "prematuração intrínseca" que podemos identificar alguns aspectos relevantes em termos de situações angustiantes. É o momento de tratarmos dos desajustes estruturais a que aludimos antes.

Assinalemos, em primeiro lugar, desproporção entre, de um lado, a magnitude das forças externas (estímulos sensoriais) e internas (necessidades e impulsos) e, de outro, as capacidades somatopsíquicas para delas se defender e com elas lidar. São as capacidades de trabalho anteriormente referidas ainda em estado potencial, mas débeis.

Em segundo lugar, aludimos à total ausência de correspondência temporal entre a imaturidade de um recém-nascido e as ancestralidades que o habitam e com que se defronta: o ente mais imaturo e grandemente despreparado (ainda que alguma preparação já opere aí, como nos apontam etólogos e neurocientistas) há de se haver com o que de mais antigo existe em si mesmo e ao seu redor. Sua carga filogenética faz com que cada recém-nascido remonte aos primórdios da espécie, e o mundo no qual e para o qual nasce traz o legado de milhares de anos de história civilizatória. É com essa ancestralidade genética e cultural que o pequeno bebê há de se haver.

Finalmente, falamos do que denominamos *irredutível* (poderíamos falar em "inassimilável", "inominável" ou "irrepresentável", mas acreditamos que *irredutível* é mais amplo e vai melhor ao ponto), que é, em grande medida, uma decorrência dos desajustes estruturais já apontados. Trata-se do fato de que haverá sempre sobras e faltas nas relações entre as capacidades de trabalho e o que exige seu funcionamento; ou seja, o psiquismo andará sempre às voltas com dimensões da experiência – estimulações "externas" e "internas" – que resistem às tentativas de representação, simbolização e transformação no campo do sentido. Os termos estão entre aspas tanto porque essa distinção não corresponde a uma efetiva diferença no plano das experiências originárias e primitivas quanto pelo fato de que tudo que ultrapassa as capacidades de trabalho exerce um efeito de externalidade, uma exigência que lhe vem "de fora". Da mesma forma, "sobras e falhas" não se opõem, antes se unificando sob a noção de "irredutibilidade".

Cremos que seria a partir dessas considerações que se poderia chegar ao conceito de "situação traumática", um conceito tão bem apresentado por Freud no texto "Inibição, sintoma e angústia" (1926). Indo além, ao trazermos tal conceito para este plano antropológico que nos serve de ponto de partida, podemos nos aproximar de outro conceito, o de "potencial traumático", entendido em sua universalidade estrutural. É o *potencial traumático* que nos leva a situar a angústia – ou angústias – no centro mesmo das experiências humanas e dos processos de adoecimento psíquico, como encontraremos na matriz freudo-kleiniana.

No entanto, e já antecipando o que será apresentado detalhadamente adiante, não será difícil reconhecer nesta mesma argumentação as bases do que vai caracterizar a matriz ferencziana: todos os desajustes estruturais resultando na irredutibilidade apontam para o caráter limitado e esgotável das atividades somatopsíquicas diante de certas exigências de trabalho. É dessa limitação que advêm as defesas passivas, o morrer, o deixar-se morrer, o fingir-se de morto, o anestesiar-se, o congelar e o paralisar. Nesse caso, as angústias – uma resposta vital – não chegam a se formar, criando-se regiões desérticas e necrosadas no soma e no psiquismo.

Começaremos nosso percurso, porém, acompanhando a passagem do potencial traumático às experiências de angústia, ou seja, focalizando a matriz fundante e central do pensamento psicanalítico, a freudo-kleiniana.

36 PRELIMINARES À CONSIDERAÇÃO DAS MATRIZES

A dependência correlativa à prematuridade nos coloca de chofre no campo daquilo que em anos recentes veio a ser denominado "terceira tópica" (Brusset, 2013). Trata-se, na verdade, de integrar a intersubjetividade ao campo do funcionamento psíquico de cada sujeito individual, o que se tornou irrecusável no atendimento dos sofrimentos não neuróticos. Não que tal inclusão fosse ignorada por Freud. Tanto na sua primeira quanto, mais ainda, em sua segunda tópica, é impossível não abrir espaços para o intersubjetivo no cerne da subjetividade. Como veremos logo em seguida, alusões ao "outro sujeito" são inevitáveis e delas temos algumas testemunhas eloquentes em toda a sua trajetória teórica. Por outro lado, é bem verdade que foram outros autores como Ferenczi, Melanie Klein, Michael Balint, Wilfred Bion, Donald Winnicott e Jacques Lacan, por exemplo, que tornaram tais referências mais evidentes e sistemáticas.

As posições variam bastante, mas a atenção e a consideração às funções do "ambiente" e do "objeto primário", melhor dizendo, a referência às participações do "outro sujeito", em suas complexidades e sua condição indispensável e intrínseca, impuseram-se nas visões de toda a psicanálise acerca dos processos de saúde.

Em contrapartida, as "falhas" inevitáveis, e até certo ponto necessárias, do outro sujeito no desempenho de suas atribuições nos processos de constituição do psiquismo igualmente ganharam espaço na apreciação dos adoecimentos psíquicos pela psicanálise. Tais falhas, acontecimentos não programáveis e em grande parte erráticos, casuais, embora façam parte contingente de cada história, pertencem ao campo das possibilidades estruturais e as realizam. Essa relação corresponde à passagem do "potencial traumático" às "situações traumáticas" propriamente ditas, o que faz com que qualquer circunstância da vida possa vir a ser significada como "situação de perigo" em que o trauma nos espera de tocaia, principalmente na proximidade de um outro sujeito, de quem, em grande parte, dependemos e do qual muito esperamos.

A relação da "terceira tópica" com o tema da angústia é, assim, forte e paradoxal. Acerca do impacto da "alteridade do outro" na experiência da angústia, podemos começar citando um trecho decisivo de um texto inicial de Freud (1969, p. 44, grifos meus):

> *Suponhamos que o objeto que a percepção forneça seja semelhante ao sujeito, isto é, um próximo*. *Então o interesse teórico também se explica pelo fato deste objeto ser* ao mesmo tempo *o* primeiro objeto de satisfação *e, além disso,* o primeiro objeto hostil, *assim como o* único a poder auxiliar.

Freud nos brinda com esta afirmação em seu "Projeto de uma psicologia". A nota 102 (1969, p. 150), de Osmir Faria Gabbi Jr., tradutor e comentador do texto, assinala oportunamente a complexidade já entrevista por Freud: são três funções distintas e relativamente contraditórias exercidas ao mesmo tempo e intercaladas por um "além disso": é uma coisa e, *além disso*, mais duas coisas contraditórias entre si, mas as três simultâneas.

Deixemos de lado, provisoriamente, o fato de ser o outro sujeito o primeiro objeto de satisfação. Isso o inscreve, é certo, na origem das posteriores fantasias de desejo, o que, como veremos mais tarde, estará diretamente associado a situações angustiantes, posto que serão desejos para sempre destinados à irrealização, fontes, portanto, de frustração e raiva.

Serão, contudo, as duas outras funções, exercidas "além disso", que reterão agora nossa atenção. Que o outro sujeito – o percebido como semelhante – seja, simultaneamente, o "único a poder

38 PRELIMINARES À CONSIDERAÇÃO DAS MATRIZES

auxiliar" e o "primeiro objeto hostil" está, claramente, na origem da ambivalência: temos aqui tanto a ideia de que o outro sujeito é chamado a desempenhar funções de sustentação e proteção, uma tarefa antitraumatizante, mas que comporta, ao mesmo tempo, um potencial de ameaça inevitável. Deixaremos, por ora, na obscuridade a origem dessa condição hostil percebida no outro semelhante e próximo para nos concentrarmos na questão da ambivalência pressentida por Freud.

Se pensarmos em um potencial traumático já inscrito na condição humana, teríamos, de um lado, o que ameniza e, de outro, o que incrementa; de um lado, o que modera, de outro, o que intensifica a angústia. Só que, a rigor, não há dois lados: é o mesmo *outro sujeito* semelhante e próximo que angustia e, *não só, mas em vez disso*, sustenta e protege, alivia.

Já vimos como desajustes estruturais e a consequente irredutibilidade configuram o potencial traumático. Vemos agora, a partir de Freud, e logo mais de Melanie Klein, que tal potencial é exacerbado pela, também intrínseca, ambivalência nas relações indispensáveis com os objetos primários, outros sujeitos. Nenhuma relação intersubjetiva, em qualquer circunstância, estará isenta dessa ambivalência, vale dizer, dessa nova fonte de incremento do potencial traumático que, paradoxalmente, só os outros nos ajudam a suportar.

Fecha-se assim o circuito em torno das situações traumáticas e das angústias delas decorrentes. Será em torno deste núcleo que se organizará a matriz freudo-kleiniana e seus modelos de adoecimento psíquico que sempre correspondem às formas de se defender das angústias e com elas lidar.

Já a matriz ferencziana, a ser contemplada em seguida, fincará suas raízes (ainda mais fundas) na condição de limitação e passividade originária implicada na prematuridade e na predominância da pulsão de morte, entendida à moda ferencziana no artigo de 1929 (Ferenczi, 2011). Imerso na adversidade de um ambiente pouco acolhedor, o "indivíduo" regride e deixa-se empurrar de volta a alguma forma de não existência e inércia. É quando suas pulsões de morte, interpretadas como desligamento e esvaziamento mortífero, predominam. Sua sobrevivência – quando sobrevive – trará as marcas dessa morte em vida, e seus adoecimentos vão se configurar como modalidades dessa "sobrevivência pela metade", em que uma agonia duradoura e permanente ocupará o centro do palco.

Referências

Brusset, B. (2013). *Au-delà de la nevrose: vers une troisième topique.* Paris: Dunod.

Ferenczi, S. (2011). A criança mal acolhida e sua pulsão de morte. In *Obras completas* (vol. 4, pp. 55-60). São Paulo: Martins Fontes. (Trabalho original publicado em 1929).

Figueiredo, L. C. (2014a). Cuidado e saúde: uma visão integrada. In *Cuidado, saúde e cultura: trabalhos psíquicos e criatividade na situação analisante* (pp. 9-29). São Paulo: Escuta.

Figueiredo, L. C. (2014b). Notas sobre os trabalhos psíquicos e saúde mental. In *Cuidado, saúde e cultura: Trabalhos psíquicos e criatividade na situação analisante* (pp. 151-160). São Paulo: Escuta.

Freud, S. (1969). *Projeto de uma psicologia.* Rio de Janeiro: Imago. (Trabalho original publicado em 1895).

Hinshelwood, R. (2015). Winnicott and Bion: claiming alternate legacies. In M. B. Spelman, & F. Thomson-Salo (Ed.), *The Winnicott tradition* (pp. 61-68). London: Karnac.

A matriz freudo-kleiniana

Luís Claudio Figueiredo

Uma introdução

"Chegamos à convicção de que o problema da angústia
ocupa entre as questões da psicologia da neurose um
lugar que há de se chamar clara e plenamente de central."

(Freud, 1917/2014b, p. 544)

Dando início às considerações sobre a matriz freudo-kleiniana de adoecimento psíquico, cabe caracterizá-la mais uma vez. Como se afigura para nós, nela as angústias encontram-se no centro dinâmico dos processos de adoecimento, acionando defesas cujo êxito paradoxal vai caracterizar as patologias enfrentadas no tratamento psicanalítico. Pensamos, na verdade, que os adoecimentos vão se revelar, justamente, na interrupção dos processos de saúde devida ao acionamento regular e estável de um sistema defensivo "bem-sucedido" na evitação e no controle das angústias. Vamos caracterizar tais adoecimentos como sendo *adoecimentos por*

42 A MATRIZ FREUDO-KLEINIANA

ativação: angústias são ativadas, defesas são ativadas e, quando elas se cristalizam, gerando interrupções, fixações e regressões, vemos os adoecimentos psíquicos instalados, em suas diferentes modalidades. Mais adiante, trataremos dos *adoecimentos por passivação*, definidores do que diferencia a matriz suplementar, a ferencziana.

Na compreensão da matriz freudo-kleiniana, a obra de Freud decisiva é "Inibição, sintoma e angústia" (1926/2014c), da qual, como veremos, podem-se extrair os caminhos mais tarde percorridos por Melanie Klein e por todos os que pensaram a psicanálise a partir de então, pois mesmo os que se alinham na matriz ferencziana não podem desconsiderar essa concepção básica. Cabe assinalar que, ao denominarmos esta primeira matriz de freudo-kleiniana, estamos visando justamente à continuidade e à integração do pensamento de Melanie Klein às formulações de Freud no contexto das suas "segundas teorias": a segunda teoria pulsional (1920), a teoria estrutural do psiquismo (1923) e a segunda teoria da angústia (1926). A outra matriz, como já antecipamos e voltaremos a ver detalhadamente, ocupa uma posição suplementar, introduzindo elementos realmente impensáveis na matriz freudo-kleiniana e produzindo, com isso, efeitos significativos em nossas ideias sobre os adoecimentos psíquicos; ainda assim, a primeira matriz jamais poderá ser descartada no campo da psicanálise, em todas as suas variantes teóricas e clínicas.

Sabemos que as questões relativas às angústias já pertenciam ao campo das teorizações freudianas antes mesmo da formulação centrada nas angústias e defesas, como encontramos no texto de 1926. Será, por isso, muito instrutivo reavaliar o alcance das mudanças introduzidas por Freud em seu texto de 1926, e, para tanto, se impõe neste momento retomar a situação do problema dez anos antes, na 25ª conferência introdutória à psicanálise, de 1917, "A angústia".

Vale lembrar, como ponto de partida, que essa formulação da problemática da angústia pertence à terceira parte das conferências introdutórias, intitulada "Teoria geral das neuroses". Nessa teoria, em que pese a afirmação de sua centralidade, como aparece no texto que usamos como epígrafe, as angústias ocupam um lugar importante, mas estão bem longe do centro dinâmico dos processos de adoecimento, tema que ocupa diversas das conferências anteriores. Ademais, formula-se aí uma teoria dos adoecimentos neuróticos, e a eles restrita; é o campo das "neuroses de transferência", sua etiologia, sua dinâmica e sua "economia".

Já no texto de 1926, não só as angústias estarão efetivamente no centro, como nele se abrem as possibilidades de irmos além dos adoecimentos neuróticos, trilha percorrida justamente por Melanie Klein, seguindo de perto as indicações de Freud. Forma-se, então, o que estamos denominando *matriz freudo-kleiniana* dos adoecimentos psíquicos, da qual podem ser derivados diferentes modelos. Cada um desses modelos tratará, em profundidade e detalhadamente, de uma dada variedade de adoecimento, seja no campo das neuroses de transferência, seja no campo das neuroses narcísicas, aquelas que, segundo Freud, nos conduzem à compreensão das más formações do eu e suas "alterações". Nas conferências introdutórias, ao contrário, Freud propõe um único modelo básico e que diz respeito apenas às neuroses de transferência. Como voltaremos a afirmar mais adiante, se a psicanálise tivesse estacionado nesse ponto, dificilmente teria a longevidade e o alcance que veio a conquistar. Seria, enfim, uma "revolução passada", significativa e influente no campo da cultura, da moral sexual e das mentalidades, e não a "revolução permanente" que ela ainda consegue ser nos dias de hoje no âmbito dos tratamentos psicológicos.

44 A MATRIZ FREUDO-KLEINIANA

A 25ª conferência introdutória à psicanálise, de 1917, e a concepção insuficiente acerca dos adoecimentos psíquicos em que se insere

Lemos nesse texto: "O problema da angústia é um ponto nodal em que confluem as questões mais importantes e diversas; trata--se, na verdade, de um enigma cuja solução lançaria luz sobre o conjunto de nossa vida psíquica" (Freud, 1916-1917/2014a, p. 520). Não obstante uma afirmação tão enfática, vamos averiguar o que cabe realmente à angústia nesse conjunto de textos de 1916 e 1917.

Antes da teoria estrutural criada em 1923, ainda sob a vigência da teoria topográfica (a chamada "primeira tópica", com suas espacializações do psiquismo), e também antes da segunda teoria pulsional, criada em 1920, a teoria psicanalítica da angústia havia avançado até certos pontos importantes. No fundamental, porém, será efetivamente transformada em 1926 e só então propiciará a formulação de uma "teoria geral dos adoecimentos psíquicos" capaz de ir além da teoria geral das neuroses de 1916-1917. Na nova teoria, a questão narcísica da formação, integridade e sobrevivência do eu ocupará uma posição estratégica.

Freud propõe em 1917, por exemplo, a distinção entre "angústia realista" e "angústia neurótica". Sobre a angústia realista há algumas considerações a fazer. Ela tem origens pré-históricas e precoces, caracterizando momentos importantes e indispensáveis de organização do psiquismo para o enfrentamento de situações de risco efetivo. A angústia realista nos seria necessária no plano da adaptação e da preparação adaptativa. No plano ontogenético, o nascimento, as separações e os "sufocos" criam os protótipos para a emergência das angústias realistas. Estas deixam o sujeito mais preparado para o que está acontecendo ou na iminência de acontecer. Deve, porém, ser considerada em duas partes: uma é a *prontidão* e a outra é o afeto plenamente desenvolvido. A primeira parte é realmente a que importa em termos adaptativos, podendo funcionar como sinal de preparação (aqui se antecipa um aspecto que virá a ser decisivo na teoria proposta em 1926). Trata-se, assim, de um eficaz organizador da vida psíquica. No entanto, quando o afeto se desenvolve plenamente, ele pode alcançar uma intensidade nociva à ação e à organização psíquica. A rigor, o afeto da angústia plenamente instalado seria sempre dispensável em termos adaptativos, pois o que interessaria seria sua função de preparação. Nas angústias realistas, o que predomina são as *pulsões de autoconservação*, ou *pulsões do eu* quando este se sente ameaçado.

Quando o "afeto plenamente desenvolvido" vem a ocorrer e, ainda mais, quando ele sofre uma amplificação excessiva, passando a ser então um fator de desorganização, provavelmente algo da angústia neurótica já está presente. Aí sim já residiria uma dimensão adoecida do psiquismo, cuja aptidão e propensão a angustiar-se, por outro lado, fez e faz parte indispensável de um funcionamento saudável.

Passemos às considerações sobre as angústias neuróticas. Há, segundo Freud, duas formas independentes de angústia neurótica: de um lado, a angústia flutuante, "angústia expectante" ou "expectativa angustiada", que vai caracterizar a neurose de angústia e uma "neurose atual"; de outro, as angústias ligadas, por exemplo, as fobias em sua variedade.

No caso das angústias neuróticas, há de se considerar, em primeiro lugar, os "perigos reais" com reações exageradas (por exemplo, medo de animais realmente perigosos); em seguida, há os perigos latentes e sua amplificação/atualização (por exemplo, medo de abismos e alturas, medo de multidões); finalmente, há as fobias com ausência completa de perigos (medo, por exemplo, de insetos inofensivos), nas quais, aparentemente, nada se explica

46 A MATRIZ FREUDO-KLEINIANA

com o recurso às pulsões de autoconservação. Estas últimas seriam as mais irracionais e incompreensíveis, por estarem mais afastadas da angústia realista, e podem ocorrer independentemente de qualquer condição; trata-se de ataques de angústia "imotivados".

Mas há também os casos de um sintoma neurótico fortemente desenvolvido, embora na ausência do sentimento de angústia, situação em que os sintomas aparecem como "equivalentes da angústia" que protegem o sujeito da experiência angustiante com o afeto plenamente desenvolvido, como nos rituais obsessivos.

A interpretação psicanalítica da angústia neurótica exige que Freud, de início, tente estabelecer sua relação com a angústia realista. Nesse caso, a angústia se justifica como uma reação mais ou menos racional, posto que excessiva, "frente à qual" o sujeito se angustia, uma reação movida pelas pulsões de autoconservação. Mas, como se viu, isso não se sustenta, principalmente no caso das angústias ditas "imotivadas". Essas adquirem, assim, uma função paradigmática, inclusive para entendermos aquelas angústias neuróticas que pareceriam se justificar em termos minimamente "realistas".

No caso das angústias neuróticas, Freud traz para a 25ª conferência introdutória toda a argumentação que vinha desenvolvendo nas oito conferências introdutórias anteriores: sugere que sempre ocorreria algo interno que, de alguma forma, seria equivalente aos perigos externos capazes de evocar a angústia realista. Este algo interno – podemos chamar de "insistência do desejo" – seria uma excitação sexual capaz de provocar a ação de uma censura que impede a pronta liberação da libido. Esta, sem a descarga adequada e necessária, sofreria uma transformação: ou seja, a ideia é a da transformação direta da libido frustrada em angústia sempre que a libido fica sem aplicação. Às vezes, a eclosão dos estados angustiados dependerá de alguns elementos determinados no

LUÍS CLAUDIO FIGUEIREDO 47

ambiente – sejam eles realmente perigosos ou totalmente inócuos – e, às vezes, sem ligação a nada de específico, a angústia se manifestará como ansiedade flutuante, expectativa angustiada.

Na histeria, a angústia resulta mais claramente da repressão/recalque das moções libidinais; a angústia só aparece nos obsessivos quando seus rituais são impedidos, e nos fóbicos, quando certos elementos do ambiente se aproximam e não podem ser evitados, ou seja, quando o sintoma fóbico de evitação é impossibilitado. Ou seja, às vezes o sintoma neurótico protege o sujeito da angústia e outras vezes, é o próprio sintoma da neurose. Esta está sempre explicada pela oposição entre as pulsões de autoconservação (pulsões do eu) e a libido, e pela operação da censura e do recalcamento ou repressão da sexualidade.

Mas a relação entre as angústias realistas e as neuróticas requer mais elaboração para irmos além de uma aparente oposição: a oposição entre o eu (movido pela autoconservação e que se angustia diante dos perigos) e a libido que cria um equivalente interno do perigo externo e convoca a censura e a repressão. De fato, a sexualidade que precisou ser recalcada evoca a angústia ante um "novo" perigo interno, o retorno do recalcado, pois as representações e fantasias de desejo, censuradas e desalojadas, estão insistentemente forçando seu reingresso no plano da consciência.

Neste momento, a consideração das "angústias infantis" traz a Freud algumas oportunidades de reforçar sua hipótese. Por exemplo, as angústias frente às pessoas estranhas: segundo sua "primeira teoria da angústia", Freud nos sugere que a expectativa de encontrar um objeto primário amado e muito desejado elicia um montante de libido que é frustrada com o aparecimento do estranho e fica sem aplicação e destino, transformando-se em angústia; nesta medida, as angústias infantis seriam muito mais neuróticas do que realistas, ou seja, elas não são uma transformação exagerada

48 A MATRIZ FREUDO-KLEINIANA

de angústias realistas, mas, ao contrário, as angústias realistas seriam uma depuração das angústias neuróticas decorrentes de um excesso de pulsão sexual sem aplicação e destino.

É o momento de Freud nos recordar das operações do recalque ou repressão focalizadas na 19ª conferência introdutória. Os destinos das representações no processo de repressão são mais conhecidos: elas são *desalojadas* e empurradas para o inconsciente. Já os destinos dos afetos associados às representações recalcadas seriam, justamente, os de retornarem transformadas em angústias neuróticas. Quando os recalques são excessivos, os retornos do recalcado são intensos e onipresentes, gerando assim uma propensão às angústias neuróticas. Estas podem assumir, então, a forma de angústias desligadas, flutuantes, ou de "angústias ligadas", como nas fobias, em que elas assumem dissimuladamente a feição de uma angústia realista.

Ou seja, embora 25ª conferência introdutória seja iniciada e concluída enfatizando a centralidade das angústias, não as coloca no centro de seu modelo de adoecimento psíquico. O que está no centro é o mecanismo da neurose de deslocamento do afeto, quer seja para uma outra representação, pela via da repressão, quer seja pela conversão somática, como é elaborado nas conferências introdutórias precedentes, em especial na 22ª conferência, "Considerações sobre desenvolvimento e regressão. Etiologia". Nessa conferência, Freud propõe como "modelo fabuloso" (no sentido de ficcional) do adoecimento psíquico neurótico a história das duas meninas que descobrem a sexualidade quando, ainda bem pequenas, brincam uma com a outra de "papai e mamãe", de "médico" e outras gracinhas infantis: uma se torna uma adulta saudável (a filha do zelador) e a outra (a filha do rico proprietário burguês), neurotiza. A primeira aceita bem suas fantasias sexuais, suas práticas autoeróticas e seus jogos sexuais na infância e na adolescência; a outra os censura e reprime. Além de criar uma série de inibições e sintomas, sabemos que esta pobre menina rica viverá toda sorte de angústias decorrentes da impossibilidade de aplicar bem sua libido.

Adotando outra fábula freudiana – esta da 19ª conferência introdutória, "Resistência e repressão" –, podemos pensar que os guardas que no vestíbulo (inconsciente) controlam o acesso ao salão (pré-consciente/consciente) obedecem a ordens de censura bem diferentes. O guarda da consciência da burguesinha é bem mais seletivo e barra quase tudo o que tem a ver com sexo, desejo e prazer. Não fica totalmente esclarecido, nesse contexto, como ele identifica com precisão o que deve ser considerado inadmissível, e por que justamente a sexualidade e o prazer ficam de fora. O máximo que nos permitimos supor é que se trata de um guarda profundamente identificado com a moralidade da época de Freud, uma polícia vitoriana. Já o guarda da consciência da filha do zelador também protege a consciência da menina, mas opera com valores e normas diferentes.

Em outras palavras, o conflito pulsional (pulsões do eu ou de autoconservação *versus* as pulsões sexuais) aciona a operação do recalque (principal e quase única defesa até então levada em conta, ao lado da conversão e da neutralização). A repressão das representações inaceitáveis pelo eu, e, em primeira instância, pela sociedade, está na base da formação do inconsciente recalcado. O Princípio de Prazer (o único que Freud considera até 1920, e que regeria todo o funcionamento psíquico) é, de uma forma ou de outra, em um arranjo saudável, ou em um arranjo neurótico, sobrepujado pelo Princípio de Realidade (ou prazer adiado). As pulsões do eu aceitam mais facilmente essas limitações ao prazer imediato e se nutrem delas, inclusive. As pulsões sexuais – a libido – são muito menos dóceis e convocam um suplemento de

50 A MATRIZ FREUDO-KLEINIANA

restrições: as repressões mais ou menos drásticas à libido, às fantasias de desejo e suas representações, e aos retornos do recalcado em suas diferentes formas.

Há, nesses processos repressivos, uma supressão relativa dos afetos associados a essas representações, e abre-se também o campo para seus novos investimentos sublimados (Freud admite que a filhinha do proprietário burguês, rico e nobre, pode se beneficiar de uma capacidade sublimatória bem superior à da filha do zelador, mas esta, em compensação, terá uma vida sexual bem mais livre e realizada;[1] uma excelente compensação, por sinal). Ou seja, os retornos do recalcado tanto produzem as formações de sintomas neuróticos e as produções oníricas normais como a transformação de afetos não ligados em angústia.

A partir daí, as evitações fóbicas, as obsessivas, e mesmo as histéricas, das angústias (como na cegueira, na surdez, na anestesia ou na paralisia histérica) – que poderiam ser tomadas como defesas – não têm o mesmo grau de importância que Freud atribui à defesa fundamental – o recalque ou repressão. Esta opera na origem das angústias neuróticas, das quais as angústias realistas acabam por se diferenciar (nunca ao contrário, ainda que muitas vezes pareça que a angústia neurótica seria apenas um exagero de angústias realistas). Mas não: as angústias infantis não decorrem de nenhuma avaliação "realista" de perigos reais, o que estaria muito além das capacidades egoicas do bebê ou da criança pequena; elas são sempre angústias aparentadas às neuróticas, decorrentes de libido frustrada e represada.

Assim, um modelo de adoecimento psíquico muito rudimentar – aos olhos de hoje – precisará ser sempre procurado numa

---

1 Esta curiosa fábula trai dois preconceitos freudianos, um contra os proletários, outro contra os burgueses, e mais um, o terceiro, contra as mulheres, pois não lhe ocorreu que poderiam ser meninos os que se entregam aos jogos secretos.

relação direta entre a sexualidade – incluindo, eventualmente, a agressão – e as pulsões de autoconservação atentas à "realidade"[2] e às conveniências sociais e morais. Quando estas mudam – como mudaram da Europa "vitoriana" do Império Austro-Húngaro em que vivia Freud para os dias de hoje! –, tal modelo não nos serviria de muito. O conflito entre sexualidade e convenções sociais transforma-se, desloca-se e se atenua, às vezes rapidamente, como ocorreu ao longo das décadas do século XX. As neuroses, que continuam assolando a humanidade, exigem uma maneira de pensar os processos de adoecimento que vá além do conflito entre sexualidade e autoconservação segundo as exigências da moral vigente.

Vale lembrar, neste momento, que muitas formulações freudianas – como as encontradas nas conferências introdutórias – justificam tanto os desenvolvimentos sociologizantes de muitos freudo-marxistas (como Reich) quanto as críticas à psicanálise por seu caráter "datado" e já obsoleto. Uma tentativa de defesa do modelo de adoecimento neurótico menos vulnerável à "sociologização historicizante" e mais universalista, sabemos, será elaborada anos mais tarde, no contexto de uma reinterpretação antropológica estruturalista, como em Lacan. Aqui, assume uma posição de destaque a suposta universalidade do Édipo. Mas, para isso se

---

2 "Realidade", nesse caso, é, fundamentalmente, a realidade socialmente instituída e legitimada, ou seja, histórica. Isso é perfeitamente admitido por Freud, o que fica bem claro na fábula das duas meninas, a do "andar de baixo" e a do "andar de cima", o que nos remete, metaforicamente, à sexualidade do "andar de baixo" e aos produtos da civilização, no "andar de cima", com suas normas e valores superiores. Seja pela oposição entre "em cima" e "embaixo", seja pela distinção entre o "vestíbulo onde as moções pulsionais pululam" (*o fora*) e o salão onde o ingresso é controlado pelo guarda que barra algumas e deixa outras entrarem (*o dentro*), tudo nos remete à noção de espaço e justifica chamarmos este modelo de tópico. Que o modelo criado em 1923 tenha sido chamado de "segunda tópica" pelos franceses já não parece tão acertado, e acredito que a oposição entre um modelo tópico e outro estrutural, como referido no mundo anglo-saxão, faça bem mais sentido.

52 A MATRIZ FREUDO-KLEINIANA

firmar de forma exclusiva e dominante, seria necessário ignorar todos os elementos que nos textos de Freud limitariam o alcance de seu modelo de adoecimento neurótico.

Mais ainda, os transtornos não neuróticos – ou, nas palavras freudianas da época, as neuroses narcísicas, as que incidem sobre o eu e sua formação e eventuais alterações – requerem a consideração de *outros mecanismos de defesa e outros processos de adoecimento.*

Aliás, as conferências introdutórias de 1916 e 1917 são posteriores à "Introdução ao narcisismo" (1914), sendo que a conferência seguinte à que trata da angústia, a 26ª conferência, aborda justamente o tema do narcisismo. Não obstante, o modelo de adoecimento psíquico sugerido na teoria geral das neuroses enfoca apenas as "neuroses de transferência". Embora o conflito entre o eu e a sexualidade já leve em conta que o eu tem uma história no plano ontogenético, é sensível à educação, às normas e valores da civilização, que são históricos, ao passo que a sexualidade a eles se opõe de muitas maneiras, não se colocam em questão os "adoecimentos do eu", mas apenas aqueles em que o eu opera como agente da repressão.

Fica-se a cogitar que o destino da psicanálise teria sido bem modesto, menos duradouro e de muito menor alcance se tivéssemos ficado atrelados a esta primeira maneira de pensar os processos de adoecimento, embora algumas das suas posições já apontem na direção de um *adoecimento por ativação*, o que permanecerá na matriz freudo-kleiniana: a libido é continuamente ativa – o desejo *insiste* –, a "defesa ativa" da repressão é ativada e reativada para lidar com a insistência do desejo reprimido que retorna.

As segundas teorias das pulsões e da estrutura mental não apenas abriram o campo de estudo e tratamento dos adoecimentos narcísicos, como criaram novas condições para o tratamento das neuroses de transferência, dando maior abrangência às ideias de adoecimento psíquico por ativação. As questões relativas à sexualidade, bem como às manifestações da pulsão de morte – entre as quais certas modalidades da destruição –, participam ativamente das situações conflitivas, mas não mais de uma forma que hoje nos parece simplista e ingênua. Isso tudo se tornou possível ao se lançarem as bases de uma matriz de adoecimento que engloba, ou pode vir a englobar, diversos modelos de adoecimento neurótico e não neurótico. Iremos ao encontro dessa matriz pela via do texto "Inibição, sintoma e angústia". Destaquemos, para início de conversa: embora nesse texto as menções ao narcisismo sejam poucas e pareçam assessórias e não essenciais, acreditamos que a problemática das angústias fique estreitamente vinculada aos sofrimentos narcísicos quando a formação, integridade e sobrevivência do eu tornam-se problemáticas.

Ou seja, não se trata, para nós, de simplesmente contrapor duas teorias da angústia, mas de reconhecer que elas pertencem a campos teórico-clínicos bem diferentes, e que cada teoria da angústia ocupa em seu campo próprio uma posição bem distinta. Em um, ela resulta do adoecimento, em outra, ela está no centro dinâmico desses adoecimentos, mobilizando uma vasta gama de mecanismos de defesa.

Nasce uma nova matriz para os adoecimentos psíquicos

Recapitulemos: o modelo do adoecimento psíquico formulado nas conferências introdutórias, do qual faz parte a "primeira teoria" da angústia em Freud, insiste no conflito pulsional (pulsões do eu ou de autoconservação *versus* pulsões sexuais) e na operação do recalque (única defesa levada em consideração neste momento do pensamento de Freud). Ao passo que a repressão das representações forma o inconsciente recalcado, há uma supressão relativa

54 A MATRIZ FREUDO-KLEINIANA

dos afetos e abre-se o horizonte para seus novos investimentos sublimados. Ao mesmo tempo, ocorrem permanentemente os retornos do recalcado e, a eles associados, dá-se a transformação automática de afeto (libido) não ligado em angústia. Observa-se, assim, a eclosão das angústias nos adoecimentos neuróticos com um excesso de afeto não ligado, quando os recalcamentos são excessivos e os retornos do recalcado muito insistentes e insidiosos.

"Inibição, sintoma e angústia": exposição geral do texto de 1926

Passando ao texto de 1926, cabem algumas observações preliminares. Este portentoso trabalho, formado por dez capítulos seguidos de três "complementos" ("Modificação de posições anteriores", "Observações suplementares sobre angústia" e "Angústia, dor e luto"), é uma articulação complexa totalmente subordinada às propostas da teoria estrutural publicada em 1923. Enfim, trata-se da retomada da questão da angústia após a criação da teoria estrutural e da emergência das questões relativas à formação do eu (questões relativas à problemática narcísica, embora o termo "narcisismo" seja pouco mencionado no texto, oferecendo-nos uma base sólida para repensarmos os processos de adoecimento psíquico a partir de uma questão fundamental: as angústias, as formas defensivas de com elas lidar, seus efeitos e produtos.

Faremos uma rápida exposição do conjunto do texto, ao longo da qual nos dedicaremos aos aprofundamentos de alguns pontos que nos parecem essenciais.

Para começar, Freud trata de fazer a distinção entre inibição (a inibição das funções do eu) e sintomas, e das relações entre ambos. Nas inibições, ocorrem algumas limitações funcionais do eu para evitar conflitos com o isso e com o supereu; eventualmente, há que considerar inibições por falta de energia a ser investida, até porque muita energia psíquica estaria sendo envolvida no enfrentamento dos conflitos internos.

Já nos sintomas, que emergem tendo uma localização inicial "extraeu" e não egossintônica, estaria ocorrendo uma satisfação substitutiva e parcial de uma moção do isso reprimida. Freud, em seguida, passa em revista a formação dos sintomas nas neuroses de transferência, isto é, nas fobias, na histeria e na neurose obsessiva, e aponta para as tentativas do eu de se "reconciliar" com os sintomas. Colocam-se, então, as questões relativas ao eu e aos seus variados "meios de defesa". Aqui, Freud investe fortemente na diferença entre a histeria, que depende principalmente da repressão, e a neurose obsessiva, em que entram outros mecanismos: a regressão, o isolamento, a formação reativa. Também nas fobias há outras defesas a considerar e que operam em torno da repressão.

Em todos os casos, o que aprendemos acerca das angústias e de sua posição em relação aos meios de defesa do eu é que elas atuam como condições para os meios de defesa serem acionados; os adoecimentos neuróticos diferenciam-se em termos das modalidades de defesa usadas pera reduzir ou evitar as angústias. Ou seja, Freud nos deixa diante de duas afirmações fundamentais: "A angústia não provém jamais da libido reprimida" e "O eu é propriamente a sede da angústia". Assim, a angústia provém do eu em uma "situação de perigo" ou sob a ameaça da iminência de uma situação de perigo repetida. Mais adiante, como veremos, essa formulação será retrabalhada, com a distinção entre situação traumática e situação de perigo. De qualquer modo, a angústia é uma resposta do eu que se encontra "sob ameaça" em sua integridade narcísica e em sua existência.

Na chamada "angústia do nascimento", haveria afluxo de impulsos internos de impossível satisfação e apaziguamento e de

56 A MATRIZ FREUDO-KLEINIANA

ameaças externas impossíveis de serem enfrentadas pelo eu em seu estado incipiente ou embrionário. São ameaças internas ou externas não claramente percebidas pelo recém-nascido, mas que nem por isso falham em deixar sua marca no psiquismo.

De qualquer forma, o nascimento do bebê pode ser efetivamente vivido pela mãe como uma castração. Ou seja, embora passe por isso rapidamente, Freud reconhece que, no nascimento do filho, quem se angustia é a mãe, embora o maior risco objetivamente seja o do recém-nascido. Ora, mesmo que para o próprio Freud essa rica observação não seja plenamente aproveitada, sabemos que, na linhagem kleiniana de um Bion ou de um Winnicott, as angústias maternas podem se tornar decisivas nessa experiência primordial de angústia do nascimento. Basta imaginarmos que elas deixem a mãe menos disponível para a adaptação às necessidades do filho ou, pior, que a mãe projete no bebê suas próprias angústias.

Na angústia na separação, o que está em jogo, na verdade, é a perda do objeto do amor, um objeto indispensável para o processo de integração e para a integridade do eu. Finalmente, na angústia de castração trata-se da perda direta de uma parte de si e da perda indireta de uma possibilidade de ligação com o objeto, momento em que Freud faz um surpreendente aproveitamento das especulações de Ferenczi desenvolvidas em *Thalassa* (Freud, 1926/2014c).[3]

Em seguida, Freud nos fala da angústia "de consciência moral" diante do supereu: aqui a ameaça está bem internalizada – é uma instância psíquica que ataca o eu e o desestabiliza com a culpa, com ameaças de punição e castigo, com o abandono.

---

3 Freud considera completamente justificada a hipótese ferencziana de que o pênis "envolve a garantia de reunificação com a mãe" e que a angústia de castração implica também, nessa ameaça, a perda dessa ligação com o objeto primário (coisas assim a oposição não vê, como dizia Tutty Vasques, tampouco reconhece a sugestão de que, na angústia do nascimento, é a mãe que se angustia!).

No conjunto, o que vemos são as angústias diante de perigos vividos ou pressentidos em função dos processos do isso e seus impulsos (eróticos e agressivos) e em função das intervenções do supereu.

Aqui, deparamos com os perigos em termos de "situações traumáticas", um conceito fundamental forjado no texto de 1926. Há uma angústia automática eclodindo na situação de risco de desorganização e aniquilamento do eu, isto é, na situação traumática propriamente dita. E há uma angústia sinal na "situação de perigo" vivida como antecipação do risco e reedição da situação traumática. Seja na situação traumática, seja nas situações de perigo, há sempre uma interação entre fatores "internos" e "externos": de um lado, emanações do isso e intervenções do supereu – por sinal, em contínuo e paradoxal cruzamento – e, de outro, elementos da realidade social e cultural, em um jogo de projeções e introjeções que deixam a integridade egoica ameaçada.

Nessa condição, os adoecimentos psíquicos estão diretamente ligados às angústias e às defesas contra elas. É o que se vê em todas as inibições das funções egoicas, quando se convertem em "sintomas" nas neuroses. Em contrapartida, os sintomas neuróticos em sentido estrito devem ser considerados em suas dimensões de inibição e evitação das situações de perigo. A clara distinção entre inibições e sintomas evolui, assim, para uma compreensão mais complexa, na qual ambos se explicam em termos de defesas contra as angústias.

No texto de 1926, Freud pouco menciona as questões do narcisismo. Contudo, quando o faz, deixa claro que os perigos ao eu devem ser tomados como "riscos narcísicos": Diz ele, por exemplo, que "[no nascimento,] o feto não pode notar senão um imenso distúrbio na economia de sua libido narcísica". Há riscos narcísicos onde quer que se instale o desamparo e a impotência diante dos

58 A MATRIZ FREUDO-KLEINIANA

objetos do mundo e diante das tensões internas (conflitos com os processos do isso e com o supereu, e com ambos como forças demoníacas conjugadas). Uma atenção especial precisa ser dada aos "complementos". No complemento A, "Modificações de opiniões anteriores", Freud nos fala de resistências e contrainvestimento e, o que é de uma importância enorme, começa a admitir que há cinco formas de resistência, sendo que apenas três delas são correlatas às defesas do eu. Há resistências do isso e resistências do supereu, como na necessidade inconsciente de castigo, ou consciência de culpa inconsciente. Não se fica sabendo, porém como, quando e "quem" aciona a defesa correspondente. Se o eu é a "sede da angústia", como será que o isso resiste e (se) defende? Para responder a essa questão precisaríamos admitir, com Melanie Klein, que algo como o eu existe desde o princípio. Provavelmente, o que poderia se defender e resistir de uma forma muito primitiva, seja com a "viscosidade da libido", seja com a pura repetição pulsional, seria uma entidade híbrida e indiferenciada eu-isso – sendo esta, aliás, uma hipótese de Freud.

Ainda nesse complemento A, Freud explicita mais uma vez seu abandono da teoria da angústia por transformação da libido, e o faz da forma mais taxativa. É dos poucos momentos em sua obra em que o abandono de uma velha concepção é tão alardeado. Falta, porém, o reconhecimento cabal de que, junto com a velha teoria da angústia, a sua antiga concepção do adoecimento neurótico estava sendo renegada.

Finalmente, o complemento A inclui uma importantíssima discussão sobre repressão e defesa. Aqui, Freud retoma o conceito de defesa e passa a ver a repressão como apenas uma dentre elas. Há múltiplas defesas do eu nas neuroses, além da repressão. Mas o mais extraordinário vem no último parágrafo dessa seção. Diz ele: "Pode ser que o aparelho psíquico, antes da nítida separação em eu e id, e antes da formação de um supereu, pratique métodos de defesa diferentes dos adotados após atingir esses estágios de organização".

Abre-se aqui o campo das defesas precoces, e, não por acaso, em artigo publicado quatro anos depois de "Inibição, sintoma e angústia", Melanie Klein (1930) cita essa passagem, enveredando por esta trilha decisiva para tudo o que a psicanálise produziu desde então. É neste ponto justamente que se repõe a questão: como conciliar a crença de que o eu é a sede de angústia e a suposição de que, antes da diferenciação, já há defesas diante de angústias? A rigor, como poderia haver angústias precoces, anteriores à formação do eu? A solução kleiniana veio a se impor: não há claramente uma diferenciação, e menos ainda um eu bem formado. Há, contudo, alguma função egoica em operação, capaz de angustiar-se e iniciar um processo de defesa que é, simultaneamente, parte do processo de formação do eu e das suas relações objetais. A matriz freudo-kleiniana começa a se delinear em toda a sua extensão e complexidade.

Mas "Inibição, sintoma e angústia" ainda não se encerrou, e ainda há o que aprender: no complemento B, "Observações suplementares sobre angústia", ficamos sabendo que, embora seja indeterminada e ocorra "na ausência de objeto", é sempre "angústia diante de algo". Trata-se sempre de uma "situação de perigo" calcada em uma situação traumática que deixou uma marca funda e ameaça repetir-se. Na verdade, não precisa ser uma repetição literal, mas uma repetição do desamparo e da impotência diante de riscos reais externos, de ameaças internas pulsionais e superegoicas.

Nesse momento, fica mais nítida a diferença entre a angústia automática eclodida na situação traumática original e a angústia sinal. Na primeira, há efetivamente um "perigo externo e interno, um perigo real e uma exigência pulsional, que convergem na criação da situação traumática em que o indivíduo se encontra *desamparado*" (Freud, 1926/2014c, p. 84, grifo meu).

60   A MATRIZ FREUDO-KLEINIANA

A angústia sinal é "emitida" na "situação de perigo", em que se teme a repetição da situação traumática (Freud, 1926/2014c, p. 116): "A situação de perigo é a reconhecida, recordada e esperada situação de desamparo". O trauma já sofrido retorna como expectativa. Se o trauma apassivou provisoriamente o eu, ele rapidamente retorna da condição de passividade, tornando-se ativo a partir do sinal de angústia que ele mesmo emite.

Segundo André Green (1990), a suposição freudiana é justamente que, por pior que tenha sido o choque, haverá sempre recursos psíquicos para enfrentá-lo, sair da passividade e recuperar a atividade. O que vemos é que a angústia sinal faz parte desses recursos, pois é ela que aciona as defesas. A angústia, de fato, é o início de toda a atividade, e é ela mesma atividade psíquica inesgotável.

Finalmente, o complemento C trata de angústia, dor e luto. Freud disserta sobre a relação entre angústia e dor: na angústia do bebê que não vê a mãe por perto e sim um desconhecido, vemos que ele sente medo; mas sua expressão facial e o choro mostram que também sente dor, uma dor psíquica. Aquela que seria apenas uma situação de perigo é vivida como situação traumática se nesse momento seu anseio pela mãe for muito grande e atual; nesse momento traumático, o bebê sente dor, a dor da perda, e não apenas a angústia diante do perigo da perda. Ora, a dor deve ser tomada em sua dimensão narcísica: há um rompimento da paraexcitação, o atravessamento do envelope, da membrana de proteção, exigindo um forte investimento no lugar da ferida. Essa é a interpretação da dor que encontráramos em "Além do princípio do prazer", de 1920. Diz Freud (1926/2014c, p. 122):

Na dor física há um forte investimento no local doloroso, investimento esse que podemos chamar de narcísico, que aumenta cada vez mais e age sobre o eu de modo, digamos, "esvaziador".... O forte investimento com anseio no objeto que faz falta (perdido), sempre crescente porque não pode ser acalmado, cria as mesmas condições econômicas que o investimento no local ferido do corpo. (Grifo meu)

Esse é outro dos poucos lugares em que a menção ao narcisismo comparece no texto de 1926. No entanto, parece evidente que o que angustia na situação traumática, na situação de desamparo, é o que ameaça produzir um sofrimento narcísico que, quando se torna muito intenso, manifesta-se como dor. Vale dizer: a passagem da angústia (na situação de perigo) à condição de dor psíquica (na situação traumática), quando a intensidade do investimento na falta e na região ferida é alta e contínua, atesta o caráter narcísico das ameaças que evocam a angústia.

A 32ª conferência introdutória à psicanálise

Boa parte da argumentação desenvolvida no texto de 1926 retorna na derradeira exposição de Freud sobre o tema das angústias, a 32ª conferência introdutória. Passaremos por ela muito brevemente.

Freud faz a retomada da questão da angústia de 1917 a 1932, a grande mudança efetuada a partir da teoria estrutural. Insiste que o perigo diante do qual o sujeito, melhor dizendo, o eu, se angustia é sempre uma reunião do "interno" e do "externo", seja na angústia de castração, seja na angústia de separação e perda de amor. É sempre dessa reunião que se configura uma ameaça à integridade do eu e se reabre para ele o campo de sua imensa vulnerabilidade narcísica, de seu desamparo.

62 A MATRIZ FREUDO-KLEINIANA

Reitera que o que une a angústia realista à angústia neurótica é a relação de ambas com a noção de "situação traumática", entendida como a condição de desamparo original e constitutiva. Situação traumática e situação de desamparo coincidem. Nas angústias automáticas, evocadas na situação traumática, ocorrem as "repressões" primárias e precoces (anteriores à plena diferenciação entre eu e isso e, provavelmente, participando da formação do eu), um tema que será de especial interesse para Melanie Klein. Já na situação de perigo ocorre a angústia sinal, diante da antecipação de uma repetição da situação traumática; a ela estão ligadas as repressões secundárias (as repressões propriamente ditas).

Comentário final

Embora a distinção entre "situação traumática" e "situação de perigo" seja tão necessária à nova concepção do adoecimento psíquico e dê sustentação à distinção entre "angústia automática" e "angústia sinal", não nos deve passar despercebido o fato de que *todas as angústias acionam mecanismos de defesa* e, nesse sentido, comportam uma função sinalizadora. No texto de 1917, Freud fizera a distinção entre os dois componentes da angústia: a prontidão e o afeto plenamente desenvolvido. Podemos pensar que, na sua função preparadora – a de deixar o eu de prontidão –, todas as angústias, *mesmo as automáticas, sinalizam algo*, e por isso eliciam medidas defensivas, ainda que estas cheguem um pouco tarde. Tarde, bem entendido, para aquela experiência de desamparo, mas preparando o eu para as próximas, digamos que o deixando "vacinado". Essa dimensão é incrementada e mais evidente na angústia sinal propriamente dita, mas não pode estar ausente na angústia automática. Nesta, porém, o "afeto plenamente desenvolvido", em sua dimensão desorganizadora do psiquismo e inibidora da ação eficaz, ganha muito mais relevo, exigindo respostas defensivas muito mais radicais, um tema kleiniano por excelência.

Na matriz freudo-kleiniana, todas as estruturações do eu, afinal, são respostas mais ou menos saudáveis e mais ou menos neuróticas, eventualmente psicóticas diante das ameaças à sua integridade e sobrevivência. Nesta medida, as dimensões defensivas e estruturais do eu não podem ser completamente diferenciadas. Embora possa fazer mais do que se defender – e é discutível, por exemplo, que as sublimações façam parte das defesas –, o eu será sempre tomado como um aparato de defesa contra as angústias. Isso é o que sabem Freud, Melanie Klein, Lacan e todos os freudianos, kleinianos e lacanianos.

Mas há outras formas de pensar, como o demonstra Octavio Souza (2007) em seu texto "Defesa e criatividade em Klein, Lacan e Winnicott". Nesse trabalho, Souza não apenas reconstitui uma parcela importante da história do pensamento psicanalítico em torno das problemáticas das defesas – indo de Freud a Klein e Lacan, com ressonâncias notáveis em relação ao que foi elaborado no presente texto – como assinala a emergência de uma concepção alternativa, focalizando a obra de outros autores como Balint, Loewald, e, em especial, Winnicott. A isso chegaremos quando estivermos apreciando alguns matizes da matriz ferencziana. Mas, antes ainda, precisamos trabalhar a matriz freudo-kleiniana a partir dos textos de Melanie Klein e, se possível, de Lacan.

64 A MATRIZ FREUDO-KLEINIANA

De "Inibição, sintoma e angústia" ao pensamento kleiniano e aos psicólogos do ego

Recapitulação

A segunda teoria da angústia de Freud, como se viu, foi além da dimensão econômica que predominava na concepção exposta dez anos antes. Naquela, a angústia seria a transformação automática da libido não satisfeita, seja pelas impossibilidades externas (insuficiências e limitações do organismo, ou inadequação dos objetos, por exemplo), seja pelas barreiras internas ao psiquismo impostas pela repressão. Este segundo caso caracterizaria a *angústia neurótica*, originada pelo excesso das repressões.

A segunda teoria da angústia centra a intepretação nas ameaças à integridade narcísica ao "eu coerente", um termo adotado em 1923 no texto "O eu e o id". Tanto as ameaças internas, pulsionais, isto é, o que emana da sexualidade e da destrutividade – afinal, já estamos na vigência da segunda teoria das pulsões –, como o que provém da realidade externa, na forma de ataque e desafio, colocam o eu em risco e o levam a produzir angústias: angústias automáticas na situação traumática de desamparo e angústias sinal nas situações de perigo em que o desamparo é "antecipado" pelo eu a partir de suas experiências passadas.[4] A essas duas fontes de ameaça deve-se acrescentar uma terceira, interna, estrutural e dinâmica: o supereu severo que, de certa forma, representa algumas ameaças externas, como a ameaça de castração e de abandono, impregnadas de ameaças internas pulsionais oriundas, principalmente, da pulsionalidade destrutiva que não pode ser exteriorizada.

---

4 Como já vimos, porém, também as angústias automáticas podem vir a exercer uma função de sinal e evocar defesas contra situações de perigo futuras.

Ou seja, a segunda teoria da angústia depende tanto da segunda teoria pulsional quanto da teoria estrutural do psiquismo e da problemática do narcisismo introduzida em 1914. Nesse contexto teórico, o eu, sua formação, sua consistência e seu funcionamento, em especial, suas defesas contra a angústia, virá a ocupar uma posição estratégica nos processos de saúde e nos adoecimentos.

Nesse modo de entender tanto a saúde quanto a doença, a *atividade* do psiquismo é tomada como *premissa* ou pedra fundamental: há atividade na saúde, com o exercício relativamente liberado e não inibido dos trabalhos psíquicos conscientes e inconscientes – ou seja, dos processos de elaboração da experiência emocional –, e há atividade nos adoecimentos, com a ativação excessiva das angústias e das defesas, e o consequente comprometimento dos processos de saúde. Configura-se, assim, o que entendemos como "adoecimentos por ativação", em que alguns processos psíquicos acabam por ser parcialmente interrompidos.

Em contrapartida, a passividade – na verdade, a *passivação* – aparece como limite intransponível para a análise e, de alguma forma, para a vida do psiquismo, o que vem à luz onze anos depois de "Inibição, sintoma e angústia", em um dos derradeiros trabalhos de Freud, "Análise terminável e interminável".[5]

Na mulher, a inveja do pênis, e no homem, o "protesto viril", uma velha expressão de Adler relembrada por Freud na ocasião,[6] estão na origem de defesas e resistências extremas à passivação, estabelecendo definitivamente os limites do processo terapêutico psicanalítico. Na tradução inglesa fala-se em *bedrock*, e a tradução argentina fala na "base rochosa subjacente" ao psiquismo: ela – a

---

5   Ver particularmente os parágrafos finais do texto "Análise terminável e interminável", de 1937.

6   Para ambos os caso, porém, Freud prefere falar em "repúdio [ou desautorização] da feminilidade".

atividade e a potência, expressas no desejo pelo pênis e no protesto masculino – não pode ser removida ou destruída, e qualquer movimento nesta direção e que abale este fundamento será interrompido e paralisado. Quando chegamos a esse ponto, diz Freud, "nossas atividades chegam ao fim", e embora ele aí esteja se referindo especificamente ao fim das atividades do analista, o sentido pode ser generalizado: quando a atividade cessa, o psiquismo morre. Mas, *enquanto não morre, ativamente resiste... e adoece.*

O insuportável é justamente a passivação experimentada diante de um agente ativo; nessa condição de desamparo, ou diante da repetição dessa ameaça, as capacidades defensivas do sujeito são ativadas de forma extrema e intransponível, mantendo-o vivo e... sofrendo. Uma "enérgica repressão", no sentido amplo, e mesmo um "excesso de sobrecompensação" da aspiração masculina assinalam a sobrevivência da atividade quando o risco de passivação se apresenta como iminente ou se reapresenta nos horizontes de uma psicanálise. Para Freud, que neste ponto discorda explicitamente do que dissera Ferenczi alguns anos antes, nenhuma análise consegue ir tão longe que permita ao sujeito reconciliar-se com a passividade e com a passivação. A passividade do masoquista, por exemplo, só é suportável justamente porque oculta uma atividade de produção de prazer pela via da submissão.

Uma apreciação dessa discordância pode nos ser elucidativa. Podemos supor que Ferenczi (1928), em um texto sobre o final de análise, vira esta reconciliação com a passividade como possível e como um critério viável para o fim de uma análise exatamente porque tinha, ele mesmo, uma concepção distinta da passividade: admitia uma passividade original como fundamento dos processos de saúde. Nesta medida, provavelmente, para Ferenczi, se a *passivação* era realmente traumatizante – na verdade, era o cerne da experiência traumática que interrompe os processos de saúde

–, a aceitação da passividade, isto é, a aceitação da dependência, fazia parte da saúde psíquica, sendo mesmo seu ponto de partida, sem que isso se confunda como a pseudopassividade masoquista. A este ponto de partida passivo, o sujeito saudável poderia e deveria regredir muitas vezes ao longo da vida, ainda que temporariamente, no enfrentamento de situações adversas e traumatizantes. É como se a regressão à passividade fosse, de fato, para Ferenczi, uma das formas de escapar da passivação traumatizante. Para Freud, ao contrário, enquanto houver vida, a resposta ativa se repõe diante de todos os incidentes de percurso mais ou menos sofridos, e o adoecimento psíquico se mantém com base nessa resistência ativa movida pelo repúdio (ou desautorização) da feminilidade,[7] um "fato biológico", segundo ele.

Vale dizer que, embora a cessação da atividade corresponda à morte, não há em Freud propriamente um "adoecimento por passivação", já que o adoecimento resultaria sempre da ativação das angústias e defesas contra as ameaças ao eu e, em última instância, contra as ameaças de passivação e morte do psiquismo. Na linhagem ferencziana, ao contrário, embora a passivação também corresponda à morte, admite-se uma modalidade de adoecimento em que a morte vem a residir no bojo do que se mantém, parcialmente, vivo: é o que Winnicott chegou a nomear como "morte dentro".

Passemos agora a ver como Melanie Klein contribuiu para a elaboração desta matriz de "adoecimento por ativação" a partir do legado freudiano. Em seguida, veremos como, contornando a obra kleiniana e sem nela se apoiar, os freudianos de segunda geração também contribuíram para a construção desta matriz.

---

7 A nota de rodapé colocada nesse ponto do texto de 1937 sugere que o que realmente é repudiado é a *passivação* diante de um agente ativo, e não a *passividade* em si, já que esta poderia estar associada – masoquistamente – a uma experiência de prazer ativo. Ou seja, na submissão passiva poderia haver *prazer*, mas, na passivação, apenas *morte*.

68 A MATRIZ FREUDO-KLEINIANA

O entroncamento kleiniano na obra de Freud

"Pode ser que o aparelho psíquico, antes da nítida separação em eu e isso, e antes da formação de um supereu, pratique métodos de defesa diferentes dos adotados após atingir esses estágios de organização" (Freud, 1926/2014c, p. 113). Essas palavras de Freud comparecem no terceiro parágrafo do texto "A importância da formação de símbolos no desenvolvimento do ego", de Klein (1930), mas poderíamos afirmar que toda a obra da autora a partir daí se dedicou a explorar essas trilhas.

O caso Dick: "A importância da formação de símbolos no desenvolvimento do ego", um primeiro modelo kleiniano de adoecimento

Nesse importante trabalho clínico, Melanie Klein nos apresenta Dick, vítima de uma situação traumática de base em um ambiente profundamente falho (desamor, indiferença, ansiedades excessivas). Nessa condição, observa a intensificação do sadismo original associado à libido oral do menino. Simultaneamente, vê o acionamento das defesas primitivas contra a angústia decorrente das fantasias sádicas, defesas a que Freud aludira de forma ainda inespecífica no texto de 1926, transcrito por Melanie Klein: trata-se de expulsão (projeção) e de destruição, processos defensivos que nos remetem às figuras do "trabalho do negativo", nas palavras de Green.

Como, nas condições de base da existência de Dick, ocorre uma intensificação da vivência de desamparo e, consequentemente, das angústias de aniquilamento, verifica-se uma "prematuração do eu" (*a premature ego-development*) em termos de identificações exageradas do eu com os objetos atacados (*a premature empathy*), o que corresponde a outra modalidade primitiva de defesa. Para pensarmos nos termos kleinianos de "posições" – o que ela só vai elaborar em 1935 e 1946 –, diríamos que Dick vive simultaneamente angústias de aniquilamento esquizoparanoides e angústias culposas depressivas, e é contra elas que Dick precisa se defender com um eu ainda extremamente despreparado, incompetente.

Dick vai sendo empurrado pelos seus próprios mecanismos defensivos prematura e excessivamente acionados a uma evitação radical e precoce das angústias, o que se dá na forma de um encapsulamento autista: ausência de contato afetivo com os objetos. Interrompe-se o processo de saúde. Ou seja, a ameaça excessiva ao eu em seus momentos iniciais de constituição produz uma intolerância absoluta à angústia – seja pelas insuficiências do ambiente de suporte e acolhimento, seja pela sobrecarga defensiva que essa condição impõe ao eu em formação. Dick não se angustia, aparentemente, e não se desenvolve mais, interrompendo drasticamente o processo de desenvolvimento que, no início, havia sido precipitado.

A interrupção dos processos de saúde se mostra, assim, no eu psicótico autista do menino e em suas inibições profundas. Na verdade, Dick, no início do tratamento, não apresenta sintomas e não experimenta angústias, apenas inibições profundas para liberar fantasias erótico-agressivas e estabelecer contato com os objetos.

O processo terapêutico irá, em primeiro lugar, criar condições, na relação transferencial, para a emergência de angústias e fantasias até então inibidas, mas que Melanie Klein supunha estarem ainda vivas, posto que encobertas e reprimidas.

Antes de prosseguirmos, cabe assinalar como uma lógica semelhante foi adotada por Betty Joseph diante de pacientes que se mostravam extremamente passivos na vida e na análise: sua suposição, baseada em muitos elementos das histórias de vida e das respostas transferenciais, é a de que a aparente "passividade" seja, na verdade, uma defesa ativa contra a agressividade que se mantém encoberta, mas muito viva no psiquismo desses pacientes. Assim

70 A MATRIZ FREUDO-KLEINIANA

como Dick manteria uma angústia muito viva, embora totalmente evitada e não aparente, poderíamos dizer que os "pacientes passivos" de Betty Joseph são triplamente ativos: ativos na agressividade encoberta, ativos nas angústias depressivas que a emergência dessa agressividade faria eclodir, e ativos na defesa radical que assume a feição paradoxal de uma resistência passiva. Não se abre espaço teórico nesses dois trabalhos para a suposição de que algo estivesse realmente morto e apassivado nessas pessoas.

A partir das ideias freudianas de 1926, Melanie Klein nos oferece, no texto de 1930, um primeiro modelo psicanalítico para os adoecimentos hoje denominados "não neuróticos" (no caso Dick, "autismo" e esquizofrenias), aqueles que decorrem do acionamento precoce e excessivo dos mecanismos de defesa primitivos. Estes, como seria de esperar e sempre ocorre, participam da diferenciação entre eu e id, isto é, da formação do eu, mas, na história de Dick, o fazem de uma forma que deixa as marcas das "alterações no eu" de que nos falará Freud em diversos textos da década de 1930.

O luto e as angústias: os textos de 1940 e 1948 e um segundo modelo kleiniano de adoecimento

Em 1940, Melanie Klein lança um importante trabalho sobre o luto e suas relações com a posição depressiva, proposta por ela cinco anos antes. Eis suas ideias principais:

1. O luto dos adultos repete – em aspectos essenciais, embora com algumas diferenças – a passagem para e pela posição depressiva dos bebês de poucos meses.

2. A passagem para e pela posição depressiva (caracterizada como um "caos interno") corresponde à preocupação do eu menos cindido (*concern* será o termo adotado por Winnicott para se referir a essa condição) com o estado dos bons objetos internos, mais

integrados e por isso ambivalentes, que haviam sido atacados pelas fantasias sádicas orais do bebê recém-nascido.

3. O processamento dos lutos e das angústias na posição depressiva, que se acrescentam às angústias mais arcaicas (angústias de aniquilamento) que permanecem, embora um pouco atenuadas, pode ser objeto de eventuais extravios (fixações).

4. Klein acentua a importância do ambiente e da mãe real (*a visible mother*) para o atravessamento da posição depressiva; a mãe visível é fonte de reasseguramento e moderação das angústias depressivas: é o que Winnicott retomará falando da necessidade do objeto sobreviver à destruição imaginária; a permanência da mãe visível em bom estado reduz a angústia depressiva e a culpa, acionadas na posição depressiva.

5. Em contrapartida, como vimos no caso Dick, a insuficiência da mãe visível se mostra determinante nos casos de adoecimento precoce, em que as angústias e culpas não são atenuadas e os mecanismos de defesa primitivos precisarão ser sobrecarregados.

6. Os novos meios de defesa contra as angústias do, nas palavras da autora, *pining for the loved object* ("suspirar pesarosamente pelo objeto amado"), principalmente quando a experiência da perda e do estrago do objeto amado, posto que ambivalente, não pode ser atenuada pela presença saudável e amorosa da mãe visível. Nesse momento, Klein menciona as defesas maníacas contra a tristeza pela perda, separação e estrago do bom objeto, e contra as angústias associadas a este pesar (por exemplo, idealização do objeto perdido e negação da perda, onipotência de "desfazimento", reparação maníaca e triunfante e reparação obsessiva controladora); novamente, ocorre uma interrupção dos processos de saúde.

7. Vai se configurando um novo modelo psicanalítico bastante complexo para os adoecimentos ditos "não neuróticos", mas sempre

72 A MATRIZ FREUDO-KLEINIANA

baseados na dinâmica que implica angústias – no caso, angústias depressivas – e defesas primitivas; vale dizer, são modelos inscritos na matriz de adoecimento sugerida por Freud e dela decorrentes.

8. Sintetizando: se no primeiro modelo de adoecimento "não neurótico", o caso Dick, vimos a formação de um encapsulamento narcísico que mantinha o eu do menino fora de contato e com sua angústia completamente encoberta (ao menos na sua dimensão emocional e consciente), no segundo modelo de adoecimento "não neurótico", o que vemos é o acionamento das defesas onipotentes e maníacas em contraposição às angústias depressivas; retomando o texto freudiano de 1917, diríamos que, das duas dimensões da angústia, uma – o afeto plenamente desenvolvido – está completamente ausente, enquanto sua função de sinal e preparação aciona permanentemente as defesas radicais.

Uma visão de conjunto: posições e angústias, posições e defesas, um exemplo de "pensamento complexo"; um terceiro modelo kleiniano de adoecimento se configura

"Meu estudo da vida mental do bebê tornou-me mais e mais consciente da *desconcertante complexidade* [*bewildering complexity*] dos processos que operam, em grande medida, *simultaneamente* nos estágios iniciais do desenvolvimento" (Klein, 1952, p. 61, grifos meus).

As considerações que se seguem estarão baseadas na leitura principalmente de dois textos: em 1948, Melanie Klein publicou "Sobre a teoria da ansiedade e da culpa" e, em 1952, "Algumas conclusões teóricas relativas à vida emocional do bebê". É deste segundo texto de maturidade que foi extraída a passagem que colocamos na abertura desta seção. As notas tentarão assinalar as principais ideias da autora, de forma a identificarmos, de modo mais abrangente, porém sintético, sua contribuição na criação da matriz freudo-kleiniana de adoecimentos psíquicos, "adoecimentos por ativação", como estamos enfatizando.

1. Melanie Klein desenvolveu a parte mais significativa de suas concepções no contexto da segunda dualidade pulsional – pulsões de vida *versus* pulsões de morte –, da teoria estrutural da mente – id, eu e supereu –, e das ideias freudianas sobre as angústias expostas em 1926:[8] trata dos desafios e das ameaças ao eu incipiente (em situação de desamparo) e ao *self* diante da ambivalência e da pulsão de morte que está ativada desde o início da vida. Para sobreviver e vir a se desenvolver, o eu – posto que reduzido a uma capacidade básica de angustiar-se e defender-se – é dotado, segundo Klein, de alguns mecanismos primitivos: a projeção (do mal) e a introjeção (do bom, mas que nunca vem em estado puro e separado do mal).

2. As pulsões de morte, ativas desde o início (e, como sugerira Ferenczi, mais ativas que as pulsões de vida no recém-nascido), estão na origem do medo de aniquilamento, seja pela via da auto-destruição, seja pelos ataques dos aspectos maus dos objetos in-trojetados (sobre os quais a pulsionalidade mortífera havia sido originalmente projetada ou evacuada). É diante dessas ameaças de aniquilamento que o eu comparece como sede de angústia, uma angústia de morte que seria a decorrência inevitável da pul-são de morte. Cabe aqui assinalar uma divergência entre Freud e Klein: de acordo com esta – mais realista que o rei –, aquele não leva até as últimas consequências sua concepção das pulsões de

---

8 Embora Klein não trabalhe com a distinção freudiana entre angústia sinal e angústia automática. Como está focalizando as angústias primitivas, contudo, serão sempre angústias automáticas as que ela observa e nomeia. Por outro lado, como já vimos na apresentação de Freud, também as angústias automá-ticas exercem uma função sinalizadora, acionando mecanismos de defesa. Isso parece ficar muito claro no caso Dick, em que não se via o afeto da angústia desenvolvido, consciente ou observável, mas se viam seus efeitos em termos de defesas radicais de ruptura do contato afetivo com os objetos.

74 A MATRIZ FREUDO-KLEINIANA

morte ao afirmar que o sujeito não tem nenhum conhecimento da morte. Ela, ao contrário, supõe que o medo do aniquilamento é básico e decorre diretamente da pulsionalidade mortífera que, seja projetada e depois introjetada, seja operando diretamente sobre o psiquismo, ataca o eu e o leva a se angustiar e se defender. Mais que isso, Klein sugere que a angústia de morte está na base de todas as demais angústias em situação de desamparo. Ou seja, a angústia do nascimento, a angústia de separação e a angústia de castração seriam sempre reedições da angústia de morte. Ela estaria na base também de todas as fantasias de persecutoriedade pelos objetos do mundo externo e do mundo interno: os objetos são experimentados como "atacantes" justamente porque, antes de qualquer coisa, foram depositários das pulsões de morte sobre eles (ou para dentro deles) projetadas. Da mesma forma, na formação do supereu primitivo (conhecido entre os kleinianos como supereu precoce), o que vemos são operações da pulsionalidade mortífera: de um lado, os maus objetos vão formar o embrião do supereu – ou seja, são os aspectos maus dos objetos introjetados, depositários da pulsionalidade mortífera; de outro, a própria segregação desses aspectos maus, formando maus objetos perigosos e perseguidores, depende de uma operação de cisão radical entre o bom e o mau; ora, as cisões radicais são elas mesmas operações regidas pelas pulsões de morte, que separam e desagregam, embora, neste caso, com funções defensivas.

3. Foi assim que, em 1946, Melanie Klein chegou à postulação da posição esquizoparanoide com sua "simplicidade": é o reino das cisões em que as ambivalências são evitadas por meio das cisões e das projeções. É nesse contexto que alguns outros mecanismos primitivos de defesa são concebidos e formulados claramente; entre os mecanismos de defesa da posição esquizoparanoide veio a ocupar um lugar de destaque a chamada "identificação projetiva": hei-nos

diante dos elementos básicos do terceiro modelo kleiniano de adoecimento, outra fonte de interrupção dos processos de saúde.

Essa "solução", contudo, comporta insuficiências e riscos: há, por exemplo, um incremento das angústias de aniquilamento – pois a ameaça de morte ataca por todos os lados, e os bons objetos estarão eles mesmos sempre ameaçados de destruição; e há o risco da regressão em que o psiquismo já não consegue nem sustentar essa modalidade primitiva de funcionamento defensivo e sustentar-se nela. Nessa regressão, resta ao sujeito manter-se encapsulado, como fora o caso de Dick.

Vemos, assim, emergir um terceiro modelo para os adoecimentos "não neuróticos". Ele está situado entre o encapsulamento narcísico e as defesas onipotentes e maníacas que emergem na posição depressiva e podem, então, se cristalizar. Na verdade, em todos esses casos, predomina uma solução narcisista e avessa à plena relação objetal, seja pela via do encapsulamento, seja pelas cisões e projeções, seja pelas negações onipotentes das perdas e estragos.

4. Assim como pudemos falar na simplicidade buscada na posição esquizoparanoide (embora fracassada), precisamos falar na complexidade da posição depressiva (caracterizada, já o sabemos, como um "caos interno") e no enfrentamento difícil das ambivalências: tanto os objetos comportam aspectos maus e bons, saudáveis e doentes, como o eu vai se reconhecendo como amoroso e odioso, com fantasias libidinais e agressivas misturadas. Nesse contexto, angústias e culpas emergem profundamente entrelaçadas.

Há, de saída, um incremento das angústias: as angústias depressivas (*pining for the loved object*) somam-se às de aniquilação (que, mesmo que atenuadas, não desaparecem completamente) e, ainda, à emergência mais nítida das culpas (que já vinham emergindo, ainda que de forma menos perturbadora, desde a posição anterior).

76   A MATRIZ FREUDO-KLEINIANA

A "culpa" se refere a uma modalidade de angústia que implica, de um lado, o reconhecimento de moções pulsionais agressivas/ destrutivas (expressões das pulsões de morte quando projetadas para fora, evacuadas) e, de outro, exigências e controles superegoicos que não toleram no eu fantasias ou ações predatórias. Ou seja, falamos em culpa quando os ataques superegoicos tornam-se predominantes na eclosão de estados angustiados.

É nesse contexto complexo que as estratégias de negação onipotentes e maníacas – como a idealização, as negações, a reparação maníaca e a reparação obsessiva emergem como mecanismos de defesa contra angústias depressivas (perda, destruição ou estrago dos bons objetos) e culpas ("responsabilidade" sentida pelo sujeito e atribuída inconscientemente às projeções da pulsão de morte sobre os objetos externos e internos).

5. O pensamento kleiniano vai-se caracterizar pela suposição de uma relativa autonomia do mundo interno de fantasias com a formação dos "circuitos fechados" incluindo o mundo interno e o externo; não se trata, como muitos acreditam, de eliminar a importância dos objetos externos. As falhas reais da mãe e demais cuidadores de Dick nos informam, ao contrário, da importância decisiva dessas variáveis externas no adoecimento do menino; igualmente, a importância reasseguradora da "mãe visível" para atenuar as angústias e culpas depressivas aponta na mesma direção: os objetos externos são determinantes, seja em suas falhas, na produção das doenças, seja em suas contribuições positivas para os processos de saúde.

O que ocorre, porém, é que objetos externos e internos acabam participando de circuitos mais ou menos fechados em que a própria distinção entre eles tende a se desfazer. Acreditamos que esta suposição kleiniana, nunca denominada claramente por ela, leva ao máximo de potência a ideia de "adoecimento por ativação": não só angústias e defesas são ativadas, mas *é ativado o próprio circuito do sofrimento*, que passa a funcionar com relativa autonomia em uma "realidade histórica" que é fundamentalmente construída e mantida a partir da realidade psíquica. De outra parte, como será retomado mais adiante, descortina-se a partir daí uma estratégia fundamental no tratamento: é preciso que se dê uma interrupção nos processos autoengendrados dos adoecimentos psíquicos, e esta será a função das interpretações em todas as suas modalidades.[9]

Segundo Melanie Klein, Freud havia proposto a distinção entre "angústia objetiva" (na verdade, em 1917, Freud falara em "angústia realista") e "angústia neurótica": a compreensão kleiniana desta distinção merece ser considerada. Para ela, há sempre uma sobreposição de "angústia objetiva" e "angústia neurótica", e uma impossibilidade de diferenciação absoluta entre elas, justamente porque objetos externos e internos são incluídos no que estamos chamando de "circuitos fechados autoengendrados", principalmente no que denominaremos de "ciclos maus".

6. Em contraposição aos diversos modelos de adoecimento, vale a pena verificarmos o que pode ser considerado para essa psicanalista um modelo de desenvolvimento saudável; quando acompanhamos a formação do eu diante de seus desafios, é preciso reconhecer eventuais extravios que embaraçam, retardam ou fazem recuar o processo de saúde, mas não o interrompem. Há o fortalecimento e o enriquecimento das competências egoicas diante de situações adversas e eventualmente angustiantes, e isso transcorre por vias que comportam desvios provisórios. São os "adoecimentos saudáveis" como aparecem nas "neuroses infantis", partes da normalidade: trata-se do atravessamento da posição depressiva e

---

9 O clássico trabalho de James Strachey (1934) sobre a ação terapêutica da psicanálise exemplifica bem esta estratégia.

de suas vicissitudes.[10] Nas neuroses infantis, vai ocorrendo a elaboração (modificação) das angústias e das culpas primitivas. Elas incluem as fobias, as hipocondrias e os adoecimentos leves, as obsessões, até que a repressão ganha proeminência, o que pressupõe um eu mais forte e coeso. Para Melanie Klein, é de extrema importância ressaltar a diferença entre a repressão e os mecanismos de defesa mais primitivos, que não pressupunham um eu forte e coeso, capaz de simbolizar e recalcar representações. De outro lado, ela enfatiza a influência dos mecanismos primitivos sobre a repressão: o excesso de defesas primitivas não impede, necessariamente, a chegada à predominância da repressão, mas deixará marcas sobre os processos repressivos, gerando neuroses adultas mais recalcitrantes e resistentes ao tratamento. Enfim, serão neuroses mais graves e complicadas pela presença de defesas mais radicais. Temos, a partir daí, um modelo para os adoecimentos neuróticos, com os "excessos de repressão" e as barreiras rígidas entre inconsciente e pré-consciente/consciência em decorrência de problemas nos estágios anteriores.

O que importa é vermos como as neuroses infantis participam do desenvolvimento do ego; "no curso das neuroses infantis é estabelecida a base da estabilidade mental", diz-nos Klein. Elas se encerram, quando tudo vai bem, na fase da latência e podem criar as condições favoráveis ao desenvolvimento emocional a partir da puberdade.

7. O que nos chama também a atenção é a hipótese de que os "ciclos bons" – que não formam "circuitos fechados", pois neles há experiência emocional transformadora – comportam uma grande

---

10 Aqui reside, como se verá a seguir, uma interessante diferença entre Melanie Klein e autores freudianos, que não insistem na natureza neurótica desses processos. Não obstante, há uma concordância básica quanto à dimensão ativa dessas angústias e dessas defesas ao longo do desenvolvimento psíquico.

vulnerabilidade. Há rupturas, regressões e recuperações nos ciclos bons, como, por exemplo, os sucessivos processos de luto ao longo da infância (no fundo, o luto da própria infância, como vemos nas neuroses infantis). Mas alguns desses momentos de parada e retorno podem gerar extravios dos quais o sujeito não sai com facilidade; serão pontos de fixação e regressão que aprisionam o psiquismo em soluções defensivas mais ou menos invalidantes e sofridas.

8. É exatamente no aprisionamento nos ciclos maus que se dão as sérias interrupções nos processos de saúde (por exemplo, autismo, psicoses, neuroses); é assim que se formam os circuitos fechados, e é onde a vulnerabilidade dos processos de saúde vêm à tona. Aqui, os modelos de adoecimento, segundo Melanie Klein, tornam-se plenamente reconhecíveis.

Um excesso de angústias e culpas insuportáveis e um excesso de defesas primitivas – produzindo alterações no eu – instalam no sujeito maus objetos internos de uma força tal que atraem para si todos os objetos externos existentes e percebidos. Não há mais campo para nenhum "teste de realidade", posto que as percepções apenas parecem confirmar as fantasias e as alimentar.

É o apogeu do "adoecimento por ativação": quanto mais vivo o psiquismo, mais ele sofre e mais repete o sofrimento. As pulsões de morte, a rigor, não matam; ao contrário, mantêm vivo o sofrimento psíquico dentro do qual o sujeito se angustia e se defende, e, porque se defende, se angustia.

9. Segundo Klein, mesmo em psiquismos bem organizados e com um eu bem integrado e competente, há elementos – os maus objetos internos irredutíveis (1958/1975a, p. 39, nota de rodapé 2) – que nos deixam parcialmente atolados na repetição; ou seja, atolados numa atividade autoengendrada de medos e culpas insuperáveis. Há, portanto, algo de não metabolizável e não assimilável no psiquismo, e esta parte, mesmo que pequena, parece

80 A MATRIZ FREUDO-KLEINIANA

funcionar para sempre em circuito fechado, operando a compulsão à repetição.

10. Assim, reencontramos no pensamento de Melanie Klein, sem que ela assim o nomeie, a noção de "potencial traumático" à qual fizemos alusão em um capítulo anterior: haverá sempre do que nos angustiarmos e nos defendermos enquanto estivermos vivos e ativos. Ao menos, é esta a premissa da matriz freudo-kleiniana do adoecimento psíquico por ativação.

Diga-se, de passagem, é este potencial traumático e trágico que nos deixa inevitavelmente entregues à solidão, como ela expõe em um dos seus últimos textos, publicado postumamente (1963/1975b). É a solidão de uma *morte iminente*, em contraste com a *vida em comunhão perfeita* que fora a experiência pré-verbal do recém-nascido com sua mãe, uma condição de "contato íntimo entre o inconsciente da mãe e o da criança".[11]

Aqui fica claro que a solidão trágica acompanha o indivíduo em todas as etapas de sua existência. Como diz ela: "Uma integração completa e permanente nunca é possível, pois alguma polaridade entre as pulsões de vida e de morte sempre persiste e permanece como a fonte mais profunda do conflito". Trata-se de uma condição de sofrimento e ameaça de ruptura completamente autogerada e que vai requerer, pela vida afora, o acionamento de estratégias defensivas tanto inesgotáveis quanto insuficientes e limitadas. São, na verdade, estratégias defensivas que participam do

---

11 Esta passagem no texto kleiniano pode surpreender quem não acredita que essa autora valorizasse a mãe real ou não reconhecesse que, no começo da vida, "uma relação satisfatória com a mãe" seja possível e necessária. Diz ela: "Esse é o alicerce para a vivência mais completa de ser compreendido e está essencialmente vinculado ao estágio pré-verbal" (Klein, 1963/1975b, p. 342). Não obstante, mesmo com um bom começo, as coisas se complicam inevitavelmente devido à dinâmica pulsional intrínseca ao psiquismo, e aí angústias irrompem.

controle do potencial traumático e, ao mesmo tempo, sustentam modalidades de adoecimento construídas em torno de uma morte continuamente anunciada, mas jamais realizada. Adoecimentos construídos, enfim, em torno e em resposta às angústias.

E como as defesas estruturam esses adoecimentos intransponíveis, é compreensível que as resistências ao saber e à mudança venham à tona. Diz Melanie Klein: "Já que a integração plena nunca é alcançada, também não é possível uma compreensão e aceitação completas de nossas próprias emoções, fantasias e ansiedades".

Melanie Klein (1963/1975b, p. 354) finaliza esse trabalho afirmando:

> *Gostaria de reiterar minha hipótese de que, embora a solidão possa ser minorada ou aumentada por influências externas, nunca poderá ser completamente eliminada, porque a ânsia por integração [e sabemos que tal integração nunca será completa], assim como a dor vivenciada no processo de integração [e essa é uma das razões pelas quais a integração fracassa],* brota de fontes internas que permanecem poderosas no decorrer de toda a vida. *(Grifo meu)*

O que "brota de fontes internas que permanecem poderosas" – ou seja, *ativas* – é o que estará no fundamento da vida – pulsões, angústias, defesas e resistências –, e é justamente aí que reside a raiz dos processos de adoecimento psíquico.

Com o que retomamos, por outro caminho, a questão dos limites da análise a que Freud se dedicara no texto de 1937, "Análise terminável e interminável". Dois textos, por sinal, escritos às vésperas da morte de cada autor.

82 A MATRIZ FREUDO-KLEINIANA

A contribuição dos freudianos da segunda geração: os psicólogos do ego

Apesar das notáveis diferenças que podem ser reconhecidas entre os pensamentos de Klein e os dos freudianos reunidos em torno de Anna Freud ou próximos dela, como o atestam as "controvérsias" que se desenvolveram na década de 1940 na Sociedade Britânica, as bases de suas concepções acerca dos adoecimentos psíquicos são muito semelhantes, para não dizer coincidentes.

Tanto para os kleinianos quanto para os freudianos que procuravam manter-se em continuidade direta com o pai fundador – mesmo quando introduziam novos elementos, como foi o caso de Hartmann[12] –, eram fundamentais a segunda teoria da mente proposta em 1923 e a segunda teoria da angústia de 1926. Quanto à segunda teoria pulsional, a adesão a ela era bem menos entusiasmada que a de Melanie Klein e seus seguidores, embora os freudianos não negassem a existência de *drives, impulses* ou *instincts* agressivos, independentes dos libidinais.

Para ambos os grupos, os adoecimentos, bem como todos os processos psíquicos, incluindo os mais saudáveis, ocorrem em torno das angústias e dos mecanismos de defesa, sendo que as angústias estão diretamente associadas ao mundo pulsional e às injunções superegoicas com suas ameaças ao eu coerente.

Stephen Mitchell e Margaret Black (1995), em uma competente consideração da psicanálise pós-freudiana, nos avisam que "o tipo de questões que se tornaram centrais na psicologia do ego eram extensões naturais da visão de Freud de que a mente seria estruturada em torno de pulsões [*drive impulses*] e de defesas" (grifo meu). Vale assinalar que a própria escolha por parte desses autores

---

12 Referimo-nos à postulação de uma área livre de conflitos no ego.

da tradução de *Trieb* por *drive impulses*, em vez de *instincts*, acentua a dimensão de atividade.

Antes de começarmos a exposição de alguns aspectos dos pensamentos desses autores, cabe dizer que não tentaremos uma apresentação tão detalhada quanto a que fizemos dos textos freudianos e dos kleinianos; nosso objetivo será tão somente o de destacar alguns elementos conceituais que atestem a inclusão desses psicanalistas na matriz freudo-kleiniana.

Uma passagem por Otto Fenichel

Começamos destacando o fato de que também Otto Fenichel, em seu clássico compêndio de 1945 *The psychoanalytic theory of neuroses*, um fiel representante das linhas gerais da psicologia do ego, comenta a impropriedade de traduzir *Trieb* por *instincts* e acentua a dimensão de *força* do termo alemão. Ele continuará a usar o termo *instincts* em seus textos americanos, mas, frequentemente, fala em *instinctual drives* ou *instinctual demands*, de forma a não perder a noção de energia, em contraposição à de padrão estereotipado que o termo instinto sugere.

Por esta razão, Fenichel inicia sua apresentação dos fenômenos mentais, em particular os neuróticos, insistindo no ponto de vista dinâmico: ele fala em *irritabilidade*, como uma propriedade geral da vida, e no entrejogo (*interplay*) de forças que caracteriza todos os processos vitais, incluindo os psíquicos. Todos os processos e fenômenos da neurose decorreriam de problemas neste entrejogo: os controles psíquicos, responsáveis pela adaptação e autorregulação do sujeito, estariam desequilibrados. Diz ele: "Todos os fenômenos neuróticos estão baseados em insuficiências do aparato normal de controle". E acrescenta: isso pode ocorrer pelo incremento excessivo de influxos, de excitações – o que caracterizaria uma neurose traumática –, ou pelo bloqueio excessivo ou redução excessiva das

84 A MATRIZ FREUDO-KLEINIANA

possibilidades de descarga; é o que vai caracterizar todas as psiconeuroses. Citando-o por extenso:

Nas psiconeuroses alguns impulsos foram bloqueados; a consequência é um estado de tensão e, finalmente, algumas "descargas de emergência". Estas consistem, em parte, numa inquietação inespecífica [o que Freud apontara como uma das formas da angústia, em 1926] em sua elaboração, e, em parte, em fenômenos muito mais específicos que representam a descarga distorcida e involuntária dos drives *instintivos para os quais uma descarga normal fora interditada. Assim, temos, na psiconeurose, primeiro uma defesa do ego contra um instinto, em seguida, um conflito entre a força do instinto para descarregar-se e as forças defensivas do ego, então, um estado de retenção ou repressão [damming up], e finalmente, os sintomas neuróticos que são descargas distorcidas, como uma consequência do estado de bloqueio [novamente,* damming up*] – um compromisso entre forças opostas.*

A longa transcrição, na qual não há nada de novo ou surpreendente, serve-nos aqui para realçar a dimensão de *atividade* implícita e explícita nessa concepção de adoecimento: é um entrejogo de forças que opera e se manifesta nos adoecimentos psíquicos. De um lado, impulsos, *drive impulses, instinctual drives, instinctual demands, Trieb,* de outro, diques, contenções, repressões que ativamente a eles se contrapõem.

Somos, assim, diretamente remetidos ao funcionamento dos controles, bloqueios, adiamentos e redirecionamentos do fluxo natural dos impulsos e das descargas, vale dizer, aos *mecanismos de defesa.*

A questão dos mecanismos de defesa

Estes, como sabemos, haviam sido o tema da grande e importante monografia de Anna Freud publicada em 1936, uma contribuição significativa na construção do que estamos denominando de "matriz freudo-kleiniana". É claro que se trata de uma contribuição ao lado estritamente freudiano dessa matriz, uma continuidade às elaborações de Freud em termos de uma teoria estrutural do psiquismo. O livro em questão – *O ego e os mecanismos de defesa* – pode ser lido como um complemento aos textos de Freud publicados em 1923 ("O eu e o id") e em 1926 ("Inibição, sintoma e angústia"). Não entraremos nos detalhes de sua apresentação, pois o que nos interessa no presente contexto é traçar as linhas gerais do que estamos chamando de adoecimento por ativação.

Contudo, ainda podemos desenvolver nosso argumento com base em um texto publicado em 1957 pela psicanalista holandesa, muito ligada aos Freud e associada aos pensadores da psicologia do ego, Jeanne Lampl-de Groot. O artigo, intitulado "On defense and development: normal and pathological", veio a público nas páginas do *The Psychoanalytic Study of the Child*, uma publicação fundada em 1945 por Anna Freud, Heinz Hartmann e Ernst Kris, a fina flor da psicologia do ego.

Jeanne Lampl-de Groot aborda os mecanismos de defesa do eu tanto como elementos do funcionamento normal, indispensáveis ao psiquismo, e participantes dos processos saudáveis de desenvolvimento do ego, quanto como elementos dos processos de adoecimento neurótico. Entre outras coisas, trata-se de enfatizar a continuidade entre o normal e o patológico a partir da constatação de que, em ambas as condições, as mesmas atividades defensivas

86 A MATRIZ FREUDO-KLEINIANA

estão operando: ora "progressivamente", ora "regressivamente". Em suas palavras: "O que quero sugerir, entretanto, é que vemos os mecanismos de defesa neuróticos como formas *patologicamente exageradas ou distorcidas* de mecanismos de adaptação que, em si mesmos, pertencem ao desenvolvimento normal" (Lampl-de Groot, 1957, p. 117, grifo meu). Ou seja, o exagero ou distorção caracterizam justamente o *adoecimento por ativação*: o normalmente ativo, no caso, os mecanismos de regulação e adaptação, é incrementado, e nisso reside o adoecimento. Só então poderemos falar efetivamente em mecanismo de defesa neurótico, e só então se instauraria o que chamamos de "ciclo mau" ao apresentar as posições teóricas de Melanie Klein.

Um aspecto importante da proposta de Lampl-de Groot, o que a afasta dos kleinianos e a aproxima, por exemplo, de Winnicott, é sua ênfase nos objetos primários externos e reais, capazes de proporcionar ajustes harmônicos entre as necessidades do bebê e seu ambiente, dando suporte ao ego incipiente: quando o bebê pode contar com uma mãe capaz de exercer com ele e para ele funções básicas de autorregulação, a criança poderá desenvolver-se introjetando essas funções. Quando isso não acontece, seu ego ainda muito fraco será obrigado a recorrer a mecanismos de defesa para lidar com seus *drives* e afetos, capazes de gerar muita angústia quando o sobrecarregam e o ameaçam [*threatens the ego with being overwhelmed*]. Vale dizer: quando a mãe falha em sua função de sustentação e mediação, "o caminho está aberto para perturbações neuróticas mais ou menos severas na criança" (Lampl-de Groot, 1957, p. 119).

Na continuidade do texto, a autora nos vai mostrando como mecanismos de autorregulação das relações da criança com o mundo externo e com seus impulsos e afetos podem contribuir para o desenvolvimento egoico, mas que, diante de condições adversas, são excessivamente ativados, gerando neuroses. Isso ocorre com as identificações e mesmo com as regressões: estas, por exemplo, poderiam ser prontamente interrompidas quando o ambiente externo dá suporte ao ego em sofrimento.

Jeanne Lampl-de Groot faz-nos ver essa lógica operando ao longo de todas as fases do desenvolvimento psicossexual da criança; sempre que o ambiente está ajustado, os mecanismos de autorregulação operam, seja em simbiose com o objeto externo (criança e mãe *"melt together"*), seja internalizados. Não haveria porque, dessa maneira, referir-se a esse período como "neurose infantil", como fazia Melanie Klein. Angústias, regressões, isolamento etc., por exemplo, fazem parte de um desenvolvimento normal. Neurose, seja infantil, seja adulta, só aconteceria quando há falhas que fazem com que os mecanismos de autorregulação sejam ativados de forma exagerada ou distorcida. Ou seja: embora no psiquismo a atividade seja contínua, o adoecimento psíquico corresponderia a uma superatividade, o que estamos chamando de "adoecimento por ativação", a ativação excessiva dos mecanismos que deixam de ser autorregulatórios para se converterem em defesas.

Vale a pena uma transcrição mais longa:

> *Quando, de início com a ajuda de um ego auxiliar tomado de empréstimo da mãe, o ego consegue fazer uso dos vários mecanismos em termos de regulação e adaptação, os conflitos podem ser resolvidos de uma forma que estimula equilíbrio e crescimento. Quando, entretanto, o ego tem de lutar muito fortemente contra os* drives, *ele tem de usar todas as forças disponíveis para a manutenção de sua organização recentemente adquirida e ainda fraca. Neste caso, há uma grande oportunidade para duradouros distúrbios do*

equilíbrio e para uma parada no desenvolvimento.
(Lampl-de Groot, 1957, p. 121)

Além da ênfase na força e na tensão entre forças, neste trecho encontramos ainda a ideia de que o adoecimento psíquico é fundamentalmente uma *interrupção nos processos de saúde,* uma sugestão que estamos sustentando desde o início deste livro. Nesta concepção, uma interrupção produzida pela ativação exagerada ou distorcida dos mecanismos de autorregulação e adaptação.

Como se verá na sequência, a autora acentua que não apenas a problemática libidinal poderá trazer dificuldades à criança e ao adolescente – principalmente quando lhe faltam as respostas ambientais apropriadas, fazendo a autorregulação converter-se em defesa –, como, em particular, os *drives* agressivos precisarão ser considerados. Isso em todas as etapas do desenvolvimento psicossexual, mas muito particularmente na fase genital e no atravessamento do Édipo. Nas situações de conflito mal encaminhadas – e isso pode crescer no drama edípico –, a agressividade pode ser tornar o principal problema para a criança ou adolescente e para seus pais, o que aumenta a probabilidade de vir a se constituir uma verdadeira neurose, organizada pela ativação de mecanismos de defesa poderosos para lidar com as angústias de castração emergentes. Segundo a autora, inevitavelmente, algo assim ocorre normalmente na fase de predomínio do drama edipiano. De uma certa forma, ela acredita, faz parte da relativa normalidade – ela usa normal entre aspas – o recurso excessivo, e neurótico, a mecanismos de defesa para lidar com *drives* libidinais e agressivos na passagem pelo drama edipiano. Mas, ainda assim, ela afirma que o desenvolvimento psíquico pode voltar a ocorrer sem que uma neurose se consolide, em condições favoráveis. Em contrapartida, tal passagem pode tornar-se mais árdua se perturbações pré-edípicas tiverem sido importantes ao longo do processo. E Lampl-de Groot (1957, p. 123) conclui:

> *Enquanto perturbações pré-edípicas podem contribuir para uma formação particularmente infeliz do complexo de Édipo, ainda é o destino do desenvolvimento egoico durante e após a fase edípica que decidirá se uma neurose mais ou menos fixa irá se originar, ou não. Somente em crianças que desde o começo da vida mostram perturbações muito severas, ou devidas a tendências inatas ou por sérias privações, podemos observar sintomas neuróticos fixos na fase pré-edípica. Podemos supor que nestes casos ou faltava ao ego toda possibilidade para o avanço ou que ele estava exposto a um desenvolvimento precoce e, portanto, fortemente perigoso, de forma que um uso regulatório e adaptativo dos mecanismos disponíveis fora eliminado desde o começo.*

Reencontramos aqui uma ideia kleiniana de que a prematuridade no desenvolvimento do ego – como no caso Dick – pode resultar numa interrupção do desenvolvimento egoico. Mais amplamente, problemas nas fases oral, anal e fálica podem sobrecarregar os mecanismos regulatórios e adaptativos, colocando-os no campo das defesas e tornando mais difícil a passagem edipiana. Mas, para a autora holandesa e seus colegas freudianos, raramente podemos falar em neurose antes do drama edipiano, embora, talvez, em casos mais graves, já possamos falar em psicose: são os casos em que, desde o início, os mecanismos adaptativos e regulatórios precoces se convertem em mecanismos de defesa primitivos. Mas, nesta "conversão", convém recordar que:

90 A MATRIZ FREUDO-KLEINIANA

> *todos os mecanismos de defesa vistos nas neuroses e*
> *psicoses da latência e da idade adulta são exatamen-*
> *te os mesmos mecanismos que servem ao desenvolvi-*
> *mento normal do ego na primeira infância e que mais*
> *tarde podem ser usados simultaneamente numa forma*
> *distorcida para afastar [to ward off] a reemergência*
> *das "forçações pulsionais" [strivings] insuficientemen-*
> *te reprimidas. (Lampl-de Groot, 1957, p. 124)*

É claro que a base de toda a elaboração de Jeanne Lampl-de Groot é o livro de Anna Freud publicado em 1936, mas, nesse pequeno artigo, encontramos um desenvolvimento significativo do pensamento de sua amiga e colega Anna que, por sua vez, fora um desenvolvimento significativo das obras do pai.

A questão da neutralização

Mas nem só de defesas excessivamente ativadas se originam os adoecimentos, e não só de autorregulações adaptativas se faz a saúde. De fato, ao texto de Anna Freud cabe acrescentar uma questão trazida por Hartmann, que é a da *neutralização* das forças libidinais e principalmente agressivas, tema trabalhado por ele em diversos artigos da década de 1950 (Hartmann, 1950/1964a, 1952/1964b, 1953/1964c,1955/1964d).

A menção à *neutralização* no texto da analista holandesa é bastante pequena e lateral; são duas alusões, e em uma delas a neutralização vem associada à sublimação, como acontece nos textos de Hartmann. Ambos os mecanismos poupam algumas demandas pulsionais do bloqueio (*being warded off*) pela repressão, embora elas fiquem de certa forma "contornadas" para não criar muita tensão. Ou seja, esforços pulsionais (*strivings*) neutralizados ou sublimados não geram ameaças ao ego e não produzem angústias.

Lampl-de Groot faz uma referência especial, citando Freud, e não Hartmann – embora este seja, evidentemente, o grande nome no assunto –, à neutralização da agressividade. Na verdade, o próprio conceito de "neutralização" ganhara muita importância, segundo Hartmann, quando se tratava de pensar os destinos dos *drives* agressivos.

Freud falou diversas vezes, em "O eu e o id", da *dessexualização* ou *sublimação* da libido. Diga-se, de passagem, que "dessexualização" é um termo controverso e nem foi incorporado ao índice geral de assuntos da *Standard edition*, como os demais conceitos básicos de Freud.[13] Ora, a agressividade não é propriamente sublimada, como poderiam ser as pulsões libidinais. Ambas, contudo, tanto as libidinais como as agressivas, precisam ser transformadas para não sobrecarregarem outros mecanismos de defesa. Hartmann (1950/1964a) sugere o termo genérico *neutralização* para abarcar tais transformações tanto na sexualidade quanto na agressividade: a energia, tanto sexual como agressiva, pode ser neutralizada, o que abrangeria a dessexualização nomeada por Freud e a "desagressivação", nos termos de Hartmann. Obviamente, os que já torciam o nariz para "dessexualização" serão ainda mais críticos em relação à proposta de Hartmann. No presente contexto, porém, não é este debate que nos interessa, mas assinalar o sentido do termo "neutralização" em nosso argumento acerca da matriz freudo-kleiniana e dos adoecimentos por ativação.

Retomando o artigo de Lampl-de Groot, podemos supor que, caso não ocorra a necessária neutralização dos *drives*, os mecanismos adaptativos e regulatórios serão acionados como mecanismos de defesa, isto é, serão usados de forma exagerada e distorcida, de acordo com a lógica exposta pela analista holandesa.

---

13 Curiosamente, os índices da edição brasileira da Companhia das Letras reconhecem a importância do conceito e o incorporam à sua listagem.

A própria *neutralização* não seria, a rigor, segundo Hartmann, uma defesa, mas um processo constante na constituição e na manutenção do ego, funcionando como pré-condição para o bom exercício dos mecanismos adaptativos e de outras defesas. O ego se manteria e exerceria suas funções usando libido e agressividade neutralizadas.

Em uma nota de rodapé, Hartmann (1952/1964b, p. 171) assinala: "A neutralização, mesmo quando usada como defesa, mantém-se à parte de outros mecanismos defensivos na medida em que é especificamente definida por seu aspecto energético, o que significa a mudança de um modo de energia em outro modo". Em outro texto, Hartmann (1955/1964d, p. 239) diz: "Chamamos de neutralização a mudança tanto da energia libidinal quanto da agressiva desde uma modalidade instintiva para uma não instintiva".

Como estamos insistindo na ideia de um adoecimento por ativação – ativação de angústias e ativações exageradas de mecanismos regulatórios que se tornariam assim predominantemente defensivos –, chama-nos a atenção a proposta de Hartmann como aparece nas transcrições anteriores: a *neutralização* é, de uma certa forma, uma espécie de "desativador" moderado, sem ser um "passivador". A *neutralização* subtrairia aos impulsos uma quota ou qualidade de energia, ou, dito de outra forma, transforma a energia bruta (instintiva) em energia civilizatória (não instintiva) – uma energia moderada –, que pode ser usada pelo ego na sua própria constituição e manutenção, bem como em suas relações objetais. O ego continua ativo, mas, por assim dizer, moderado em sua atividade, sendo capaz, por exemplo, de simbolização. Nos termos que empregamos para falar de Melanie Klein, a neutralização seria imprescindível na forma dos "ciclos bons".

Para Hartmann, esta *neutralização* é justamente o que faltaria, entre alguns outros elementos egoicos também deficientes, ao psicótico, como ele argumenta em seu texto de 1953 sobre a esquizofrenia. É como se o adoecimento psicótico implicasse uma magnitude incontrolável de ativação de angústias por parte de uma pulsionalidade indomável e bruta, e uma ativação igualmente grande de defesas radicais, sempre totalmente ineficazes nessas circunstâncias. Nem simbolizações, nem processos de pensamento poderiam assim ser desenvolvidos na ausência de uma *neutralização* minimamente eficaz.

Cabe lembrar que, na vertente kleiniana da matriz, o que será mais explicitado na consideração de Bion, a *continência* das angústias e afetos demasiadamente intensos, principalmente os que emergem no vértice da hostilidade, será indispensável para que se desenvolva a capacidade de simbolização e a capacidade de pensar. Nesta medida, em Bion, a *continência da experiência emocional* ocupa uma posição e desempenha uma função semelhante à da *neutralização dos drives* hartmanniana.

Jeanne Lampl-de Groot acrescenta um elemento importante quando nos diz que a capacidade de neutralização dos *drives* depende tanto da qualidade e intensidade dos impulsos como de propriedades egoicas cujo desenvolvimento pode ser tanto estimulado quanto prejudicado pelos objetos do ambiente. Isto é, não apenas os objetos primários são decisivos no exercício das regulações e adaptações primitivas, de forma a que elas possam ser naturalmente internalizadas e não se convertam em mecanismos de defesa; além disso, de uma forma que ela não explicita no texto, os objetos primários poderiam ajudar na constituição dessa capacidade egoica de neutralização – talvez sejam os *neutralizadores* primários auxiliares nos processos de constituição egoica.[14] Quando está bem instalada, tal capacidade, como se viu, reduz a probabilidade de

---

14 Com isso, ficamos ainda mais próximos da ideia bioniana acerca da função da *rêverie* materna na constituição de um ego capaz de simbolizar e pensar.

94 A MATRIZ FREUDO-KLEINIANA

virem à tona angústias e mecanismos de defesa excessivos. Podemos, então, presumir que, assim como esta capacidade de neutralização exerce uma função moderadamente desativadora, garantia de um estado de saúde psíquica que reduz as chances dos adoecimentos por ativação, esta seria também uma das funções dos objetos primários na conservação dos processos de saúde.

No geral, embora haja alguma consideração de adoecimentos narcísicos, psicóticos e *borderline* por parte desses autores, sua mais óbvia contribuição foi para o modelo básico de adoecimento neurótico, na esteira direta do pensamento freudiano.

Concluindo

Nossa passagem pelos psicólogos do ego não alterou fundamentalmente a visão que podemos formar da matriz freudo-kleiniana, criada basicamente a partir da leitura de textos de Freud e Melanie Klein. Com os psicólogos do ego, a ênfase na autorregulação, na adaptação e nas defesas, bem como o conceito de "neutralização" das energias libidinais e agressivas, apenas dá continuidade a uma parte da obra de Freud e reforça a ideia de um psiquismo permanentemente ativo, tanto nos processos de saúde quanto nos adoecimentos: adoecimentos por ativação, como estivemos reafirmando ao longo do texto.

No bojo, e como derivações, desta matriz, fomos vendo a emergência de diferentes modelos de adoecimento. Em primeiro lugar, o adoecimento neurótico concebido por Freud e reconsiderado pelos psicólogos do ego, embora estes também hajam dado uma contribuição para um dado modelo de adoecimento psicótico e *borderline*, ao focalizarem os problemas específicos da constituição e da malformação do ego (cf. o grande trabalho de Eissler de 1953). Em seguida, principalmente na seara kleiniana, vimos o nascimento de diversos modelos, principalmente no campo dos adoecimentos não neuróticos, e que envolvem as angústias e defesas primitivas nas posições esquizoparanoide e depressiva.

Para o conjunto desses modelos, isto é, no âmbito da matriz, apreciaremos mais adiante uma estratégia clínica preferencial, com suas variantes táticas.

Mas antes de lá chegar, ainda focalizaremos o pensamento de um autor – Wilfred R. Bion – que se situa justamente na confluência de Freud e Melanie Klein, sendo, assim, um perfeito representante da matriz freudo-kleiniana. Em torno dele, perfilam-se alguns outros analistas que lhe foram contemporâneos e que serão apresentados brevemente. Tentaremos não só mostrar a pertinência de Bion a esta matriz, mas situar sua posição peculiar dentro dela. É esta posição que fará de Bion um interlocutor privilegiado com a matriz ferencziana, principalmente em sua vertente winnicottiana. Desta interlocução nasceram as principais obras da psicanálise contemporânea, como as de André Green e Thomas Ogden, entre alguns outros.

Considerações finais sobre a matriz freudo-kleiniana: a clínica a partir de Bion

A posição singular de Bion e a questão da estratégia de cura

Para irmos finalizando a apresentação da ideia dos adoecimentos por ativação, cabe assinalar a questão da relativa passividade do "objeto" entre os pressupostos da matriz freudo-kleiniana. Será neste contexto que poderemos entender o lugar especial de Bion no campo abarcado por esta matriz. Bion nos chama a atenção para a atividade imprescindível do "objeto", ainda que em resposta à atividade do "sujeito", cuja natureza primordial não é nunca negada ou reduzida neste campo de teorizações.

Não se trata somente de negar a importância do chamado objeto real (em oposição aos objetos internos), mas também de afirmar sua relativa passividade, no pensamento de Freud e Melanie Klein. Por um lado, há que desfazer os mal-entendidos sobre esta questão: tanto em Freud como, principalmente, em Klein há poucas, mas esclarecedoras palavras sobre as funções do "objeto real" – a "mãe visível", nas palavras dela – oferecendo tanto o apoio quanto a satisfação de necessidades, a tranquilidade diante de ansiedades primitivas de aniquilamento ou depressivas, oferecendo-se como objeto depositário de angústias e outras projeções etc.

Se formos aos freudianos da segunda geração, retornando, por exemplo, a J. Lampl-de Groot, encontraremos ainda mais que isso: o objeto real, a mãe da realidade externa, exerce efetivamente uma função de suporte, funciona como um "ego auxiliar", afinado com os movimentos emocionais de seu bebê, "em fase" com ele, co-operativo. Novamente, pressupõe-se um bebê já dotado de mecanismos autorregulatórios e adaptativos, bem como de necessidades, pulsões (instintos) e tendências ao desenvolvimento que lhe são intrínsecas. No entanto, o objeto real precisa colaborar empaticamente, na forma de interações muito bem afinadas. Assim, nessa concepção do processo de desenvolvimento do infante, encontramos o objeto real participante, posto que em sua relativa passividade: ele *responde*, apoiando a satisfação de necessidades, ajudando a instalação da separação sujeito-objeto, assegurando e reassegurando sua própria permanência e amenizando angústias de abandono, perda e destruição, aliviando as culpas, facilitando a adaptação e a autorregulação sem evocar defesas exageradas, sem sobrecarregar o ego com impulsos e conflitos excessivos. É, enfim, um necessário coadjuvante dos recursos adaptativos do sujeito em formação, um "colaborador" do ego em formação, o que nos faz mesmo pensar, lendo o texto da analista holandesa, em uma noção *avant la lettre* do que Winnicott denominou "ambiente facilitador".

Bion, contudo, vai muito além: a atividade do objeto em resposta às atividades do sujeito assume um caráter não só de responder e cooperar, como supunham outros na matriz freudo-kleiniana, e já estava realmente insinuado nas obras de Freud e Klein, eles mesmos. As tarefas e funções ativas que Bion chega a atribuir ao objeto primário são *antecipatórias* e *propiciadoras* (Figueiredo, 2014a). Isso garante o lugar especial de Bion na matriz freudo-kleiniana de que é, por outro lado, um autêntico representante.

Há nele, em primeiro lugar, uma séria consideração da dimensão comunicativa e interacional nas relações entre o bebê e seus objetos reais, o que pressupõe atividade nos dois polos. Mas a função de continência do objeto primário inclui a *rêverie*, isto é, as transformações ativas de impulsos e afetos (do infante) sobre ele e para dentro dele projetados. Ao objeto primário cabe, em outras palavras "sonhar" os sonhos do sujeito antes que haja um sujeito suficientemente apto para sonhá-los. O objeto primário passa a ser considerado em suas atividades inconscientes, em seus desejos, angústias e capacidades egoicas, em seus recursos psíquicos ativos, postos à disposição do infante para antecipar e propiciar um desenvolvimento emocional e cognitivo que, na ausência dessa atividade do "objeto" – um sujeito já constituído –, ficaria impossibilitado.

Além disso, Bion dá um passo na direção da possibilidade de considerarmos os estados de morte e de agonia, mas sempre com a permanência da premissa de uma atividade defensiva inesgotável no psiquismo, mesmo o mais primitivo. Os terrores inomináveis (*nameless dread*) a que faz referência são gerados pelas falhas básicas na função continente do objeto primário, ou seja, as falhas nas capacidades ativas do outro sujeito, em sua *rêverie*: o projetado

98 A MATRIZ FREUDO-KLEINIANA

pelo infante não encontra a atividade antecipatória e propiciadora do objeto, portanto, não ganha forma e sentido, e então retorna como ataque violento e incompreensível, como um projétil que atinge seu alvo, ricocheteia e volta ainda mais envenenado e devastador, como uma bomba de fragmentação. A isso se acrescenta o fato de que o objeto não apenas não responde empaticamente como, muito provavelmente, revida às projeções por ele sentidas como ataques.[15]

Dá-se, nessa infeliz circunstância, uma espécie de "nascimento incompleto" que, contudo, não deixa o sujeito morto ou inerte, mas, ao contrário, muito ativamente defendido. Nesse retorno, o antes projetado adquire uma intensa qualidade tóxica. Por exemplo, os ataques às ligações intersubjetivas e intrapsíquicas, levando até a destruição do aparelho para pensar, correspondem à ativação exacerbada de um mecanismo adaptativo e autorregulatório justamente quando e porque as atividades do objeto não foram exercidas.

Será essa permanência no campo da matriz freudo-kleiniana e, ao mesmo tempo, o reconhecimento do objeto ativo, que fará de Bion um interlocutor privilegiado no diálogo com a matriz ferencziana, a dos adoecimentos por passivação. Nessa matriz suplementar, a importância decisiva do objeto em suas atividades constituintes do sujeito é reconhecida de forma muito clara desde o início: a atividade do objeto é simultânea e mesmo precede a do sujeito vindo a ser. Todos os psicanalistas contemporâneos que constroem seus pensamentos em uma tentativa de articulação das duas matrizes encontrarão, no contexto da matriz freudo-kleiniana, a obra de Bion como um dos suportes básicos para suas elaborações. Do outro lado, por razões que serão indicadas bem mais adiante, eles verão na

---

15 Assim, o objeto primário incapaz de continência e *rêverie* fará também identificações projetivas sobre o *infans*, atacando-o com suas próprias evacuações.

obra de Winnicott o outro pilar de seus trabalhos. É, como sabemos, o caso de Green, Ogden, Ferro, Bollas e muitos outros.

Mas antes de tratarmos da matriz ferencziana e, neste contexto, da posição singular de Winnicott, focalizaremos as questões referentes ao tratamento. Como pensar em sua base e em suas variedades, em sua estratégia e em suas táticas, a condução de uma psicanálise quando prevalecem os adoecimentos por ativação?

Estratégias e táticas na condução dos processos de análise

A partir de Bion é possível vislumbrar de forma bem ampla, panorâmica e detalhada o campo da clínica sempre que nos deparamos com os adoecimentos por ativação: trata-se sempre de implementar uma estratégia da cura por desativação. A moderação das angústias e a lenta desconstrução das defesas e sistemas defensivos correspondem aos objetivos essenciais desses tratamentos. A retomada dos processos de saúde será obtida pela via dessas desativações. Trata-se, assim, da desativação – modulação das angústias, confronto e perlaboração das defesas e das resistências – e da retomada dos processos de saúde, com a liberação e a potencialização dos trabalhos psíquicos do sonho, do luto, da criação e do morrer; os trabalhos de ligação, de desligamento, de transformação e de simbolização e a passagem das "forças" para o campo dos sentidos se expandem e enriquecem, e os processos de saúde vão sendo gradualmente resgatados. Não se trata, é sempre bom assinalar, de evitar angústias ou eliminar radicalmente defesas; não se trata de garantir felicidade e harmonia, uma perfeita e completa integração psíquica: trata-se de resgatar, liberar, potencializar e expandir as capacidades de trabalho psíquico inconsciente e consciente.

Na psicanálise que se desenvolve segundo a estratégia da desativação, podemos identificar os três vértices da clínica na matriz

100 A MATRIZ FREUDO-KLEINIANA

freudo-kleiniana: temos uma clínica da continência, uma clínica do confronto e uma clínica da ausência (Figueiredo, 2014a). Para esclarecer o que está em jogo em cada um desses vértices, acompanharemos três autores que contribuíram para o volume *Bion Today*, editado por Chris Mawson, em 2011: Judith Mitrani, Howard Levine e Rudi Vermote.

Acompanhando Judith Mitrani

Judith Mitrani apoia-se na reconceituação da identificação projetiva proposta por Bion: a operação deixa de ser vista apenas como um mecanismo de defesa, como sugerira no texto de 1946 de Melanie Klein, para ser considerado como um processo autorregulatório e adaptativo no plano da comunicação normal e saudável. Trata-se de uma atividade "realista" que se afigura como uma modalidade de comunicação básica e saudável do *infans* com seu entorno adulto, em especial com sua mãe. É a forma fundamental para a comunicação de experiências emocionais quando as palavras faltam, e é bom lembrar que as palavras sempre estarão em falta quando se trata da comunicação de afetos intensos e turbulentos, e isso em qualquer idade.

A partir de Bion, podemos supor no recém-nascido uma *preconcepção* de um objeto capaz de receber e responder à sua comunicação primitiva e pré-verbal, ou seja, capaz de conter e transformar estados emocionais intensos e intoleráveis a um psiquismo incipiente e em formação.

Quando a preconcepção se realiza, encontra o objeto esperado, dá-se uma experiência de satisfação (um "prazer do ego"). Cria-se aí a *concepção*, a concepção do bom objeto, e pode então ocorrer a introjeção gradual de conteúdos cada vez mais intensos e complexos; dá-se, na verdade, ao longo desse processo, a introjeção do próprio continente, isto é, de uma mente capaz deste trabalho de metabolização.

Mas pode ocorrer também, e em parte sempre ocorre, ao menos parcialmente, uma realização negativa da preconcepção, ou seja, o não encontro do bom objeto que imediatamente se configura como o encontro de um "objeto mau", gerando o sentimento de frustração.

Temos, assim, dois destinos possíveis: um resulta na instalação de conteúdos e continentes, o que leva à ampliação gradual da capacidade de tolerar a frustração e do "aparelho para pensar" a experiência emocional. Verifica-se, nessa circunstância feliz, um processo de saúde baseado em projeções e introjeções, conforme a conhecida visão de Klein. Como sabemos, o objeto bom nascido na experiência de satisfação – uma realização da preconcepção do objeto primário, nos termos de Bion – e então introjetado fortalece as capacidades egoicas; enquanto boas experiências predominam, o objeto mau, associado às frustrações, desde que não traumatize, ativa os recursos egoicos que precisam se desenvolver para tolerar as frustrações, além de vir a constituir a instância superegoica. Mas enquanto predominam as realizações da preconcepção, ou seja, enquanto prevalece a concepção do bom objeto, as frustrações participam do processo de saúde e a formação do superego não obstrui o crescimento egoico.

A coisa será bem diferente quando predominam as realizações negativas das preconcepções, vale dizer, quando se formam predominantemente "maus objetos". Nesse caso, o que se observa é a intolerância à frustração, o ego não se expande e suas capacidades de metabolização não crescem, deixando os maus objetos sem lugar no psiquismo. Em decorrência, são acionados mecanismos de defesa primitivos que envolvem alguma *negação* da frustração, da dor e do sofrimento. É então que vem a prevalecer um uso intenso, exclusivo e regular da identificação projetiva como defesa. Este tinha sido o caso considerado por Klein no texto seminal de 1946.

Ou seja: a identificação projetiva deixa de ser apenas e principalmente uma modalidade de comunicação pré-verbal da experiência emocional intensa para se converter, principalmente, num meio de negação do sofrimento e da dor por via de uma espécie de evacuação sobre ou para dentro do objeto. Mas se o objeto já não fora capaz de receber, conter e transformar as comunicações primitivas, menos ainda o será diante das evacuações ainda mais intensas, desesperadas e raivosas das identificações projetivas de caráter defensivo. Nessa medida, o projetado ricocheteia e retorna, como se disse anteriormente, ainda mais ameaçador. É quando o pavor sem nome vem a assombrar o sujeito. São, efetivamente, assombrações de cunho psicótico, vozes, imagens, figuras fantasmagóricas.

Diante de situações psíquicas de tal forma marcadas pelo sofrimento e pela dor, pelas angústias e pelo pavor, é que a clínica da continência mais se torna necessária, embora a função continente seja sempre requerida em alguma medida. Isso porque as identificações projetivas exacerbadas tomarão conta do campo transferencial. O analista, ao levar em consideração a transferência do paciente sobre ele e para dentro da situação analisante, precisará oferecer o que não fora oferecido pelos objetos primários originais: continência, capacidade de *rêverie*.

Judith Mitrani não só nos apresenta toda a lógica da clínica da continência como nos aponta as falhas do analista quando este não consegue levar em conta a transferência, produzindo uma retraumatização e um verdadeiro desespero no paciente. O caso acaba mal, muito mal, pior do que começou.

Mas há também muitos casos, casos ao final bem-sucedidos, que nos são apresentados para que verifiquemos que, a partir do momento em que o analista começa a levar em conta a transferência carregada de identificações projetivas – o que é detectado a partir da contratransferência –, o campo se transforma e a análise progride: as maiores angústias projetadas vão sendo contidas e transformadas no processo de *rêverie* do analista.

Em conclusão, podemos aprender com J. Mitrani que é preciso levar a transferência em consideração e a ela responder "empaticamente" como condição essencial e primordial no trabalho analítico. Isso é sempre verdade, mas cresce de importância nas transferências carregadas de identificações projetivas exacerbadas, violentas, hiperbólicas, quiçá hostis e destrutivas. Em seguida, essa analista nos mostra a importância da questão contratransferencial e dos usos da contratransferência na condução desses processos de análise. Finalmente, vemos como as interpretações analítico-terapêuticas podem ter e exercer a função de continência. Embora não ignore a obra de Winnicott, Judith Mitrani, fiel à matriz freudo-kleiniana em que Bion se situa, privilegia o trabalho interpretativo, no qual se encarna todo o seu esforço de conter e transformar por via de suas *rêveries* as angústias do paciente, incluindo seus pavores sem nome. Mitrani nos propõe uma distinção entre interpretações introjetivas, interpretações projetivas e interpretações construtivas, adequadas a diferentes níveis de funcionamento psíquico do paciente.

A clínica do confronto em Howard Levine

O texto de Howard Levine, da mesma coletânea, é um ótimo exemplo da outra vertente da clínica da desativação: a clínica do confronto. Trata do processo analítico da senhora L. e de seu sistema defensivo. A referência básica aqui é a dos refúgios psíquicos (Steiner), ou enclaves narcísicos (O'Shaughnessy), com seus mecanismos de negação onipotente (*denial*) do sofrimento e com suas fantasias de controle absoluto da senhora L.

No caso dessa senhora, a interrupção dos processos psíquicos se dá, evidentemente, pelo excesso de defesas bem organizadas, que formam um sistema defensivo (refúgios psíquicos, ou enclaves narcísicos, segundo as terminologias dos analistas anteriormente nomeados).

As interpretações oferecidas por Levine são basicamente interpretações das defesas da senhora L., assinalando-as, nomeando-as, mostrando como funcionam, desconstruindo-as, confrontando-as, seja no plano dos relatos e experiência de vida da senhora L., seja, mais ainda, no plano transferencial. A palavra *confrontation* surge inúmeras vezes no texto.

Há, porém, riscos nas interpretações de confronto, ainda que sejam indispensáveis. O mais sério é opor a realidade como percebida e concebida pelo analista à realidade percebida pelo paciente (supostamente, "fantasiada" por ele). Howard Levine não cai nessa esparrela. O confronto é sempre entre os próprios elementos dos discursos da senhora L., à medida que vão revelando a operação subterrânea e inconsciente de mecanismos defensivos de negação muito perniciosos. A estratégia básica para o enfrentamento das defesas consiste em assinalar as consequências dos processos defensivos, em oposição ao que a paciente percebe e às ideias que lhe são caras e necessárias.

Outro aspecto a destacar na clínica do confronto é quanto aos usos da contratransferência, pois a negação onipotente opera intensamente na relação transferencial com o analista e por ele é identificada neste campo.

Finalmente, a clínica do confronto produz inevitavelmente a emergência de estados angustiados, dos quais a senhora L. se poupava até então com o recurso ao sistema defensivo. Nessa medida, o confronto precisa se aliar à continência – muitas vezes implícita: a continência acompanha de perto os confrontos na exata medida em que consegue proporcionar ao paciente a experiência de que está sendo... acompanhado de perto. Outra vezes, são de fato interpretações de angústias evocadas pela desconstrução de defesas organizadas em torno de negações. O importante é percebermos como, na clínica do confronto, há necessariamente uma articulação de dois vértices da clínica na estratégia da desativação: confronto e continência.

À medida que angústias e defesas vão sendo desativadas, dá-se uma gradual abertura progressiva de contato com a realidade da experiência emocional, o que inclui a realidade externa e a realidade psíquica: resgata-se e amplia-se, dessa forma, a capacidade de sofrer com as perdas, dores e dependência; enfim, instala-se ou recupera-se a possibilidade de reconhecimento do lado frágil e vulnerável do sujeito.

Mas essa retomada dos processos psíquicos – no caso da senhora L., o luto pela morte do marido, por exemplo – significa também imensos ganhos no plano das relações objetais, como podem ser observadas na transferência com Howard Levine. Em geral, é toda a possibilidade de fazer contato com a realidade e de *sofrer* essa experiência – o que inclui não apenas a dimensão dolorosa da expressão como também as dimensões de prazer e satisfação que uma boa experiência poderia proporcionar.

Levine nos lembra que, diante de um contato inicial com as realidades – a externa e a interna –, pode-se dar tanto o início da construção de um sistema de alucinose, forma radical de negação onipotente, como uma ampliação da capacidade de tolerar a frustração, transformar a experiência bruta em experiência com sentido, pensar a experiência emocional. Bion chamava esta segunda

106 A MATRIZ FREUDO-KLEINIANA

escolha de "liberdade para pensar", o que ocorre com a passagem do princípio de prazer para o princípio de realidade, ou prazer adiado e possível. Adquire-se a capacidade de ter prazer com a representação mental.

A partir daí, nas últimas páginas de seu capítulo, Howard Levine expõe as metas de uma psicanálise dentro da matriz freudo--kleiniana, na sua variante bioniana: desenvolver a capacidade de conter a experiência emocional e, portanto, de sofrer a experiência, no sentido amplo do termo; desenvolver a capacidade de fazer contato, conhecer, manter-se junto e aprender com a verdade da experiência própria sem recorrer à ignorância, à evasão, à arrogância ou à autoilusão; desenvolver uma maior capacidade de sustentar uma experiência emocional menos cindida e dissociada, mais integrada, mesmo diante de experiências penosas.

Ora, todo este tema bem bioniano do crescimento, da expansão de capacidades, da ampliação de espaços e recursos egoicos exige que a continência dos afetos e o confronto com as defesas estejam operando continuamente e profundamente entrelaçados. Se o capítulo de Judith Mitrani insiste na continência e o de Levine nos confrontos, para ambos, e especialmente neste final do capítulo, a relação entre os dois vértices torna-se o foco da proposta clínica nesta estratégia que estamos chamando de desativação.

Todavia, não podemos ficar por aí. Há outro vértice indispensável nesta estratégia, ao qual passaremos no que se segue.

A clínica da ausência de Rudi Vermote

Já vimos como continência e confronto se exigem reciprocamente, mas ainda há outro vértice a considerar. Tanto a continência quanto o confronto correm alguns riscos, ou, melhor dizendo, colocam em risco as metas de uma psicanálise como expostas no texto de Levine. Ambos podem assumir uma feição ortopédica, estabelecendo um limite para os trabalhos psíquicos, oferecendo um modelo de compreensão e de "verdade" e um parâmetro de "realidade" dentro dos quais o sujeito se verá enclausurado e paralisado. Dito de outro modo, tanto na continência quanto no confronto, pode haver um excesso de presença implicada do analista, o que obstrui o processo de liberação dos trabalhos psíquicos inconscientes e conscientes do sujeito. Ainda que uma presença implicada do analista seja requerida para o início ou resgate dos processos de simbolização, seu excesso interdita o prosseguimento dos processos simbolizantes, aqueles que podem atingir as metas de uma psicanálise em termos da ampliação das capacidades de sofrer, pensar e aprender com a experiência emocional. Estes são os processos de simbolização que dependem de uma relativa ausência do objeto.

Como já expusemos em outras oportunidades, a presença implicada do analista precisa sempre ser equilibrada pela sua presença em reserva. Sem este jogo dialético, perde-se a posição do analista e sua capacidade de instalar e fazer operar uma situação analisante (Figueiredo, 2009). Retornamos ao mesmo problema por um outro ângulo, sugerindo que continência e confronto requerem o terceiro vértice assinalado, o da clínica da ausência. Se confronto e continência estão a serviço das desativações de angústias e defesas, propomos agora que a clínica da ausência enfatiza a necessidade de o próprio analista se desativar. O sentido desta proposição ficará mais claro no que vem adiante.

Assim como recorremos a Judith Mitrani e a Howard Levine para exemplificar as clínicas da continência e do confronto, vamos recorrer a outro texto da mesma coletânea, *Bion Today*, para lançar as bases da clínica da ausência, ou da desativação do analista.

108   A MATRIZ FREUDO-KLEINIANA

Trata-se do capítulo assinado por Rudi Vermote (2011), de índole mais epistemológica e ética, com poucos exemplos clínicos, mas de grandes implicações para clínica da desativação.

Vermote aborda Bion pelo ângulo da atitude analítica por ele preconizada e seus fundamentos teóricos e epistemológicos. "Sem memória, sem desejo e sem compreensão prévia", eis, em síntese, o que convém ao analista em estado de desativação, além de ser uma reinterpretação esclarecedora do que Freud entendia como "atenção livremente flutuante". Na formulação de Bion, acentuam-se, ao mesmo tempo, as dimensões epistemológicas e éticas da atitude analítica: a oscilação entre estados de dispersão e concentração (a alternância PS↔D) e a capacidade de espera e padecimento do analista (sua paciência).

O que subjaz a essa atitude é a convicção da incognoscibilidade da experiência emocional: a coisa em si (*das Ding an sich*), a experiência emocional em si mesma, o que Bion designa como O, jamais será conhecida por quem quer que seja, nem paciente, nem analista. A psicanálise nada mais é que uma modesta *sondagem* no infinito e sem forma da experiência incognoscível – o inconsciente como infinito – e não é apreensível por qualquer forma finita. A experiência da psicanálise não cabe em nenhuma teoria psicanalítica.

No curso dessa sondagem, constitui-se o "objeto psicanalítico", ou seja, padrões mais ou menos repetitivos no funcionamento da mente cujas transformações e evolução serão acompanhados pelo analista na situação analisante. A partir de detalhes que capturam sua atenção – fatos selecionados –, o analista começa a identificar constantes, invariantes nos processos mentais. Para Bion, será o encontro com os objetos psicanalíticos na situação analisante que terá efeitos transformadores e curativos.

A partir daí, podemos falar do peculiar conceito de "verdade" tão decisivo na clínica bioniana, um aspecto bem enfatizado por Vermote. Como se verá, ao tratar deste tema, retornaremos desde outro ângulo aos vértices já considerados para concluir com o vértice desta chamada clínica da ausência. Nessas elaborações, estaremos um pouco além do texto do psicanalista belga, mas, acreditamos, dentro do mesmo espírito.

Comecemos com a verdade em K, isto é, a verdade no plano do conhecimento. Nesse âmbito, a experiência da verdade corresponde a uma experiência emocional compartilhada. Claramente, a clínica da continência é fundamental na experiência da verdade em K, desde que se mantenha como fundamento e pano de fundo a convicção de que, sendo O incognoscível, qualquer compreensão – compreender e sentir-se compreendido – é limitada, provisória, finita, diante de uma experiência infinita que a ultrapassa. E é fundamental percebermos que esta verdade em K se coloca aquém e além do plano das representações: compreender e sentir-se compreendido não se confundem com o conhecimento teórico que se constrói na situação analisante. É uma experiência de verdade e reconhecimento compartilhado das tramas e dinâmicas afetivas que se formam e desdobram em análise. É por esta via que uma experiência de verdade em K – o encontro e evolução do objeto psicanalítico por analista e paciente –, se não produz os efeitos de transformação que se espera em uma psicanálise, os prepara e facilita.

Pode-se falar em verdade nas fronteiras de K quando se exerce a clínica do confronto. A identificação, nomeação e gradual desconstrução dos sistemas defensivo coloca a dupla – paciente e analista – cada vez mais próxima das experiências emocionais negadas, interditadas, cindidas, evacuadas. É por isso, aliás, que clínica do confronto precisa ser praticada em aliança estreita com a clínica da continência.

No entanto, as metas de uma psicanálise não serão alcançadas por essas duas clínicas e pelas experiências de verdade que propiciam. É necessário que algo emerja na situação analisante que propicie uma verdade em O, indo efetivamente além de K, além do conhecimento. Trata-se de "vir a ser", "tornar-se", "transformar-se no que se é". A linguagem apropriada para esta passagem de K a O é a *language of achievement*, uma fala performativa, não representacional, que se aproxima da língua da poesia na sua capacidade de "comunicar" uma experiência emocional, fazê-la presente e operante em sua capacidade de evocar e provocar experiências emocionais. Não se trata, de fato, de dizer como é tal experiência, mas de expressá-la, evocá-la e provocá-la, gerando a experiência do *at-one-ment* – ser e estar consigo mesmo –, na qual algo do sujeito irrompe e advém.

Ora, é para esta passagem que a presença do analista precisa ser efetivamente desativada, manter-se em reserva. A emergência do "desenho do desejo" e do pensamento do paciente só pode se dar no oco da presença reservada do analista dentro da situação analisante. Essas experiências só podem ocorrer quando angústias e defesas estiverem relativamente desativadas, e quando a presença implicada do analista ceder espaço à sua presença reservada, desativada, sem memória, desejo e compreensão prévia. Então, o desejo pode emergir e ser reconhecido, o pensamento pode emergir e se desdobrar.

Mas, assim como há riscos na continência, no confronto e na aliança entre estes vértices da estratégia da desativação, há riscos e extravios na reserva. A clínica da ausência, do silêncio, da desativação do analista comporta excessos (de faltas...). Nesses excessos reside uma fonte de "maus objetos", ou seja, um analista pode se tornar excessivamente presente como objeto mau justamente por uma compreensão equivocada do processo analítico que privilegia

LUÍS CLAUDIO FIGUEIREDO 111

ausência e silêncio, mas não leva em consideração continência e confronto. Nessa situação, a desativação do analista ativa angústias e defesas no paciente, contrariando os propósitos da estratégia da desativação. Produz-se uma *transformação em alucinose*, para usarmos o termo de Bion: do nada, da ausência, do imenso silêncio faz-se, onipotentemente, algo ainda mais imenso e terrível.

O notável na clínica bioniana é sua capacidade de articular os três vértices, enfatizando a importância de cada um, assinalando a necessidade de seu entrelaçamento, sem colocar nenhum no pedestal, sem idealizações. Nada mais pernicioso para uma análise que siga uma estratégia de desativação (para liberar trabalhos psíquicos e destravar o processo de saúde) do que qualquer destes vértices sendo exercido de forma isolada ou exclusiva. Nada mais tolo, por exemplo, quando não se percebe que um analista desmesuradamente silencioso e ausente pode – graças a uma transformação em alucinose – converter-se facilmente numa figura desmesuradamente poderosa, excessiva, um autêntico "falastrão". Isso pode ser perfeitamente verificado no campo transferencial: formam-se transferências gigantescas e não analisáveis diante do analista supostamente ausente em sua presença exorbitante. O analista bioniano preza o silêncio, mas não perde de vista continência e confronto, e só assim os objetivos da estratégia da desativação podem ser perseguidos.

Referências

Brusset, B. (2013). *Au-delà de la nevrose: vers une troisième topique*. Paris: Dunod.

Eissler, K. (1953). The effect of the structure of the ego on psychoanalytic technique. *Journal of the American Psychoanalytic Association, 1*, 104-143.

112 A MATRIZ FREUDO-KLEINIANA

Ferenczi, S. (2011a). Psicanálise IV. In *Obras completas* (v. 4, pp. 1-284). São Paulo: Martins Fontes. (Trabalho original publicado em 1927-1932).

Ferenczi, S. (2011b). A criança mal acolhida e sua pulsão de morte. In *Obras completas* (vol. 4, pp. 55-60). São Paulo: Martins Fontes. (Trabalho original publicado em 1929).

Ferenczi, S. (1985). *Diário clínico*. São Paulo: Martins Fontes. (Trabalho original publicado em 1932).

Figueiredo, L. C. (2009). *As diversas faces do cuidar*. São Paulo: Escuta.

Figueiredo, L. C. (2014a). Cuidado e saúde: uma visão integrada. In *Cuidado, saúde e cultura: trabalhos psíquicos e criatividade na situação analisante* (pp. 9-29). São Paulo: Escuta.

Figueiredo, L. C. (2014b). Notas sobre os trabalhos psíquicos e saúde mental. In *Cuidado, saúde e cultura: Trabalhos psíquicos e criatividade na situação analisante* (pp. 151-160). São Paulo: Escuta.

Freud, S. (1993). Análisis terminable e interminable. In *Sigmund Freud: obras completas* (Vol 23, pp. 211-253). Buenos Aires: Amorrortu. (Trabalho original publicado em 1937).

Freud, A. (1978). *O ego e os mecanismos de defesa*. Rio de Janeiro: Civilização Brasileira. (Trabalho original publicado em 1936).

Freud, S. (1993). Angustia y vida pulsional (32ª conferencia introdutoria a la psicanálisis). In *Sigmund Freud: obras completas* (Vol. 22, pp. 75-103). Buenos Aires: Amorrortu. (Trabalho original publicado em 1932-1933).

Freud, S. (1995). *Projeto para uma psicologia*. Rio de Janeiro: Imago. (Trabalho original publicado em 1895).

Freud, S. (2014a). Conferências introdutórias à psicanálise. In *Obras completas* (vol. 13, pp. 1-613). São Paulo: Companhia das Letras. (Trabalho original publicado em 1916-1917).

Freud, S. (2014b) A angústia (25ª conferência introdutória à psicanálise). In *Obras completas* (vol. 13, pp. 513-544). São Paulo: Companhia das Letras. (Trabalho original publicado em 1917).

Freud, S. (2014c). Inibição, sintoma e angústia. In *Obras completas* (vol. 17, pp. 13-123). São Paulo: Companhia das Letras. (Trabalho original publicado em 1926).

Green, A. (1974). L'analyste, la symbolization et l'absence dans le cadre analytique. In *La folie privée* (pp. 73-119). Paris: Gallimard.

Green, A. (1980). La mère morte. In *Narcissisme de vie, narcissisme de mort* (pp. 222-253). Paris: Minuit.

Green, A. (1990). Le tournant des aneés folles. In *La folie privée* (pp. 11-39). Paris: Gallimard.

Green, A. (2000). *La pensée clinique*. Paris: Odile Jacob.

Green, A. (2012). Passivité-passivation: jouissance et détresse. In *La clinique psychanalytique contemporaine* (pp. 141-155). Paris: Éditions d'Ithaque.

Hartmann, H. (1964a). Comments on the psychoanalytic theory of the ego. In *Essays on ego psychology: selected problems in psychoanalytic theory* (pp. 113-141). New York: International Universities Press. (Trabalho original publicado em 1950).

Hartmann, H. (1964b). The mutual influence in the development of ego and id. In *Essays on ego psychology: selected problems in psychoanalytic theory* (pp. 155-181). New York: International Universities Press. (Trabalho original publicado em 1952).

114 A MATRIZ FREUDO-KLEINIANA

Hartmann, H. (1964c). Contribution of the metapsychology of schizophrenia. In *Essays on ego psychology: selected problems in psychoanalytic theory* (pp. 182-206). New York: International Universities Press. (Trabalho original publicado em 1953).

Hartmann, H. (1964d). On the theory of sublimations. In *Essays on ego psychology: selected problems in psychoanalytic theory* (pp. 241-267). New York: International Universities Press. (Trabalho original publicado em 1955).

Hinshelwood, R. (2015). Winnicott and Bion: claiming alternate legacies. In M. B. Spelman, & F. Thomson-Salo (ed.), *The Winnicott tradition* (pp. 61-68). London: Karnac.

Joseph, B. (1989). On passivity and aggression: their interrelationship. In M. Feldman, & E. B. Spillius (ed.), *Psychic equilibrium and psychic change*. London: Tavistock/Routledge.

Klein, M. (1930). The importance of symbol-formation in the development of the ego. *International Journal of Psychoanalysis*, *11*, 24-39.

Klein, M. (1940). Mourning and its relations to manic-depressive states. *International Journal of Psychoanalysis*, *21*, 125-153.

Klein, M. (1948). A contribution to the theory of anxiety and guilt. *International Journal of Psychoanalysis*, *29*, 114-123.

Klein, M. (1952). Some theoretical conclusions regarding the emotional life of the infant. In *The writings of Melanie Klein* (vol. III, pp. 61-93). London: Hogarth Press.

Klein, M. (1975a). On the development of mental functioning. In *Envy and gratitude, and other works, 1946-1963* (pp. 336-345). London: Hogarth Press/Institute of Psycho-Analysis. (Trabalho original publicado em 1958).

Klein, M. (1975b). On the sense of loneliness. In *Envy and gratitude, and other works, 1946-1963* (pp. 300-313). London: Hogarth Press/Institute of Psycho-Analysis. (Trabalho original publicado em 1963).

Lampl-de Groot, J. (1957). On defense and development: normal and pathological. *Psychoanalytic Study of the Child, 12*, 114-126.

Levine, H. (2011). The consolation which is drawn from truth: the analysis of a patient unable to suffer. In C. Mawson (org.), *Bion Today* (pp. 188-211). London: Routledge.

Mitrani, J. (2011). Taking the transference: some technical implications in three papers of Bion. In C. Mawson (org.), *Bion Today* (pp. 216-243). London: Routledge.

Mitchell, S. A., & Black, M. J. (1995). *Freud and beyond: a history of modern psychoanalytic thought.* New York: Basic Books.

Souza, O. (2007). Defesa e criatividade em Klein, Lacan e Winnicott. In B. Bezerra Jr., & F. Ortega (org.), *Winnicott e seus interlocutores* (pp. 315-344). Rio de Janeiro: Relume Dumará.

Spitz, R. (1965). *O primeiro ano de vida.* São Paulo: Martins Fontes.

Strachey, J. (1934). The nature of therapeutic action of psycho-analysis. *International Journal of Psychoanalysis, 15*, 127.

Vermote, R. (2011). Bion's critical approach to psychoanalysis. In C. Mawson (org.), *Bion Today* (pp. 349-365). London: Routledge.

A matriz ferencziana[1]

Nelson Ernesto Coelho Junior

Introdução: as formas passivas, a passivação e seus destinos psicopatológicos

A introdução da ideia de formas passivas de adoecimento psíquico teve sua primeira formulação a partir das reflexões psicopatológicas elaboradas por Sándor Ferenczi. A posição complexa e conflitiva de Ferenczi na história da psicanálise já foi tema de muito debate e controvérsia. Inegável, porém, é a importância do psicanalista húngaro para os desenvolvimentos clínicos e teóricos, o que fez dele o grande patrono do trabalho de muitos autores pós-freudianos. O testemunho de Anna Freud é bastante elucidativo desse fato: "Se há uma pessoa sem a qual a psicanálise seria impensável, a qual, para mim, está inseparavelmente conectada à psicanálise enquanto tal, [essa pessoa] é Ferenczi" (carta de Anna

---

1 Uma versão anterior deste texto foi publicada em: Coelho Junior, N. E. (2017). Um capítulo húngaro da história da psicanálise: as contribuições de Ferenczi, Spitz e Balint para o estudo das formas passivas de adoecimento psíquico. *Revista Brasileira de Psicanálise, 51*(3), 213-226.

Freud a Michel Balint em 23 de maio de 1935). Ou ainda o de Lacan: "Saiba que grande parte de meu ensino é feito a partir da linha espiritual de Ferenczi" (carta de Jacques Lacan a Michael Balint em 14 de julho de 1953 – Prado de Oliveira, 2011).

A despeito das ambiguidades que acompanham os testemunhos dos grandes autores pós-freudianos sobre o legado ferencziano para a história da psicanálise, que nem sempre foram tão favoráveis como os apresentados anteriormente, nos últimos trinta anos (principalmente a partir da publicação de seus *Diários clínicos*, em 1985), sua obra e sua importância passaram a ser cada vez mais reconhecidas, em particular nas discussões psicopatológicas e técnicas em torno dos casos não neuróticos.

Como já foram indicados na introdução, os elementos que apresentaremos a seguir e que são a base de uma matriz suplementar à primeira (a freudo-kleiniana), que denominamos "matriz ferencziana", são elementos conceituais estabelecidos a partir da observação clínica. Aos poucos e dando continuidade ao trabalho pioneiro de Ferenczi, se impuseram temas relacionados aos quadros não neuróticos tanto no âmbito das discussões psicopatológicas como no da teoria da clínica psicanalítica, seja por seu número crescente nos nossos consultórios, seja pelos desafios teóricos e técnicos que nos trazem.

Nesses casos, o adoecimento psíquico é ainda mais precoce e mais grave do que se pode observar na matriz freudo-kleiniana. André Green usou a denominação "casos de não neurose" para se referir ao largo espectro de adoecimentos que estão em grande medida compreendidos na matriz ferencziana e insistiu na necessidade de reformularmos o modelo metapsicológico freudiano para que seja possível fazer frente às exigências colocadas por esses casos.

Não resta muita dúvida de que, desde o abandono freudiano da teoria da sedução e, portanto, do trauma sexual real vivido como causa dos processos de adoecimento psíquico, coube a Ferenczi e a Otto Rank a renovação do interesse psicanalítico pela importância do trauma real vivido nos processos de constituição subjetiva. De Rank, vale destacar a importância para a história da psicanálise da publicação em 1924 de seu livro *O trauma do nascimento*. Nesse livro, ele retoma e aprofunda ideias de Freud indicadas em uma nota de rodapé incluída na edição de 1909 de *A interpretação dos sonhos*, que sugerem o nascimento como o modelo fundamental do afeto de angústia. É a partir da publicação da obra sobre o trauma que Rank passa a sofrer grandes resistências no *establishment* psicanalítico, mas não é preciso muito esforço para reencontrar em vários autores pós-freudianos a ênfase rankiana na intensidade traumática de experiências precoces de separação. A importância dada a experiências pré-edipianas ou não edipianas será decisiva para os desenvolvimentos de boa parte da psicanálise britânica, mas poucos são os que se lembram de nomear Rank como um de seus maiores precursores nessa temática. É claro que ele focalizou o nascimento em sua função traumática e pretendia estabelecer uma generalização absoluta de sua hipótese. Mas não deve ser deixado de lado que despertou em muitos o interesse pelo tema das angústias de separação e por uma série de fundamentais aspectos constitutivos da subjetividade situados em períodos anteriores ao Édipo. Como se sabe, o próprio Freud, depois de tê-lo criticado violentamente em 1926, acabou reconhecendo, nas novas conferências introdutórias à psicanálise, o valor de seu trabalho:

> *Otto Rank, para com quem a psicanálise está em dívida por várias belas contribuições, teve também o mérito de expressamente ter enfatizado a importância do ato do nascimento e a separação da mãe. No*

120 A MATRIZ FERENCZIANA

entanto, todos nós achamos impossível aceitar as inferências extremas que ele retirou desse fator (Freud, 1933/1970, p. 523).

Não cabe aqui entrar no mérito desse debate, mas destacar o uso renovado que Rank pôde dar à noção de trauma como uma experiência vivida na realidade e também à importância das angústias de separação na constituição subjetiva. Como afirma Rank (1924/1934, p. 28):

> *Examinemos ... o caso típico do estado de angústia que uma criança sente quando é deixada sozinha em um aposento escuro. Esta situação recorda à criança, que ainda está sob a impressão inconsciente do traumatismo primitivo, sua situação intrauterina, com a única diferença que desta vez a separação da mãe é intencional, a criança percebe-o e o útero é "simbolicamente" substituído pelo aposento escuro ou pelo leito cálido. A angústia, nos diz Freud, desaparece logo que a criança de novo adquire consciência da existência (da proximidade) da pessoa amada (pelo contato ou porque lhe ouve a voz, etc.).*

São processos de separação e união retomados, segundo Rank, em diferentes momentos de nossa existência, trazendo sempre as marcas de uma angústia precoce fundada na experiência traumática do nascimento. Freud, em seu texto de 1926 –"Inibição, sintoma e angústia" –, relaciona o trauma à angústia automática que inunda o psiquismo sem possibilidade de contenção e transformação. Ainda que sustente, no contexto dessa exposição, o trauma do

nascimento como protótipo da angústia, tudo indica que é à perda
do objeto que será basicamente referida (Freud, 1926/2006b):

> O determinante fundamental da ansiedade [angústia]
> automática é a ocorrência de uma situação traumáti-
> ca; e a essência disto é uma experiência de desamparo
> por parte do ego em face de um acúmulo de excita-
> ção, quer de origem externa quer interna, com que
> não se pode lidar.... (pp. 76-77) A ansiedade [angús-
> tia] "como um sinal" é a resposta do ego à ameaça da
> ocorrência de uma situação traumática. Tal ameaça
> constitui uma situação de perigo. Os perigos internos
> modificam-se com o período de vida ... (pp. 86-87),
> mas possuem uma característica comum, a saber, en-
> volvem a separação ou perda de um objeto amado, ou
> uma perda de seu amor ... (p. 91) – uma perda ou
> separação que poderá de várias maneiras conduzir a
> um acúmulo de desejos insatisfeitos e dessa maneira a
> uma situação de desamparo. (p. 99)

Fica clara, nesse contexto, a relação entre o trauma e a situação de desamparo psíquico do bebê, o que remete ao seu desamparo biológico. Freud (1920/2006a) considera que os sentimentos
de perda do amor e de sofrimento em relação ao objeto de amor
geram danos permanentes e uma cicatriz narcísica. Não só isso: geram também uma perturbação na economia energética do organismo, que leva à ativação de mecanismos de defesa. Nesse sentido,
o trauma seria constitutivo do aparelho psíquico.

Já para Ferenczi (1928/1992b), ao contrário, trata-se de abandonar a ideia do caráter originário do traumatismo. Ele considera,

122 A MATRIZ FERENCZIANA

em seu texto "A adaptação da família à criança", que o bebê está pronto do ponto de vista fisiológico para o nascimento e que caberia aos pais transformar o ambiente no mais agradável possível, evitando uma vivência traumática.

Ferenczi foi o primeiro teórico a intuir e a conceituar o papel continente e de ligação psíquica do objeto externo de forma mais elaborada. Segundo ele: "O trauma do nascimento é isento de perigo e não deixa traços substanciais, porque o mundo circundante ocupa-se imediatamente da reparação" (Ferenczi, 1932/1990, p. 105). Ferenczi indica os efeitos constitutivos e vitalizantes dos investimentos positivos realizados pelo objeto. Nesse sentido, sua teorização a respeito do trauma recusa a concepção freudiana de desamparo (*Hilflosigkeit*) próprio a todo ser.

O ponto de partida de Ferenczi é a importância que ele confere ao fator traumático precoce para a explicação dos quadros psicopatológicos, insistindo em sua origem exterior ao organismo, relativizando com isso o que ele chamou de explicações apressadas, ou seja, a predisposição e a constituição.

Além disso, para Ferenczi, a constituição do psiquismo depende, em grande medida, de processos em que caberia reconhecer formas passivas de organização psíquica. Trata-se de uma dimensão bastante precoce do funcionamento psíquico na qual a imitação tem papel fundamental, como ele sugere em passagem do *Diário clínico*, escrita em 1932 e que transcrevemos em sua quase totalidade, dada a importância que possui para nossos argumentos:

> *Num processo psíquico cuja importância talvez não tenha sido suficientemente apreciada, nem mesmo por Freud, a saber, o processo de identificação como etapa preliminar de relação objetal, não avaliamos até hoje de modo suficiente a força operatória de uma forma*

de reação já perdida para nós, mas, não obstante, existente; trata-se, porém, muito possivelmente, da força operatória de um princípio de reação de natureza muito distinta, ao qual a designação de reação talvez não convenha, em absoluto; por conseguinte, um estado no qual todo ato de autoproteção e de defesa está excluído e em que toda influência externa permanece em estado de impressão, sem contrainvestimento do interior ... talvez não seja também mais do que um sinal de fraqueza da pulsão de vida e da autoafirmação, é possível até que já seja um começo de morte, mas de algum modo em suspenso. (Ferenczi, 1932/1990, pp. 189-190)

Ferenczi nomeia esse estado como "uma espécie de mimetismo, esse modo de ser impressionado sem autoproteção", indicando um modo de funcionamento psíquico muito primitivo, anterior à motilidade e às principais capacidades intelectivas de uma criança pequena, anterior, portanto, à possibilidade alucinatória:

Antes do período alucinatório existe, portanto, um período de mimetismo puro; mesmo neste, é finalmente posto um fim à situação de desprazer, não, porém, mediante uma modificação do mundo circundante, mas pela fixação da substância viva, ou seja, um abandono parcial da débil tendência para a afirmação que acaba de ser tentada, uma resignação e uma adaptação imediata do próprio eu ao meio. (Ferenczi, 1932/1990, p. 190)

Para Avello (1998, p. 230), a função do mimetismo é a de "adaptar-se ao ambiente, para sobreviver nele e com ele se confundir",

124 A MATRIZ FERENCZIANA

como nos processo biológicos. O excesso de pressão ambiental tende a eliciar um processo mimético como modo de sobrevivência. A questão é que, em termos ferenczianos, essa forma de sobrevivência implica a morte parcial de algumas possibilidades psíquicas de reação, notadamente quando é resultado de um trauma precoce. Já Carvalho Ribeiro (2014, p. 139) indica que o mimetismo descrito por Ferenczi revela uma forma original de vida "inteiramente incompatível com as autodefesas e propícia a fazer com que a subjetividade nascente receba passivamente as formas de ser e de agir das pessoas que compõem o ambiente inicial da criança".

A afirmação de uma passividade inaugural na constituição subjetiva está longe de ser consenso entre os psicanalistas, e nossa intenção aqui não é debater os processos originários do psiquismo de forma geral e as diferentes concepções metapsicológicas construídas ao longo da história da psicanálise, mas configurar uma modalidade de adoecimento psíquico que tem suas bases em formas passivas do funcionamento mental. Os quadros psicopatológicos decorrentes dos traumas precoces trazem a marca das cisões e seus aspectos mortíferos, que, para Ferenczi, parecem estar mais próximos daquilo que Avello (1998) denomina "paixão de morte" que da pulsão de morte como concebida por Freud. Trata-se de uma forma de "resposta" passiva e passional do sujeito à ação traumatogênica vinda do ambiente. Mais do que uma força mortífera constitucional, seria a presença da inoculação de aspectos mortíferos oriundos do objeto, seja por sua ausência e desinteresse, seja por seus aspectos sádicos e destrutivos. Com isso, "fica impedido o processo de ligação libidinal, engendram-se defeitos na organização narcísica e conduz-se a significativas falhas na capacidade mental para representar e fantasiar" (Bokanowski, 2004, p. 20). Como sugere Guasto (2014, p. 46), "um trauma extremo não apenas promove de forma intensa agonias e choques psíquicos como priva a vítima da confiança básica fundamental. Em função disso, a vítima é levada a buscar uma base segura no próprio agressor". As temáticas do masoquismo e da identificação com o agressor ganham, assim, sua matriz mais provável.

No texto "Confusão de língua entre os adultos e a criança", Ferenczi (1933/1992g, p. 103) indica que, nos casos de trauma precoce, uma parte da personalidade da criança,

> *o seu próprio núcleo, permaneceu fixado num certo momento e num certo nível, onde as reações aloplásticas ainda eram impossíveis e onde, por uma espécie de mimetismo, reage-se de maneira autoplástica. Chega-se assim a uma forma de personalidade feita unicamente de id e superego, e que, por conseguinte, é incapaz de afirmar-se em caso de desprazer.*

Essa passagem, bastante citada, nos remete tanto às consequências intrapsíquicas do trauma, quanto à origem do trauma.

Mais à frente, retomando a ideia freudiana de que a capacidade de um indivíduo sentir um amor objetal deve ser precedida de um estágio de identificação, Ferenczi (1933/1992g, p. 103) indica:

> *Qualificarei esse estágio como o do amor objetal passivo, ou estágio de ternura.... Se, no momento dessa fase de ternura, se impõe às crianças mais amor, ou amor diferente do que elas desejam, isso pode acarretar as mesmas consequências patogênicas que a privação de amor até aqui invocada. (Grifo meu)*

O trauma precoce é marcado tanto pela falta quanto pelo excesso (libidinal).

126 A MATRIZ FERENCZIANA

Alguns anos antes, em conferência realizada em Londres, em 1927, Ferenczi apresenta aspectos importantes de sua noção de trauma precoce e aponta para o fato de que a falha dos pais em se adaptar às necessidades da criança tem papel preponderante:

> *Um outro exemplo: num quarto onde existe uma única vela, a mão colocada perto da fonte luminosa pode obscurecer a metade do quarto. O mesmo ocorre com a criança se, no começo de sua vida, lhe for infligido um dano, ainda que mínimo: isso pode projetar uma sombra sobre toda a sua vida. (Ferenczi, 1928/1992b, p. 5)*

Como indicou Ferenczi (1929/1992d, p. 50):

> *Aqueles que perdem tão precocemente o gosto pela vida apresentam-se como seres que possuem uma capacidade insuficiente de adaptação, semelhantes àqueles que, segundo a classificação de Freud, sofrem de uma fraqueza congênita de sua capacidade para viver, com a diferença, porém, de que nos nossos casos o caráter congênito da tendência mórbida é simulado, em virtude da precocidade do trauma.*

Portanto, o que é fundamental nesse novo contexto é o reconhecimento dos "traumatismos precoces", experiências de ruptura que produzem uma verdadeira aniquilação das capacidades de defesa e resistência, ou simplesmente as impedem de se estabelecer. Nesse sentido, as angústias que vimos descrevendo na matriz anterior não chegam a se formar; podemos pensar que são impedidas e evitadas por uma verdadeira extinção de áreas do psiquismo que morrem ou deixam-se morrer. Ou ainda mais diretamente e de forma total, como sugeriu Ferenczi (1929/1992d, p. 49) em seu texto "A criança mal acolhida e sua pulsão de morte": "Eu queria apenas indicar a probabilidade do fato que crianças acolhidas com rudeza e sem carinho morrem facilmente e de bom grado". Ou, como o autor descreve pela voz de vários pacientes com esses quadros: "Depressa, ajude-me, não me deixe morrer nesta angústia" (Ferenczi, 1933/1992g, p. 98). Longe de serem formas metafóricas, devemos nos deter aqui à situação extrema que empurra para a morte, para o deixar-se morrer.

Ou, ainda, como sugeriu Ferenczi (1933/1992g, p. 104): "Uma aflição extrema e, sobretudo, a angústia da morte, parecem ter o poder de despertar e ativar de súbito disposições latentes, ainda não investidas, e que aguardavam tranquilamente sua maturação".

Para avançarmos um pouco mais na configuração das formas passivas de adoecimento, cabe o exame mais detido das concepções ferenczianas de trauma e cisão.

Ferenczi, trauma e cisão

Transcrevemos, a seguir, um longo relato clínico apresentado por Ferenczi (1932/1990, pp. 250-251) em seu *Diário clínico*, dada sua importância:

> *Choque súbito (rápido, imprevisto) ao observar a relação sexual dos pais. O que lhe foi dado a ver e sentir com uma subtaneidade extrema (os pais brigam, pai estrangula mãe, não posso refugiar-me junto de ninguém, estou entregue a mim mesma, mas como poderei subsistir sozinha? Comer alguma coisa poderia me acalmar, mas ninguém pensa em mim; gostaria de*

gritar mas não me atrevo, é melhor que fique quieta e escondida, senão eles vão me fazer alguma coisa, odeio os dois, gostaria de repeli-los – é impossível, sou fraca demais e, além disso, seria muito perigoso, gostaria de fugir, mas não sei para onde, o que eu queria era cuspir toda esta história como se cospe uma coisa repugnante); tudo isso lhe era insuportável e, no entanto, teve que suportar: aquilo lhe foi imposto. O caráter insuportável de uma situação leva a um estado psíquico próximo do sono, onde tudo o que é possível pode ser transformado de modo onírico, sofrer uma deformação alucinatória positiva ou negativa.... Mas o efeito do choque vai ainda mais longe em nossa paciente. Toda a sua vida afetiva se refugiara na regressão, de modo que, atualmente, ela não sente nenhuma emoção até o fim; no fundo nunca é a ela que as coisas acontecem, ela somente se identifica com outras pessoas ... completamente desprovida de emoção, no sentido de uma performance de pura adaptação, através da identificação com os objetos do terror. A paciente torna-se terrivelmente inteligente; em vez de odiar o pai ou a mãe, mergulhou tão profundamente nos mecanismos psíquicos, nos motivos e até nos sentimentos que chegou a apreender com total clareza a situação antes insuportável.... O trauma reduzira-a a um estado emocionalmente embrionário, mas, ao mesmo tempo, ela tinha adquirido uma sabedoria intelectual como a de um filósofo compreensivo, inteiramente objetivo e sem emoção. O que é novo em todo esse processo é que ao lado da fuga diante da realidade no sentido regressivo, há também uma fuga no sentido progressivo, um desenvolvimento súbito da inteligência.

Voltaremos, logo a seguir, a essa terrível duplicidade descrita por Ferenczi, em que uma parte (a que foge da realidade, fortemente traumatizada) coabita ao lado de outra parte (a que precocemente é ativada para realizar uma aparente superação dos impasses psíquicos gerados pela primeira). Antes, algumas considerações mais organizadas sobre a noção de trauma em Ferenczi.

Como se sabe, a despeito das intenções ocultas ou latentes, Ferenczi, em seus primeiros anos de produção psicanalítica, manteve-se muito próximo das proposições freudianas oficiais. Apenas em seus últimos textos, a partir de 1929, e principalmente em seu *Diário clínico*, é que Ferenczi criará uma concepção do trauma que podemos considerar inovadora, em termos psicanalíticos. Quanto à importância da alteridade na constituição do trauma, Ferenczi parece manter-se sempre afirmativo, sem nunca ter abandonado aquilo que a situação clínica revelava, ou seja, que o trauma é fundamentalmente resultado de uma ação de um outro sobre o sujeito (ou um corpo) traumatizado. No embate entre o primado da fantasia (que acaba por predominar na maior parte da teorização freudiana) e o primado da realidade, Ferenczi, entre os psicanalistas mais próximos de Freud, é o que primeiro retorna à valorização da realidade externa para a constituição das experiências subjetivas, ou até mais, à primazia constitutiva da realidade externa na instalação do trauma psíquico. O primeiro texto em que Ferenczi expõe claramente essas ideias é "Princípio de relaxamento e neocatarse", lido no Congresso Psicanalítico de Oxford em 1929 e publicado no ano seguinte. Nesse texto, Ferenczi (1930/1992b) retorna aos primeiros textos de Freud com Breuer: "Hoje, estou de novo tentado a atribuir, ao lado do complexo de Édipo das crianças, uma

130   A MATRIZ FERENCZIANA

importância maior à tendência incestuosa dos adultos, recalcada e que assume a máscara da ternura" (pp. 63-64).

E, novamente, no texto "Confusão de línguas entre adultos e a criança", Ferenczi (1933/1992g, p. 97) começa afirmando a importância do fator traumático, "tão injustamente negligenciado nestes últimos tempos na patogênese das neuroses". Fator traumático que é sexual, definido nos seguintes termos:

> *Mesmo crianças pertencentes a famílias respeitáveis e de tradição puritana são, com mais frequência do que se ousaria pensar, vítimas de violências e de estupros ... [Os adultos] abusam da ignorância e da inocência das crianças.... As seduções incestuosas produzem-se assim: um adulto e uma criança amam-se; a criança tem fantasias lúdicas, como desempenhar um papel maternal em relação ao adulto. O jogo pode assumir uma forma erótica, mas conserva-se, porém, sempre no nível da ternura. Não é o que se passa com os adultos se tiverem tendências psicopatológicas.... Confundem as brincadeiras infantis com os desejos de uma pessoa que atingiu a maturidade sexual.... Quase sempre o agressor comporta-se como se nada tivesse acontecido. (Ferenczi, 1933/1992g, pp. 101-102)*

Em resumo, o traumatismo é o resultado de dois momentos: um primeiro que coincide com respostas apaixonadas de um adulto (ou dos adultos) às solicitações ternas de uma criança; e um segundo momento em que esses eventos são negados pelos adultos, o que acaba acarretando uma cisão no ego da criança. Ou seja, há primeiro a intensidade insuportável do vivido e, a seguir, uma desqualificação do que foi vivido. É a partir daí que Ferenczi (1933/1992g, p. 103) constrói a seguinte hipótese: "A personalidade [da criança] ainda fracamente desenvolvida reage ao brusco desprazer, não pela defesa, mas pela identificação ansiosa e a introjeção daquele que a ameaça e a agride" (p. 103). A criança destrói os vínculos com seus próprios sentimentos, percepções e sensações e afunda em um estado confusional. Como indica Ferenczi, "[a criança] não se defende, mas se identifica com o agressor e introjeta o que lhe aparece como ameaçador" (Gutiérrez Peláez, 2009, p. 1218). A partir dessa hipótese, Ferenczi (1933/1992g, p. 104) desenvolve uma de suas mais ricas formulações, indicando o efeito da cisão presente nas experiências traumáticas:

> *A criança que sofreu uma agressão sexual pode, de súbito, sob a pressão da urgência traumática, manifestar todas as emoções de um adulto maduro.... Nesse caso, pode-se falar, para opô-la à regressão de que falamos de hábito, de progressão traumática (patológica) ou de prematuração (patológica). Pensa-se nos frutos que ficam maduros e saborosos depressa demais, quando o bico de um pássaro os fere, e na maturidade apressada de um fruto bichado.*

A cisão descrita por Ferenczi impõe a simultaneidade de formas psíquicas não conciliáveis, não assimiláveis uma à outra. Em sua perspectiva, essa simultaneidade caracteriza a própria patologia a ser enfrentada pela prática analítica.

Na matriz ferencziana, como já indicamos, os traumas provocam no traumatizado um processo de passivação, evocando nele uma condição de passividade, inércia. Ou seja, não é possível, a rigor, conceber a passividade pós-traumática em termos de defesa, ou então precisamos criar a ideia de uma "defesa passiva", que, paradoxalmente, entrega o psiquismo traumatizado ao desamparo mais extremo, à condição extrema de ser e estar indefensável. Neste momento, torna-se indispensável considerar uma modalidade extrema de cisão: a clivagem narcísica que deixa uma parte morrer, ou quase isso, para que outra, mutilada, sobreviva. Aqui estamos sugerindo uma diferença importante entre esta cisão que opera pela passividade e gera uma parcial passivação – o retorno ao inerte – das cisões ativas que estruturam e defendem o eu. É o caso, por exemplo, das cisões observadas por Melanie Klein na posição esquizoparanoide, entre o "bom" e o "mau".

No plano específico do adoecimento psíquico em sua dimensão afetiva, nos casos marcados pelos traumatismos precoces, em vez de angústias, nos parece mais indicado referir-se a agonias, um termo sugerido por Winnicott. Trata-se de nomear uma vivência do que antecede e antecipa a experiência da morte, a experiência do vazio desvitalizado. Dissemos que as angústias podem ser pensadas como fenômenos da vida, de uma vida agitada pelas pulsões e pelos afetos, assim como pelas impressões sensoriais e pelos sofrimentos que a vida comporta. Já a agonia, nesse contexto, indica um fenômeno da morte, de uma morte antecipada, ou da morte em estado de suspensão. Que fique claro que não se postula aqui a ausência ou a inexistência da dimensão pulsional. Trata-se, predominantemente, do efeito dos traumatismos precoces sobre as reservas de vida do corpo/psiquismo de um bebê e de que forma, nas equações possíveis de intrincação e desintrincação pulsional, vivem-se as consequências de um trauma.

A partir das formulações ferenczianas sobre a cisão psíquica precoce, é possível afirmar que o objeto externo representa um papel fundamental na necessária intrincação libidinal após a desintrincação pulsional acarretada pelas experiências de excesso. Ou melhor, o objeto externo tem influência direta no processo de introjeção, podendo impedi-lo, o que sugere a ideia de 1933 do trauma como o desmentido. Em seu *Diário clínico* (1932/1990; nota de 27 de julho de 1932), Ferenczi reafirma a capacidade de adaptação das crianças muito pequenas ao trauma, enfatizando a confusão traumática como consequência da reação ambiental, mais propriamente dos adultos em quem a criança confia. Segundo Ferenczi (1933/1992g, p. 240):

> *A solidão traumática, a interdição e a vontade de interdizer do pai, a surdez e a cegueira da mãe, é isso o que torna a agressão traumática, isto é, própria para fissurar o psiquismo. O ser que fica só deve ajudar-se a si mesmo e, para esse efeito, clivar-se naquele que ajuda e naquele que é ajudado.*

Os efeitos psíquicos que encontramos em pacientes que sofreram essa forma de traumatismo precoce constituem a reedição dessa dor psíquica e física, situações de intenso sem sentido, o que gera um sofrimento incompreensível, a agonia profunda em termos de Winnicott.

Em cinco pequenas notas, redigidas entre 1920 e 1932 e publicadas postumamente em conjunto com o título de "Reflexões sobre o trauma", Ferenczi (1931-1932/1992f, p. 109) descreve o trauma como um "choque equivalente a uma aniquilação de si, da capacidade de resistir, agir e pensar com vistas à defesa do Si mesmo". Para recuperar a capacidade de resistir e até mesmo de existir plenamente como si mesmo, é preciso que haja uma regressão às situações inaugurais de segurança em que se constitui essa capacidade subjetiva. Na visão ferencziana, em termos dos traumas vividos por crianças, cabe aos pais e, depois, se for

134 A MATRIZ FERENCZIANA

o caso, aos analistas, a tarefa de reconhecer (e não desmentir) o trauma vivido, viabilizando assim as condições para a regressão necessária, gerando um ambiente propício para o acolhimento e transformação do sofrimento.

A dor e o desprazer causados pelo trauma são intensidades que impedem e inviabilizam toda e qualquer forma de representação e conectividades psíquicas. Como indica Ferenczi (1932/1990, p. 64) em seu *Diário clínico*: "Uma grande dor tem, nesse sentido, um efeito anestésico; uma dor sem conteúdo de representação é inatingível pela consciência. Não é impossível que toda anestesia seja precisamente uma tal hipersensibilidade". Esse ponto é de grande importância. O trauma é recebido passivamente e gera, por sua vez, um estado ainda maior de passividade, uma passividade anestésica que inviabiliza os movimentos psíquicos de registro representacional e conectividade.

Como sugere Ferenczi (1931-1932/1992f, p. 113), comentando um caso clínico, em uma das notas do artigo póstumo "Reflexões sobre o trauma":

> *Foi ficando cada vez mais claro que a paciente só podia e devia repetir as experiências traumáticas de sua vida, de um modo puramente emocional e sem conteúdos representativos, durante um sono profundo inconsciente, quase comatoso.... Um choque inesperado, não preparado e esmagador, age por assim dizer como um anestésico. Mas como é que isso se produz? Segundo parece, pela suspensão de toda atividade psíquica, somada à instauração de um estado de passividade desprovido de toda e qualquer resistência. A paralisia total da motilidade inclui também a suspensão da percepção, simultaneamente com a do pensamento.*

O que parece estar em jogo aqui é que as consequências, os efeitos do trauma de fato inviabilizam um modelo terapêutico fundado na capacidade de rememoração. Ferenczi (1931-1932/1992f, p. 113) ainda indica, no mesmo texto, que "nenhum traço mnêmico subsistirá dessas impressões, mesmo no inconsciente, de sorte que as origens da comoção são inacessíveis pela memória".

E, como reafirma Gutiérrez Peláez (2009), o choque (*Erschütterung*) psíquico representado pelo trauma infantil precoce não ganha registro psíquico, impossibilitando formas ativas de rememoração. Uma vez que a

> *paralisia se instaura, impedindo o registro de qualquer percepção, o sujeito afunda em um estado de passividade, sem colocar forma alguma de resistência. O tratamento analítico precisa, portanto, tornar possível ao paciente que ele experiencie pela primeira vez o que viveu traumaticamente. (Gutiérrez Peláez, 2009, p. 1231)*

Retomaremos esse tema um pouco mais à frente, na seção dedicada às transformações da técnica analítica a partir das formulações ferenczianas. Antes, nos dedicaremos às contribuições de três outros psicanalistas, René Spitz, Michael Balint e Donald Winnicott, ao tema das formas passivas de adoecimento psíquico.

René Spitz e as formas passivas de adoecimento psíquico

Contrário à tese do trauma do nascimento de Rank, René Arpad Spitz (1887-1974) defendeu, em sua fértil carreira, a importância das relações precoces de objeto e indicou as graves

136 A MATRIZ FERENCZIANA

consequências psicopatológicas das longas separações entre mãe e bebê no primeiro ano de vida. Fiel às postulações freudianas, Spitz desenvolve, no entanto, um caminho próprio de investigação, aliando o sólido conhecimento metapsicológico e da clínica psicanalítica a modelos de observação direta, fotografias e estudos experimentais do comportamento de crianças em seu primeiro ano de vida. Suas proposições sobre a gênese do Eu revelam uma conexão original entre uma complexa teoria biopsicológica do desenvolvimento com a teoria pulsional freudiana, articuladas a uma teoria das relações de objeto. Para ele, o eu emerge de um processo progressivo de diferenciação, produzido em parte pelas influências do meio, mas sempre garantido por relações de objeto satisfatórias. A ausência precoce do objeto, assim como a recusa ou a impossibilidade do objeto em se oferecer como objeto libidinal para o bebê, determina formas psicopatológicas que podem chegar, em seu extremo, a uma "deterioração [que] progride inexoravelmente, levando ao marasmo e à morte" (Spitz, 1965/1991, pp. 213-214).

Nascido em Viena, Spitz formou-se em medicina em Budapeste, tendo Ferenczi como um de seus professores. Em 1911, por sugestão de Ferenczi, iniciou uma análise com Freud, que foi considerada a primeira "análise didática" digna deste nome, já que teria tido predominantemente a função de treinamento e não de tratamento. Foi membro da Sociedade Psicanalítica de Viena (de 1924 a 1928) e depois da de Berlim. De 1932 a 1939 morou em Paris e deu aulas de psicanálise e desenvolvimento infantil na École Normale Supérieure. Nesse período, era também professor na École o filósofo Merleau-Ponty, que virá a dedicar a Spitz uma consistente apresentação de suas ideias no curso dado na cátedra de psicologia da criança e pedagogia na Sorbonne no início dos anos 1950, em que Spitz aparece ao lado de Freud, Piaget, Henry Wallon, Anna Freud, Glover e Melanie Klein como autores centrais para se compreender a relação com o outro nas crianças.

Já radicado nos Estados Unidos, de 1939 até 1957 foi membro do Instituto Psicanalítico de Nova York, como docente, analista didata e supervisor. Fixou-se na Universidade do Colorado, em Denver, em 1957, aos 70 anos, para dar continuidade às suas pesquisas e ensino da psicanálise. Além de ter fundado em Denver a Sociedade e o Instituto de Psicanálise, do qual foi o primeiro analista didata, na Universidade desenvolveu e ampliou, no departamento de psiquiatria, grande parte de suas pesquisas iniciadas ainda na década de 1930, em torno do desenvolvimento infantil e de suas mais destacadas contribuições ao campo de estudo, ou seja, sua teoria sobre a formação do eu (Spitz, 1957/1977), sobre a depressão anaclítica (Spitz, 1946; Emde, Polak, & Spitz, 1965) e sobre a síndrome do hospitalismo ou da privação afetiva total (Spitz, 1965/1991). Aliava ao seu conhecimento da psicanálise um grande interesse por etologia, neuropsicologia, embriologia e pediatria. Introduziu como instrumento de pesquisa fotos e filmes das interações entre díades mãe-bebê. Seu principal discípulo nesse período final de trabalho na Universidade de Denver foi o psicanalista Robert Emde, que, em 1983, organizou um livro com vários de seus textos, acompanhados de um ensaio biográfico.

Para o que nos interessa aqui, a contribuição de Spitz encontra-se no cruzamento de sua formação e prática psicanalíticas com seu trabalho de observação e estudo experimental de bebês, sendo assim um dos fundadores de uma linhagem dos estudos de psicologia do desenvolvimento de inspiração psicanalítica que teve continuidade no trabalho de outros autores, como Daniel Stern, por exemplo. Desse ponto de vista, sua contribuição para o estudo do traumatismo precoce e do adoecimento psíquico em suas formas predominantemente passivas encontra-se no ponto intermediário entre o trabalho de Ferenczi, construído a partir da análise de pacientes adultos, e o trabalho de Winnicott, pediatra e depois analista de crianças.

138 A MATRIZ FERENCZIANA

Vale destacar também nesta apresentação das ideias de Spitz a influência dos trabalhos do psicanalista húngaro Imre Hermann – com quem ele conviveu em seu tempo de estudo em Budapeste –, especificamente quanto às hipóteses de Hermann sobre a ligação mãe-bebê e o processo de constituição subjetiva, a partir de sua original ideia de unidade dual. O que Hermann sugere é que, em muitos casos de experiências de abandono vividos por um bebê, o sofrimento e a dor partem de uma sensação inicial de vulnerabilidade gerada por experiências catastróficas nos primeiros movimentos de constituição de processos de separação-união. Por separação-união entenda-se o processo inaugural e continuado vivido por cada ser humano na relação com o ambiente/mundo (principalmente outros seres humanos, de início a mãe) que o circunda. Aqui, se insere a noção de unidade dual de Imre Hermann, que, nas palavras de Nicolas Abraham (1995, p. 332), refere-se "a um período em que a mãe e filho teriam vivido inseparáveis, na unidade redobrada de sua completude respectiva". Hermann fará um uso complexo e com muitos desdobramentos (que não vêm ao caso aqui) dessa ideia de simultaneidade de união e separação, ou, se quisermos, da constatação da existência de uma distância e de uma união inaugural entre mãe e bebê. É o aspecto patológico que nos interessa nas investigações sobre os processos psíquicos precoces, mas antes precisamos avançar um pouco mais nas ideias de Spitz, para quem o que deve ser ressaltado nas experiências de abandono precoce do bebê pela mãe é a apatia e seu potencial de levar à morte do bebê. No entanto, para chegar a descrever as formas patológicas, Spitz concentra-se, inicialmente, nos processos constitutivos do psiquismo, a partir da relação do bebê com seu meio ambiente, construindo um modelo teórico e experimental do desenvolvimento infantil que procura integrar diferentes níveis de conhecimento sobre o desenvolvimento biológico a diferentes níveis de desenvolvimento psíquico.

Segundo Spitz (1965/1991), há três estágios de desenvolvimento nos primeiros quinze ou dezoito meses de vida, que vão da indiferenciação da relação mãe-bebê até progressivos processos de diferenciação que culminam com a aquisição da linguagem verbal. Essas etapas revelam distintos "organizadores da psique", concepção retomada por ele dos estudos embriológicos. A primeira etapa é o estágio pré-objetal, ou "o estágio sem objeto", em que predomina a "não diferenciação" entre o externo e o interno, entre o eu e o não eu. Isso acontece dentro dos primeiros três meses de vida, e o bebê é basicamente vocal. A criança tenderá a repetir os mesmos sons muitas vezes, porque gosta de se ouvir e de distinguir certos sons para certas coisas. Segundo Spitz (1965/1991, p. 81), "após o estágio de completo desamparo e passividade dos primeiros três meses, o bebê passa por um estágio no qual explora, experimenta e expande o território conquistado até então". A próxima etapa seria o "precursor do objeto". Isso acontece quando a criança começa o processo de imitar sons de sua mãe. Inicia-se com o tempo o que é chamado de "a resposta sorrindo". Essa resposta ocorre quando a criança reconhece o rosto da mãe e sorri para ela. Isso é significativo porque demonstra que houve uma ligação feita no psiquismo por meio da memória. É nessa fase que Spitz descreve o papel central da imitação e da identificação, inclusive para preparar as condições da próxima fase do desenvolvimento, que culminaria com a aquisição da linguagem. Considera que tem grande importância nessa fase o que chama de "imitação mútua" do bebê e dos pais. A imitação que os pais fazem dos gestos e dos sons dos bebês permitem a estes últimos a ponte necessária, por meio de uma inversão, para que se identifiquem com os pais e possam avançar com segurança às próximas etapas de desenvolvimento psíquico (Spitz, 1957/1977). Na passagem dessa fase para a próxima, estabelece-se o segundo organizador psíquico, "a angústia dos oito meses", que indica a formação de um objeto libidinal específico. A última fase

140 A MATRIZ FERENCZIANA

é a do "objeto libidinal". A partir de cerca de oito a quinze meses, a criança começa a imitar palavras usadas por sua mãe e "distingue claramente um amigo de um estranho" (Spitz, 1965/1991, p. 111). Ela se encerra com o estabelecimento do terceiro organizador psíquico, a aquisição da linguagem.

Para que o desenvolvimento esperado nesses primeiros quinze meses ocorra, é preciso, portanto, que haja um contato permanente entre a criança e sua mãe, já que se trata de um "desenvolvimento dependente". A mãe precisa ser capaz de se oferecer como objeto libidinal para o seu bebê. Essas três etapas são o início do desenvolvimento do Eu, por meio daquilo que Spitz denomina uma estruturação somatopsíquica. O Eu inicia sua separação do Id e assim um Eu rudimentar começa a funcionar, integrando aspectos perceptivos, imitativos, identificatórios e mnemônicos a uma pluralidade de dimensões afetivas.

A depressão anaclítica e a síndrome do hospitalismo

Durante suas observações e estudos das condições de desenvolvimento das crianças em berçários e creches, Spitz pôde registrar as consequências patológicas resultantes da ausência da mãe e do consequente desamparo vivido pelas crianças. Essas crianças sofreram o que Spitz chamou de síndrome do hospitalismo, que é o resultado da "perda de um objeto amado", no primeiro ano de vida, por um período de mais de cinco meses, situação evidentemente não encontrada apenas em crianças internadas em hospitais, creches, orfanatos e berçários, mas em qualquer caso no qual predomine um vazio afetivo, ou o que hoje, a partir de Green, chamamos de formas severas de desobjetalização.

Os adoecimentos provocados pela carência de cuidados maternos acabam por ter formas distintas, conforme o momento de vida em que se deu a separação entre o bebê e a mãe e sua duração.

Spitz considera que se a separação é posterior à etapa "precursor do objeto", portanto, depois dos oito meses de vida, mais ou menos, produz-se o quadro que ele denominou de depressão anaclítica. Se a separação se produz na primeira etapa, a da "não diferenciação", ou no período de transição da primeira para a segunda etapa, o que se produz é a síndrome do hospitalismo. Também esse será o caso se a separação ocorrer após os oito meses, mas durar por um período superior a três meses. Spitz descreve em seus estudos diferentes consequências da privação afetiva para o bebê. Há consequências para o desenvolvimento das capacidades cognitivas, para o desenvolvimento somático e para as dimensões afetivas que definem modalidades de comportamento alterado, como as que chegaram a ser chamadas de psicopatias infantis.

As crianças com depressão anaclítica mais avançada apresentam comportamentos típicos, como chorar intensamente quando alguém se movimenta em direção a elas, em contraste com o comportamento anterior ao abandono da mãe, bem mais sociável. O choro, nesses casos, transforma-se depois em retraimento. Mas, em geral, as crianças podem se recuperar rapidamente se são novamente colocadas em contato com suas mães (Spitz, 1965/1991). Já nos quadros da síndrome do hospitalismo, ou de privação afetiva total, as consequências podem ser muito mais graves:

> *Caso as crianças, no primeiro ano de vida, sejam privadas de todas as relações objetais, por um período que dure mais de cinco meses, elas apresentarão sintomas de progressiva deterioração, que parecem ser, pelo menos em parte, irreversíveis. A natureza da relação entre mãe e filho (caso haja alguma) existente antes*

142   A MATRIZ FERENCZIANA

> da privação parece ter pouca influência no curso da
> doença. (Spitz, 1965/1991, p. 207)

A conclusão desses estudos de Spitz aponta para a mesma direção do que estamos procurando estabelecer nesta matriz ferencziana dos adoecimentos psíquicos. Para Spitz (1965/1991, pp. 213-214):

> A depressão anaclítica e o hospitalismo demonstram
> que uma grande deficiência nas relações objetais leva
> a uma suspensão do desenvolvimento de todos os seto-
> res da personalidade.... Nessas condições, as pulsões
> pairam no ar, por assim dizer. Se acompanhamos o
> destino da pulsão agressiva, encontramos a criança
> dirigindo a agressão a ela mesma, ao único objeto que
> permaneceu.... Se a privação é total, chega-se ao hos-
> pitalismo; a deterioração progride inexoravelmente,
> levando ao marasmo e à morte.

Embora os historiadores da psicanálise não coloquem a obra de Spitz entre as mais influentes, não resta dúvida de que seus estudos sobre o desenvolvimento precoce e sua observação de bebês afastados de suas mães indicaram o caminho de muitos trabalhos contemporâneos nos âmbitos da psicopatologia e da gênese do Eu.

Isto posto, podemos avançar para as ideias de Michael Balint, paciente e discípulo de Ferenczi radicado na Inglaterra, autor criativo e inovador, que também pensou de forma aprofundada a temática das relações precoces de objeto e da constituição do eu.

Michael Balint, as formas passivas constituintes e as relações de objeto no adoecimento psíquico precoce

Michael Balint (1896-1970) teve papel fundamental na construção de um pensamento clínico que fizesse a ponte entre o ensino de Ferenczi e a psicanálise britânica das relações de objeto. Assim como Spitz, pertenceu à Escola Húngara de Psicanálise, liderada por Ferenczi, antes de se mudar para a Grã-Bretanha. Balint nasceu em Budapeste, onde se formou em medicina, e no início dos anos 1920 mudou-se para Berlim, onde foi analisado por Hanns Sachs e supervisionado por Max Eitingon. Retornou a Budapeste e fez nova análise com Ferenczi (por dois anos), com quem concluiu seu treinamento psicanalítico. Com o advento do nazismo e sendo judeu, Balint partiu para Manchester, na Inglaterra, em 1939. Em 1946, mudou-se para Londres, onde trabalhou na Tavistock Clinic (de 1948 a 1961) e passou a fazer parte da intensa vida da British Psychoanalytical Society, ligando-se ao que ficou conhecido como Middle Group, ao lado de psicanalistas como Winnicott, Fairbairn, Bowlby e Ella Sharpe.

A trajetória de Balint é longa, com muitas contribuições e um diálogo permanente com autores que vão de Freud e Ferenczi a Klein, Lacan e Winnicott. Mais conhecido pela proposição da falha básica (falha severa, traumática na relação mãe-bebê, concebida como causa de quadros psicopatológicos graves), da ênfase que deu ao tema do *new beginning* (deve ser dado ao paciente a possibilidade de recomeçar, regressando em análise ao estado arcaico e pré-traumático) e aos dois modos de relação de objeto para enfrentar a angústia (ocnofílico e filobático), desenvolveu contribuições fundamentais, tanto no âmbito teórico como no plano clínico, que foram fundamentais para o desenvolvimento da matriz das formas passivas de adoecimento psíquico. Suas inovações dialogam

144   A MATRIZ FERENCZIANA

de forma muito evidente com os trabalhos mais consistentes da psicanálise contemporânea.

Inicialmente, precisam ser destacadas suas importantes contribuições para os fundamentos teóricos e clínicos da compreensão psicanalítica de alguns quadros, aqueles que passamos a chamar de "novas patologias", relacionadas à constituição psíquica e à formação narcísica. São os pacientes que Stewart (1996, pp. 16-17), em seu estudo sobre a obra de Balint, descreve como "um novo tipo de paciente cujo sofrimento em geral não se refere aos sintomas, mas sim ao fato de obterem pouco prazer com qualquer coisa da vida". Os estudos de Balint sobre as neuroses de caráter e sobre a própria noção de caráter fizeram com que ele concluísse que o caráter (mais ou menos neurótico) será sempre "uma limitação para a capacidade de amar e usufruir a vida" (Balint, 1952/1994, p. 169).

Para Balint, nos processos iniciais de subjetivação, há uma mescla interpenetrante harmoniosa entre o meio (a mãe) e o Eu em constituição do bebê. Nesse período, nomeado por ele de período do amor primário, o bebê vive um desejo passivo de ternura, ou seja, ternura é aquilo que o bebê deseja receber do objeto. O bebê necessita ser objeto da ternura da mãe. Balint (1952/1994, p. 61) também nomeia esse estado de desejo de amor passivo: "a natureza desta primeira relação de objeto é expressa de forma bem clara. É quase completamente passiva. A pessoa em questão não ama, mas deseja ser amada. Este desejo passivo é seguramente sexual, libidinal".

Em um texto publicado em 1935, Balint (1935/1952, p. 194) sugere que, nessa relação primária passiva de objeto libidinal, "a criança não ama, mas é amada". Ao comentar essa passagem, Luís Claudio Figueiredo (Figueiredo, Tamburrino & Ribeiro, 2012, p. 29) indica que a sexualidade infantil, para Balint, "tem esta natureza especial de requerer a sexualidade ativa do adulto para ser ativada e para poder se desenvolver de forma vigorosa, mantendo-se sempre em relações de objeto passivas e ativas; sendo tanto objeto de investimentos pulsionais quanto investindo seus objetos".

Para os que conhecem o trabalho de Balint principalmente a partir de seus textos de maturidade, a presença da dimensão sexual, libidinal, em seus primeiros textos pode até parecer estranha. Mas Balint, ainda em Budapeste, era claramente um analista que buscava na concepção freudiana a base teórica da qual necessitava para pensar os fenômenos clínicos, evidentemente ao lado da forte influência que recebia de Ferenczi. A sua tentativa de estabelecer uma prática e um pensamento teórico que fizesse a ponte, a ligação, entre as obras de seus dois grandes mestres vai aos poucos, no entanto, perdendo fôlego. Sua posição se inclina paulatinamente para o polo ferencziano.

Em outro trecho do artigo de 1935, ao comentar como a situação terapêutica pode fazer frente às condições falhas das relações objetais precoces, Balint (1952/1994, p. 198) afirma:

> *A coisa mais importante aqui, entretanto, é que se deveria tomar nota das tentativas tímidas, frequentemente apenas indicadas, de que está em curso um Novo Começo [New Beginning] da relação objetal e não se assustar com isso. Não se deve esquecer jamais de que os começos das relações libidinais de objeto perseguem metas passivas e somente podem ser conduzidas ao desenvolvimento com muito "tato" e, no sentido literal, com comportamento "amável" do objeto.*

Para sustentar essa posição clínico-teórica no ambiente psicanalítico de sua época, Balint toma como uma de suas principais questões críticas com relação ao legado teórico freudiano o tema

146 A MATRIZ FERENCZIANA

do narcisismo primário. Apoiado em muitas observações clínicas e em argumentos teóricos, ele procura demonstrar que a hipótese do narcisismo primário não se sustenta e que quem a mantém não consegue ver "a situação infantil como uma interdependência instintual entre mãe e bebê" (Balint, 1952/1994, p. 103). Nos desenvolvimentos de seus argumentos, Balint parte da ideia de que esta "interdependência instintual" revela um amor arcaico, que ele descreveu inicialmente como um amor de objeto passivo, para depois nomear como um amor de objeto primário, considerando que há também um movimento ativo da criança com relação ao objeto.

Outra marca fundamental do trabalho de Balint, seguindo os ensinamentos de Ferenczi, diz respeito à importância dada à regressão como meio terapêutico fundamental para enfrentar o tratamento dos casos mais severos. Para ele, existem formas malignas e benignas de regressão em análise. Nas formas malignas, os pacientes abandonam violentamente o funcionamento de alto nível nas respostas transferenciais imediatas ao analista e passam a demandar cuidado e reparação do ambiente. Trata-se, nesses casos, da busca de um cuidado incondicional por parte do analista. Não há intenção inconsciente de retornar a um estado em que o *self* funcione de forma independente. Já nas formas benignas, há pouca dificuldade em estabelecer confiança mútua, e a regressão é o meio adequado para se propiciar um verdadeiro recomeço, culminando numa real nova descoberta. Em contraste com a regressão maligna, a benigna gera apenas moderada intensidade de demandas e necessidades por parte do paciente. A ideia de Balint, a partir de Ferenczi, de um "novo começo" ganha base justamente por meio da regressão benigna. Trata-se de um meio de retornar às dimensões mais primitivas da experiência emocional, a um ponto antes que uma falha no desenvolvimento emocional gerasse as dificuldades que culminam nos processos psicopatológicos e nas formas de adoecimento mais graves. Isso favorece que simultaneamente ocorra a descoberta de um novo caminho que leva a uma progressão. E, como indica Figueiredo (Figueiredo, Tamburrino & Ribeiro, 2012, p. 31): "Do ponto de vista da técnica, a grande novidade do 'novo começo' era ampliar a importância das atividades do objeto – o analista – desde que sempre na medida das necessidades e possibilidades do paciente, como forma de reparar as falhas precoces do objeto e do ambiente".

Assim, outra ênfase teórico-clínica dada por Balint também merece destaque, até mesmo pelas ressonâncias que viria a ter no trabalho de muitos psicanalistas posteriores, sendo tema de investigação central na psicanálise contemporânea. Concebendo o campo terapêutico a partir da imbricação das dimensões intrapsíquicas (a sexualidade, o conflito e as defesas) e intersubjetivas (as relações de objeto, o papel do ambiente na constituição subjetiva), principalmente em seus textos até o início dos anos 1940, Balint faz parte dos autores que deram relevo à importância da contratransferência, e não apenas da transferência, já em seus textos dos anos 1930. Com a inclusão da dimensão contratransferencial, a situação analítica passou a ser pensada, por vários autores, a partir do binômio transferência-contratransferência. Em seu texto de 1939, "On transference and counter-transference", escrito com sua esposa, Alice Balint, a noção de contratransferência vai muito além da ideia de ser a transferência do analista com relação ao analisando e passa a incluir todos os elementos do *setting* analítico: da pessoa do analista à posição das almofadas no divã, o que quer que seja que revele algo da personalidade do analista. Seguramente, os avanços propostos por Balint nesse tema foram decisivos para as elaborações posteriores da situação analítica como um "campo transferencial-contratransferencial", como proposto pelo casal Baranger, por exemplo, no início dos anos 1960. Ao que tudo indica, teria sido a formulação conceitual de John Rickman (1951), aproveitada e recontextualizada por Michael Balint (1952/1994), a primeira a

148   A MATRIZ FERENCZIANA

sugerir que o que se passa em uma situação analítica não se resolve na esfera da psicologia de um corpo, mas é basicamente uma situação de dois corpos. Trata-se da recusa ao que foi chamado de psicologia de um só corpo (a dimensão solipsista, intrapsíquica) e à limitação da teorização psicanalítica, que até então buscava descrever uma situação de "dois corpos" (intersubjetiva) a partir da psicologia de "um corpo" (intrapsíquica).

Balint (1968/1992, p. 136), no final de sua vida, proporá que

> o papel do analista em certos períodos do recomeço lembra muito o papel das substâncias ou objetos primários. Ele precisa estar ali; precisa ser muito dócil em um alto grau; não deve oferecer muita resistência; precisa, certamente, ser indestrutível; precisa permitir ao paciente que viva com ele de forma harmoniosa formando uma interpenetrante mistura.

Poucas descrições sobre a posição do analista revelam tão bem a marca ferencziana na psicanálise britânica das relações de objeto, a não ser talvez por algumas descrições de Winnicott.

Como se verá, há evidentes pontos de contato entre o trabalho de Balint e o de Winnicott. Com isso em mente, podemos agora nos dirigir às contribuições de Winnicott para esta matriz.

A marca de Donald Winnicott na matriz ferencziana

Winnicott conhecia e citou ao menos três vezes as contribuições de Spitz para os estudos psicanalíticos do desenvolvimento infantil. Utilizou-se das ideias de Spitz, notadamente, para estabelecer a diferença entre a noção kleiniana de posição depressiva e uma concepção de depressão na infância como um processo patológico. Os estados de privação afetiva em bebês, tão bem descritos por Spitz, reaparecem nas mãos de Winnicott para forjar novos horizontes teóricos e técnicos para a psicanálise. Com Balint, seu contemporâneo quase absoluto (mesmo ano de nascimento, tendo Balint morrido apenas um ano antes que Winnicott), caminhou lado a lado no fortalecimento do Middle Group e de uma compreensão dos processos de constituição subjetiva que valoriza de maneira acentuada o papel do objeto.

Inicialmente como pediatra e depois como psicanalista (terminou sua formação na Sociedade Britânica no final dos anos 1930), Winnicott (1896-1971) realizou uma das obras mais notáveis tanto em termos de criatividade teórica como de inovação e consistência clínica da história do pensamento psicanalítico. Formado em uma instituição dividida entre os impérios de Melanie Klein e Anna Freud, Winnicott é um membro do que se convencionou denominar Grupo Independente na Sociedade (o Middle Group), mantendo-se ao mesmo tempo próximo e distante das duas grandes damas. A presença do legado ferencziano revela-se em muitos aspectos de sua obra, tanto nos teóricos quanto nos clínicos, ainda que nem sempre muito reconhecidos. Por outro lado, pode-se considerar afirmativamente que a presença de Balint, discípulo e herdeiro intelectual de Ferenczi na Sociedade Britânica, como vimos, fez parte do ambiente de formação e dos trabalhos psicanalíticos de Winnicott.

Nesse sentido, a partir do que sabemos ser uma marca do pensamento ferencziano, Winnicott (1969/1992a, p. 259) insistiu, em muitos momentos de suas construções teórico-clínicas, na ideia de que o

150   A MATRIZ FERENCZIANA

trauma é aquilo contra o qual um indivíduo não possui defesa organizada, de maneira que um estado de confusão sobrevém, seguido talvez por uma reorganização de defesas, defesas de um tipo mais primitivo do que as que eram suficientemente boas antes da ocorrência do trauma.

A noção de trauma está estreitamente ligada à de agonia impensável no pensamento winnicottiano. Para ele, é preciso reconhecer que, quando o meio ambiente falha muito precocemente, o bebê está sujeito a situações diante das quais não possui defesa organizada e estará, portanto, sempre situado diante da agonia e da passividade determinada pelos efeitos do traumatismo precoce. O que, como se sabe, não é sem consequências em termos psicopatológicos. Cisões e isolamentos instalam-se muitas vezes como últimos recursos frente a experiências traumáticas dilaceradoras, que continuamente recolocam o sujeito diante dos persistentes enigmas produzidos pelas formas de união e separação com os outros. Portanto, para Winnicott (1971/1999, p. 97), o

trauma implica que o bebê experimentou uma ruptura na continuidade da vida, de modo que defesas primitivas agora se organizaram contra a repetição da "agonia impensável" [unthinkable anxiety] ou contra o retorno do agudo estado confusional próprio da desintegração da estrutura nascente do ego.

Ou seja, ainda próximo, de alguma forma da matriz freudo-kleiniana, Winnicott insiste em algum movimento ativo de defesas diante do que denomina agonia. O que não quer dizer que com ele não reapareça a suplementaridade proposta por Ferenczi, para quem o que Winnicott chama de "desintegração da estrutura nascente do ego" determinará a presença de aspectos psíquicos "mortos", de muito difícil revitalização.

Ao nos voltarmos para as semelhanças e diferenças entre as noções de trauma precoce em Ferenczi e Winnicott encontraremos, acima de tudo, uma diferença quanto à origem do trauma. Se para Ferenczi o fator traumático é a violência sexual de um adulto sobre uma criança, para Winnicott o fator traumático reside nas falhas ambientais, que impedem que as necessidades psíquicas do bebê sejam garantidas. Há, portanto, uma diferença entre a origem sexual do trauma ferencziano e o que precisa ser considerado como uma marca não sexual do trauma winnicottiano, na medida em que a ruptura na continuidade de ser não é determinada pela sexualidade e sim por um fracasso ambiental. É claro que a origem sexual do trauma em Ferenczi precisa também ser reconhecida como possuindo uma forte carga de destrutividade. As intrincações pulsionais já consideradas por Freud recebem aqui a ênfase de uma sexualidade adulta, que, por sua desmesura com relação às condições psíquicas da criança, será sempre violenta e, portanto, traumática. Já no que diz respeito às consequências psicopatológicas do trauma precoce, o que encontramos nas descrições de Ferenczi e Winnicott aponta para uma aproximação. São descrições semelhantes de processos que levam a progressivos desligamentos das dimensões vitais e a aproximações também progressivas com as dimensões psíquicas da apatia total e da morte.

Mas o fracasso ambiental teorizado por Winnicott pode ter diferentes facetas e se combina sempre com o que já tinha se estabelecido em termos psíquicos em cada criança. A ênfase winnicottiana nas tendências destrutivas no próprio sujeito ganha relevo se acompanharmos o seu esforço em entender diferentes formas de se afirmar a vida e a vitalidade, assim como a concepção do *fear*

152 A MATRIZ FERENCZIANA

of breakdown também anuncia o caminho que vai da impossibilidade de se defender do colapso (ou do colapso das defesas) até a construção, por meio do trabalho analítico, de formas vitais de tolerância ao próprio processo de enlouquecimento. Como insistiu Winnicott, aquilo que mais nos aterroriza em nós mesmos é o que sentimos como mais pessoal e próprio (Eigen, 2012).

Em seu texto, publicado postumamente, "Fear of breakdown", referindo-se ao significado de *"breakdown"* (colapso/aniquilamento), Winnicott escreve (1974/1992b, p. 88):

> *De forma abrangente, neste contexto, a palavra pode ser tomada como significando o fracasso da organização defensiva. Mas perguntamos imediatamente: uma defesa contra o quê? E isso nos leva ao significado mais profundo do termo, já que precisamos utilizar a palavra "breakdown" para descrever o impensável estado de coisas que subjazem à organização defensiva.*

Ogden (2014, p. 210), fazendo mais uma de suas leituras próximas e desconstrutivas de um clássico da psicanálise, comenta "Fear of breakdown":

> *Como Winnicott (1971/1992) deixa claro em "Basis for self in body", o bebê pode "em certos momentos desintegrar, despersonalizar e até em um momento abandonar o ímpeto premente, quase fundamental, para existir e sentir-se existente" (p. 261). A capacidade para movimentar-se nestes estados é uma condição saudável quando vivida em meio a um contexto de uma saudável ligação mãe-bebê. O bebê que está em*

um estado não integrado, deixado a si mesmo – para fora da ligação mãe-bebê – está em um estado aterrorizante [terrifying state].

O que Ogden procura enfatizar em sua leitura de Winnicott é que estados emocionais que seriam toleráveis no contexto de um bom vínculo mãe-bebê tornam-se agonias primitivas e impensáveis quando o bebê se vê obrigado a vivê-los por sua própria conta, ou seja, desligado, apartado da saudável ligação mãe-bebê. As agonias primitivas, como indica Winnicott (1974/1992b), referem-se a um tipo de dor e sofrimento para os quais a palavra angústia parece não ser forte o suficiente para dar conta do significado. Para ele, essas agonias ocorrem em um período da vida em que o bebê vive em estado de absoluta dependência com a mãe. Muitos analistas já puderam reconhecer, em seu cotidiano da clínica, pacientes que parecem sofrer com o temor do aniquilamento de si. Como sugere Winnicott, o temor do aniquilamento de si pode aparecer por meio do receio de uma queda sem fim, do medo de se fragmentar, do medo de se dissociar do corpo ou por diferentes formas de isolamento total. Mas, como indica Ogden (2014, p. 211), a ideia central para Winnicott parece ser que "o sentimento de uma queda sem fim só é uma agonia quando o si mesmo (*self*) infantil está desconectado da mãe". Ogden insiste que a marca do medo do colapso é a desconexão entre o bebê e sua mãe e, a partir disso, a instalação de agonias primitivas que serão vividas, mas não experienciadas, ou, se quisermos, não representadas psiquicamente, ou ainda, não apropriadas subjetivamente. É como se houvesse se instalado um vazio de experiência, ou uma não experiência. Nos termos próprios da experiência psíquica, podemos dizer que ocorreu algo que não é reconhecido como tendo ocorrido. Temos modos de experienciar ou não experienciar os eventos de nossa vida, e isso revela uma forma de funcionamento diante da desmesura de certos impactos que sofremos, determinando formas singulares de adoecimento psíquico.

Com clareza, Winnicott observa que o trabalho do analista é restaurar a temporalidade do colapso, para que o analisando possa reconhecer que o colapso não deve ser temido no futuro, uma vez que já ocorreu no passado. Só há transformação da experiência original de agonia primitiva se, por meio do trabalho da análise, o analisando puder deixar a agonia entrar em sua própria experiência do tempo presente. O colapso, para Winnicott, fala também da morte, e, assim, ele pôde reconhecer em analisandos que a busca insistente da morte é uma resposta à necessidade de reviver a perda do sentimento de continuidade de ser, para tentar recuperar, por meio do suicídio, o controle de um colapso já vivido, mas não experienciado: "Muitos homens e mulheres passam suas vidas pensando se encontrariam a solução pelo suicídio, isto é, enviando o corpo para a morte que já aconteceu no psiquismo" (Winnicott, 1974/1992b, p. 93).

A ideia de que uma morte já aconteceu em termos psíquicos é de grande força e fundamental para compreendermos o que Winnicott procura descrever de sua atitude clínica perante agonias muito profundas. Ainda no artigo "Medo do colapso", Winnicott (1974/1992b, p. 93) nos revela algo de sua intimidade de analista relacionado ao suicídio de uma analisanda:

> Eu compreendo agora pela primeira vez o que queria dizer minha paciente esquizofrênica (que se suicidou), quando dizia: "Tudo o que lhe peço é que me ajude, para que eu me suicide pela razão verdadeira e não pela falsa". Eu não consegui fazê-lo, e ela se suicidou em desespero de causa. Seu objetivo, tal como o vejo agora, era conseguir que eu lhe dissesse que ela tinha

morrido na infância. Com base nisso, acho que ela e eu poderíamos tê-la colocado em posição de adiar sua morte até que a velhice cobrasse sua dívida.

Ogden (2014), a partir das concepções de Winnicott no artigo "Fear of breakdown", destaca a ideia de "aspectos da vida não vivida" (*aspects of our unlived life*) como o que indica aquilo que em nós impede que possamos nos sentir disponíveis para viver de forma plena muitas das dimensões de nossas vidas. E que, em análise, o que o par analista-analisando busca é criar as condições para que esses aspectos possam ser vividos e incorporados à totalidade do que somos como seres humanos. A busca por essa incorporação é o que move, para Ogden, os analisandos que vivem algum tipo de "*fear of breakdown*" a enfrentar pacientemente em uma análise os longos períodos necessários para que esse trabalho possa ser feito. Nesses pacientes, segundo Winnicott, algo da continuidade do ser foi amplamente prejudicado, rompeu-se a ligação entre bebê e mãe, tão necessária para sustentar o desenvolvimento emocional nos momentos iniciais da vida.

A ênfase winnicottiana na proteção da continuidade do ser revela, entre outros aspectos, a sua preocupação com os processos singulares do progressivo modo de diferenciação entre bebê e mãe. Como vimos com o trabalho de Spitz, a atenção aos processos não patológicos do desenvolvimento traz consigo, inevitavelmente, a potencialidade psicopatológica resultante dos descaminhos nesses processos. Um dos exemplos centrais para essa perspectiva é a forma como Winnicott aborda a temática do isolamento pessoal, elemento fundamental no desenvolvimento emocional e que carrega a indicação de muita agonia em caso de fracasso determinado por falhas ambientais.

156 A MATRIZ FERENCZIANA

Em várias passagens de seus textos sobre o desenvolvimento infantil, Winnicott refere-se à necessidade de experiências emocionais relacionadas à capacidade de se estar só: "A pessoa pode estar num confinamento solitário, e ainda assim não ser capaz de ficar só. Quanto ela precisa sofrer está além da imaginação. Contudo, muitas pessoas se tornam capazes de apreciar a solidão como a sua possessão mais preciosa" (Winnicott, 1965/1990b, p. 30). Para Winnicott (1965/1990b, p. 32), o fundamental dessa aprendizagem emocional situa-se na capacidade de estar só na presença de alguém, de um outro:

> Estar só na presença de alguém pode ocorrer num estágio bem precoce, quando a imaturidade do ego é naturalmente compensada pelo apoio do ego [ego-support] da mãe. À medida que o tempo passa o indivíduo introjeta o ego auxiliar da mãe, e dessa maneira se torna capaz de ficar só sem o apoio frequente da mãe ou de um símbolo da mãe.

E, como indica Eigen (2012, p. 1454), referindo-se à ênfase que Winnicott deu ao tema da capacidade de estar só: "Ele foi o primeiro e quase o único analista que eu li que enfatizou a importância dos estados de quietude e até, em momentos, sentiu que eles eram mais básicos do que os estados ativos excitados (para Freud a libido era basicamente ativa)".

Precisamos originalmente do outro para estar só. E, nesse sentido, não custa enfatizar que a capacidade de estar só não pode ser confundida com um estado precoce de separação. Assim, o estar só, para Winnicott, não deveria ser confundido com estados de reclusão ou retraimento. A reclusão ou retraimento, como no caso extremo do autismo, poderiam revelar, em última instância, uma incapacidade de estar só, muitas vezes resultado da impossibilidade original de um outro em sustentar (oferecer *holding*) a necessidade do bebê em estar só na presença de alguém. Aqui, a situação de um trauma precoce e as consequentes experiências de agonia parecem ganhar relevo.

Nesse amplo cenário em que um outro significativo ocupa lugar central, seja por sua presença, seja por sua ausência, situam-se as intricadas construções psicopatológicas e técnicas da psicanálise contemporânea, que não cessa de confrontar com as condições intra e intersubjetivas dos singulares processos de subjetivação. No cotidiano de nossas clínicas, não temos como evitar o reconhecimento de experiências de isolamento e reclusão que, em algum grau, revelam formas de recusa dos objetos, assim como nos acostumamos a reconhecer experiências de profunda aceitação e identificação passiva com um objeto. Se a aceitação da presença do objeto, em seu extremo, nos leva a pensar em processos de fusão patológicos, de perda completa de limites que poderiam viabilizar diferenciações vitalmente necessárias, a recusa da presença dos objetos nos faz pensar em processos fóbicos e paranoicos e, em seu extremo, em estados autísticos. Para que não se fique aprisionado em tentadoras e quase inevitáveis reduções psicopatológicas, parece ser providencial retornar a alguns dos argumentos centrais da teorização winnicottiana.

Winnicott (1958/1984, p. 149) sustenta a tese de que o "desenvolvimento primitivo do bebê, antes de o bebê conhecer a si mesmo (e como consequência o outro) como pessoa total que ele é (que eles são), é vitalmente importante: de fato, é aí que se encontram as pistas para o esclarecimento da psicopatologia das psicoses".

Winnicott sugere ainda que existem três processos bastante precoces no desenvolvimento emocional do bebê: 1) integração; 2) personalização; e 3) a apreciação do tempo e do espaço e de

158 A MATRIZ FERENCZIANA

outras propriedades de realidade. O que de fato se dá quando esses processos não ocorrem a contento? São processos precoces dependentes do campo emocional que se constitui na relação de cada bebê com sua mãe e da capacidade da mãe de entrar em empatia com as necessidades inaugurais de seu bebê. Há, simultaneamente, processos de integração e de dissociação, ambos necessários para o bom desenvolvimento emocional do bebê.

Será que poderíamos considerar que o isolamento pessoal, em termos patológicos, teria origem em uma dissociação, como a define Winnicott?

> *A partir da não integração [no processo de desenvolvimento emocional do bebê], surge uma série das então chamadas dissociações, cuja emergência se deve a uma integração incompleta ou parcial.... Também não acho que haja necessariamente uma integração entre uma criança que dorme e uma criança acordada.... Na verdade, a vida de vigília de um bebê pode talvez ser descrita como uma dissociação do estado de sono que se desenvolve gradualmente.... A dissociação é um mecanismo de defesa extremamente comum. (Winnicott, 1958/1984, pp. 151-152)*

No texto de 1963, abordando o tema da comunicação e da não comunicação, Winnicott oferece preciosas contribuições para a compreensão das diferentes experiências de isolamento pessoal e de perda de ligação com o objeto primário. Considera inicialmente duas categorias opostas na comunicação, "a não comunicação simples e a não comunicação que é ativa ou reativa" (Winnicott, 1965/1990b, p. 167). A primeira seria uma atitude que podemos considerar saudável, de apenas repousar. Já nos casos de não comunicação ativa ou reativa, o ambiente facilitador para o desenvolvimento emocional de alguma forma teria falhado, em certo grau, e pode-se reconhecer uma cisão (*split*) nas relações objetais da criança. Uma parte relaciona-se com os objetos objetivos por meio de um falso *self*, outra apenas com objetos subjetivos, parte esta não influenciada pela percepção objetiva do mundo. Em seu extremo, seriam situações de esquizofrenia infantil (por exemplo, os movimentos de balanço ritmado do autismo). Tratar-se-ia de uma forma de não comunicação passiva?

Mas, em textos como este de 1963, Winnicott (1965/1990b, p. 184) privilegia os casos menos patológicos:

> *É bastante evidente que no caso de doenças mais leves, em que há alguma patologia e alguma normalidade, pode-se esperar uma não comunicação ativa (reclusão clínica) pelo fato da comunicação se ligar tão facilmente com algum grau de relações objetais falsas ou submissas; a comunicação silenciosa ou secreta com objetos subjetivos, nas quais tem-se uma sensação real, precisa ser predominante, de quando em quando, para restaurar o equilíbrio. Há lugar para a ideia de que o relacionamento e a comunicação significativas são silenciosas.*

Referindo-se a situações terapêuticas, Winnicott retoma a mesma argumentação que o faz postular a necessidade de experiências de isolamento como forma de proteção psíquica. É pouco abaixo dessa última passagem citada que Winnicott (1965/1990b, p. 169) anuncia um de seus mais preciosos paradoxos:

160   A MATRIZ FERENCZIANA

Eis aí um quadro de uma criança [refere-se a uma vinheta relatada anteriormente] estabelecendo um eu privado que não se comunica, e ao mesmo tempo querendo se comunicar e ser encontrado. É um sofisticado jogo de esconder em que é uma alegria estar escondido, mas um desastre não ser achado.

A necessidade da solidão como condição para que se viva experiências primordiais é enfatizada por Winnicott em mais de uma ocasião. Mas essa solidão não pode ser entendida nem deve desenvolver-se em estados de reclusão patológica. Winnicott considera que muitas tarefas da vida pedem estados de reclusão, estados de isolamento, mas, para que não se tornem estados patológicos, é fundamental que não seja perdida a identificação com aquilo que viabilizou originalmente a possibilidade de estados de reclusão, ou seja, a condição de estar só na presença de alguém, alguém que viabilize o estado inicial de isolamento, que ofereça, desde o início, o *holding* necessário.

Portanto, as formas de falha ou deficiência ambiental que geram experiências traumáticas precoces, como o abandono materno e o desamparo consequente, impedem formas saudáveis de isolamento e progressiva separação do objeto primordial, e não podem, assim, ser confundidas com modos de isolamento e reclusão saudável ou necessária para o desenvolvimento emocional. Nos processos psicopatológicos derivados dos traumas precoces, como vimos, é a agonia impensável que ganha relevo. Winnicott (1969/1992a, p. 260) insiste que os

bebês que foram significativamente "deixados na mão" ["let down"] uma vez ou de uma forma que se tornou um padrão de falhas ambientais (relacionadas ao es-

tado psicopatológico da mãe ou do substituto mater-no) ... *carregam consigo a experiência da agonia [an-xiety] impensável ou arcaica. Sabem o que é estar em um estado de confusão aguda ou de agonia [agony] de desintegração. Eles sabem o que é ser derrubado [dropped], cair [fall] para sempre, ou tornar-se cindi-do [split] em uma desunião psicossomática.*

Na concepção de Jacques André (2001, p. 96), "a 'agonia primi-tiva' condensa a ideia de desamparo extremo e a de um combate, de uma primeira resposta ao perigo". Trata-se, portanto, de "um espaço psíquico situado além da angústia", já que não é acompa-nhado de um afeto reconhecível e não teve um lugar na história, ou seja, produziu-se fora da categoria da historicidade. É a dimensão de um "puro vivido, impensável e indizível", como sugeriu Pontalis (1977, p. 256), o que nos coloca no reino do negativo, tão caro a André Green.

Por isso, para Jacques André (2001, p. 101), o pior que pode acontecer a um bebê "não é tanto a deficiência do ambiente, mas a esperança despertada e sempre frustrada". Abre-se, nesse contexto, a experiência máxima de desamparo, aquilo que se convencionou descrever como o abismo sem fundo a partir "da desqualificação do outro como outro em sua tentativa de responder ao desespero, de tornar-se objeto disso" (André, 2001, p. 105).

A obra de Winnicott se desdobra em várias temáticas, que ora retomam temas centrais da concepção ferencziana, ora abrem no-vas trilhas que serão centrais para o pensamento transmatricial de autores como Green, Ogden e Roussillon, para citar apenas alguns.

Cabe, agora, abordar as transformações técnicas introduzidas pela matriz ferencziana na prática clínica da psicanálise.

Transformações na técnica analítica a partir da matriz ferencziana: como fazer frente aos traumatismos precoces e às agonias impensáveis

Como veremos, Ferenczi partiu do modelo clínico freudiano da interpretação e do primado da transferência e da resistência do eu, mas, à medida que se confrontava com as dificuldades colocadas pelos pacientes graves que predominavam em sua clínica, passou a buscar alternativas e novos modos de trabalho. Temos por hipótese que o texto freudiano de 1926 "Inibição, sintoma e angústia" e a introdução de novas formas de resistência à análise além das do eu, vindas do id e do supereu, trouxeram a Ferenczi elementos decisivos para a fundamentação de suas mudanças na técnica terapêutica. As mudanças técnicas operadas por Ferenczi a partir dos anos 1920 podem ser entendidas como avanços/respostas no contexto terapêutico do enfrentamento das resistências do id (transferências negativas) e do supereu, principalmente, exigindo uma nova compreensão do papel contratransferencial.

Ferenczi parece se perguntar, nos anos finais de sua vida, sobre os limites do modelo interpretativo proposto por Freud e buscar formas de fazer frente aos traumas precoces e aos aspectos mortificados dos psiquismos de seus pacientes.

A necessária ênfase na dimensão intersubjetiva e, portanto, no valor do objeto, marcará tanto a compreensão da formação dos quadros psicopatológicos quanto seus enfrentamentos clínicos. Essa mudança, que virá apoiada na noção de empatia e na necessária sustentação afetiva por parte do analista para fazer frente às necessidades de pacientes muito fragilizados e regredidos, determinará um caminho para a clínica psicanalítica que será aproveitado e ampliado por autores como Balint e Winnicott.

Ferenczi e a nova técnica analítica

Muito já se escreveu sobre as inovações técnicas introduzidas por Ferenczi no campo da psicanálise. O que ainda pode causar surpresa para muitos de nós, familiarizados com os textos iniciais de Freud sobre a técnica psicanalítica (1912-1914), é encontrar essas inovações nos textos de Ferenczi publicados não muito tempo depois e em plena convivência com o que se pode considerar a ortodoxia psicanalítica. Embora procurasse se manter bastante próximo de Freud, Ferenczi acabava constantemente revelando ideias e concepções técnicas que aos poucos passaram a afastá-lo do caminho preconizado por Freud.

Assim como ocorrerá em outros textos sobre o tema da técnica, em uma conferência proferida em dezembro de 1918 em Budapeste, Ferenczi (1919/1992a, p. 357) começa afirmando: "Todo o método psicanalítico apoia-se na 'regra fundamental' formulada por Freud, ou seja, a obrigação para o paciente de comunicar tudo o que lhe vem ao espírito no decorrer da sessão de análise". A fidelidade não é apenas aparente: "Não se deve, sob nenhum pretexto, tolerar qualquer exceção a essa regra, e é imprescindível esclarecer, sem indulgência, tudo o que o paciente, seja qual for a razão evocada, procura subtrair à comunicação" (Ferenczi, 1919/1992a, p. 357). Até aí, nada de novo. Na sequência do texto, ele tratará da forma como o analista deve responder a perguntas formuladas pelos pacientes, do papel do "por exemplo" na análise e, o que mais nos interessa, do "domínio da contratransferência". Ferenczi (1919/1992a, p. 365) aponta que o psicanalista "não tem mais o direito de ser, à sua moda, afável e compassivo ou rude e grosseiro na expectativa de que o psiquismo do paciente se adapte ao caráter do médico". A forma de apresentar essa prescrição, no entanto, já revela o olhar atento de Ferenczi para as sutilezas da percepção e as emoções vividas pelo analista em seu trabalho:

164   A MATRIZ FERENCZIANA

> *Mas sendo o médico, não obstante, um ser humano e,*
> *como tal, suscetível de humores, simpatias e antipatias*
> *e também de ímpetos pulsionais – sem uma tal sensi-*
> *bilidade não poderia mesmo compreender as lutas psí-*
> *quicas do paciente –, é obrigado, ao longo da análise, a*
> *realizar uma dupla tarefa: deve, por um lado, observar*
> *o paciente, examinar suas falas, construir seu incons-*
> *ciente a partir de suas proposições e de seu comporta-*
> *mento; por outro lado, deve controlar constantemente*
> *sua própria atitude a respeito do paciente e, se necessá-*
> *rio, retificá-la, ou seja, dominar a contratransferência*
> *(Freud). (Ferenczi, 1919/1992a, p.* 365)

Ferenczi, acompanhando Freud, defende que o analista domi-
ne a contratransferência, mas, desde então, a porta estará aberta
para a investigação do complexo campo das experiências intersubjetivas na situação analítica, justamente porque Ferenczi explicita
que o analista tem como instrumento fundamental de compreensão da experiência psíquica do paciente uma "sensibilidade". O texto termina com o seguinte parágrafo:

> *A terapêutica analítica cria, portanto, para o médico,*
> *exigências que parecem contradizer-se radicalmen-*
> *te. Pede-lhe que dê livre curso às suas associações e*
> *às suas fantasias, que deixe falar o seu próprio in-*
> *consciente; Freud nos ensinou, com efeito, ser essa a*
> *única maneira de aprendermos intuitivamente as ma-*
> *nifestações do inconsciente, dissimuladas no conteúdo*
> *manifesto das proposições e dos comportamentos do*
> *paciente. Por outro lado, o médico deve submeter a*

um exame metódico o material fornecido, tanto pelo paciente quanto por ele próprio, e só esse trabalho intelectual deve guiá-lo, em seguida, em suas falas e em suas ações. Com o tempo, ele aprenderá a interromper esse estado permissivo em face a certos sinais automáticos, oriundos do pré-consciente, substituindo-o pela atitude crítica. Entretanto, essa oscilação permanente entre o livre jogo da imaginação e o exame crítico exige do psicanalista o que não é exigido em nenhum outro domínio da terapêutica: uma liberdade e uma mobilidade dos investimentos psíquicos, isentos de toda inibição. (Ferenczi, 1919/1992a, p. 367)

Definir o trabalho do analista como uma oscilação permanente entre o livre jogo da imaginação e o exame crítico, em 1919, é sem dúvida alguma um passo à frente não apenas em termos técnicos, mas também quanto à concepção das formas de comunicação entre os sujeitos que constituem o campo analítico.

No texto de 1921, "Prolongamentos da 'técnica ativa' em psicanálise", Ferenczi apresenta, com todo o cuidado, as razões para a introdução de variações na técnica analítica, deixando claro que essas mudanças se limitam a poucos casos, como certas formas de histeria de conversão. Percebe-se, ao longo do texto, sua cautela para não se distanciar das ideias de Freud, contendo ao máximo seus impulsos de mudança e, por que não, de ação. Mas, como reconhece Barande (1972, p. 171), apesar de todos os esforços de Ferenczi em apontar as restrições que precisavam ser consideradas com relação à técnica ativa, "a constatação do desmedido continuava a se aplicar à 'atividade'". Em seu esforço para clarear o campo no qual a técnica ativa se justificaria, Ferenczi sugere ser possível reconhecer conteúdos psíquicos inconscientemente patogênicos,

166 A MATRIZ FERENCZIANA

de períodos muito precoces e que nunca foram conscientes (ou pré-conscientes), e que teriam sua origem no que ele denomina de "período dos 'gestos incoordenados' ou dos 'gestos mágicos', portanto da época anterior à compreensão verbal" (Ferenczi, 1921/1993a, p. 125). Para Ferenczi, esses conteúdos não têm como "ser rememorados, mas somente revividos no sentido da repetição freudiana" (Ferenczi, 1921/1993a, p. 125). Dessa forma, procura estabelecer as características da técnica ativa, que, para ele, desempenharia apenas "o papel do agente provocador, cujas injunções e interdições favorecem repetições que cumpre em seguida interpretar ou reconstituir nas lembranças" (Ferenczi, 1921/1993a, p. 125). E, citando Freud, lembra que é "uma vitória da terapêutica quando se consegue libertar pela via da lembrança o que o paciente queria descarregar pela ação". Com isso, conclui o texto afirmando que "a técnica ativa não tem outra finalidade senão revelar, pela ação, certas tendências ainda latentes para a repetição e ajudar assim a terapêutica a obter esse triunfo um pouco mais depressa do que antes" (Ferenczi, 1921/1993a, p. 125).

Conhecendo-se as discussões atuais em torno dos *enactments* e *acting outs*, na esteira dos desenvolvimentos técnicos "pós--identificação projetiva", não é muito difícil reconhecer, como já o fez André Green, Ferenczi como o pai de grande parte da psicanálise contemporânea. A atenção para experiências psíquicas que remontam a conteúdos que nunca foram conscientes (ou pré-conscientes), anteriores à compreensão verbal, fazem de Ferenczi o patrono de discussões técnicas que até hoje nos incitam e fazem pensar. Para ele, em alguns momentos, a atitude de provocar uma ação era a alavanca necessária para que pudesse haver posterior elaboração, lado a lado com uma atitude de estreita sintonia com a experiência emocional do paciente para melhor equalizar temporalmente tais intervenções, que favorecessem o andamento da análise. Mas, cuidadoso, Ferenczi (1926/1993b, p. 365) sempre insistiu que "nas mãos de um novato, a atividade poderia facilmente conduzir a um retorno aos procedimentos pré-psicanalíticos da sugestão e das medidas autoritárias". E, referindo-se a enganos e problemas enfrentados no uso da técnica ativa, reafirma que "as nossas instruções ativas não devem ser, segundo a expressão de um colega a quem analisei, de uma intransigência estrita, mas de uma flexibilidade elástica" (Ferenczi, 1926/1993b, p. 368).

Por fim, ainda nesse texto de 1926, "Contraindicações da técnica ativa", Ferenczi é acometido por um furor filosófico e desenvolve uma argumentação ligada ao tema da empatia e da intersubjetividade, que, embora muito extensa, merece ser citada na íntegra:

> *Na realidade nunca se pode chegar à "convicção" pela via da inteligência, que é uma função do ego. O solipsismo constitui a última palavra, logicamente irrefutável, da pura intelectualidade do ego sobre a relação com outros indivíduos; segundo essa teoria, nunca se pode colocar no mesmo plano a realidade dos outros seres humanos ou do mundo externo e as próprias experiências pessoais; pode-se somente considerar os outros como fantasias mais ou menos animadas ou projeções. Portanto, quando Freud atribuiu ao inconsciente essa mesma natureza psíquica que se experimenta como qualidade do próprio ego, ele deu um passo na direção do positivismo que, do ponto de vista lógico, é presumível mas não poderia ser demonstrado. Não hesito em assimilar essa identificação e as identificações que sabemos ser a condição das transferências libidinais. Ela conduz finalmente a uma espécie de personificação ou de concepção animista de todo o mundo circundante. Considerando sob o ângulo lógico-intelectual, tudo*

168 A MATRIZ FERENCZIANA

isso é de natureza "transcendente". Ora, nós somos levados a substituir esse termo de ressonância mística por expressões como "transferência" ou "amor", e a afirmar afoitamente que o conhecimento de uma parte da realidade, talvez a mais importante, não pode converter-se numa convicção pela via intelectual, mas somente na medida em que ela estiver em conformidade com a vivência afetiva. Apresso-me a acrescentar, a fim de não deixar triunfar por mais tempo os adversários do conhecimento e da ciência, que o conhecimento da importância do elemento emocional constitui em si mesmo um conhecimento e que, portanto, nada temos a temer quanto ao futuro da ciência. Sinto-me pessoalmente convertido ao positivismo freudiano e prefiro ver em vocês, que estão sentados diante de mim e me escutam, não representações de meu ego mas seres reais com os quais posso identificar-me. Sou incapaz de demonstrá-lo logicamente, mas se, apesar de tudo, estou convencido disso, devo-o a um fator emocional – se assim quiserem – à transferência. (Ferenczi, 1926/1993b, pp. 374-375)

Poucos fenomenólogos ou adeptos da contemporânea psicanálise relacional teriam sido capazes de escrever passagem tão convincente em defesa da experiência intersubjetiva. De qualquer forma, é preciso destacar aqui a definição que Ferenczi nos dá do fenômeno transferencial, ou seja, um fator emocional. Recusa o primado da comunicação de Eu a Eu, a partir de representações, e afirma o primado de processos identificatórios apoiados em um fator emocional. Afirma, com todas as letras, que convicções, em termos da experiência analítica, não são conquistas intelectuais, mas sim conhecimentos que devem ser atribuídos à concordância entre uma parte da realidade e a vivência afetiva. Está preparado o terreno para as últimas incursões de Ferenczi pelo plano da técnica e da ética psicanalíticas.

Em um texto de 1928, "Elasticidade da técnica psicanalítica", Ferenczi introduz um conceito que já havia sido ponto de discussão em sua correspondência com Freud: o tato psicológico. Escreve Ferenczi (1928/1992c, p. 27): "Mas o que é o tato? A resposta a esta pergunta não nos é difícil. O tato é a faculdade de 'sentir com' (*Einfühlung*)". Ferenczi desenvolve seu argumento a partir do que denomina "a ajuda de nosso saber", que ele diz ser retirado da investigação de numerosos psiquismos, mas em particular de análises do funcionamento de seu próprio "eu". Com isso, ele afirma que é possível trazer à tona, em uma análise, "as associações possíveis ou prováveis do paciente, que ele ainda não percebe, e poderemos – não tendo, como ele, de lutar com resistências – adivinhar não só seus pensamentos retidos, mas também as tendências que lhe são inconscientes" (Ferenczi, 1928/1992c, p. 27). É claro que nossos ouvidos, bem como os de muitos dos psicanalistas contemporâneos de Ferenczi, não podem deixar de estranhar a presença da palavra "adivinhar" usada por um analista no tocante às tendências inconscientes de seus pacientes. Ferenczi (1928/1992c, p. 32) prossegue: "Devo sublinhar uma vez mais que só uma verdadeira posição de 'sentir com' pode ajudar-nos; os pacientes perspicazes não tardam em desmascarar toda pose fabricada". Mas o "sentir com" não deve ser considerado o único instrumento que o analista possui para levar adiante uma análise. Como bem aponta Ferenczi (1928/1992c, pp. 32-33), antecipando muitos dos textos técnicos da psicanálise contemporânea: "De fato, quase poderíamos falar de uma oscilação perpétua entre 'sentir com', auto-observação e atividade de julgamento". Aqui aparece toda a competência clínica e teórica desenvolvida por Ferenczi. Afinal, não se trata de endeusar uma capacidade de empatia, que nada produziria sozinha em um trabalho analítico. Mas tampouco se trata do oposto: Ferenczi (1928/1992c, pp. 32-33) afirma que a atividade de julgamento "anuncia-se, de tempos em tempos, de um modo inteiramente espontâneo, sob a forma de sinal que, naturalmente, só se avalia primeiro como tal; é somente com base num material justificativo suplementar que se pode, enfim, decidir uma interpretação". E, antecipando-se criticamente a uma das mais cristalizadas características de alguns modelos pós-freudianos da técnica psicanalítica, Ferenczi (1928/1992c, p. 33) reafirma que "ser parcimonioso nas interpretações, em geral, nada dizer de supérfluo, é uma das regras mais importantes da análise; o fanatismo da interpretação faz parte das doenças de infância do analista".

Por outro lado, para não deixar dúvidas de que realmente procurava seguir as prescrições de Freud e que, de forma nenhuma poderia ser julgado como um ingênuo voluntarioso, Ferenczi (1928/1992c, p. 36), quase no final do texto, afirma: "A única base confiável para uma boa técnica analítica é a análise terminada do analista. É evidente que, num analista bem analisado, os processos de 'sentir com' e de avaliação, exigidos por mim, não se desenrolarão no inconsciente, mas no nível pré-consciente". Ou seja, antes de valorizar a empatia como a marca do inefável, que teria sua origem nas profundidades de um insondável inconsciente, Ferenczi criteriosamente situa a possibilidade empática de um analista (diríamos "bem analisado") no nível pré-consciente. Entendemos que assim Ferenczi acaba por fortalecer uma compreensão dos processos empáticos a partir de relações entre percepções e afetos que não pertencem nem ao plano das representações conscientes, nem ao plano das representações "localizadas" no sistema inconsciente, propriamente dito.

Nos textos do *Diário clínico*, ainda encontraremos muitas afirmações decisivas para nosso tema. Nas notas de 17 de janeiro de 1932, que receberam o título "A análise mútua e limites de sua aplicação", Ferenczi relata questões técnicas que acabam por implicar algumas confissões do analista para o paciente sobre seus estados afetivos e sobre certas atitudes transferenciais e contratransferenciais e, ao final, escreve:

> *Agora, algo de "metafísico". Muitos pacientes têm a sensação de que uma vez atingida essa espécie de paz mútua, a libido, liberta de todos os conflitos, terá, sem outro esforço intelectual ou de explicação, um efeito "curativo". Eles me pedem para não pensar demais, mas estar simplesmente presente; para que eu não fale, que não faça qualquer esforço; de fato, eu poderia até dormir. Os dois inconscientes ajudar-se-iam mutuamente dessa maneira... (Ferenczi, 1932/1990, p. 43)*

É inevitável que uma afirmação como esta ainda incomode o mais heterodoxo dos analistas, mesmo passados mais de oitenta anos. As propostas da análise mútua de Ferenczi requerem um cuidado interpretativo adicional e talvez precisem ser reconhecidas como o caso mais extremo do uso da experiência empática em um contexto psicanalítico. Retomemos, ainda, uma última afirmação de Ferenczi sobre o tema. Na nota de 19 de janeiro de 1932, "Continuação da análise mútua", reencontramos Ferenczi (1932/1990, p. 45) absolutamente envolvido com as tramas intersubjetivas e empáticas da experiência analítica: "É como se duas metades da alma se completassem para formar uma unidade. Os sentimentos do analista entrelaçam-se com as ideias do analisado e as ideias do analista (imagens de representações) com os sentimentos do analisado".

172 A MATRIZ FERENCZIANA

Concluindo a apresentação das transformações técnicas introduzidas por Ferenczi, cabe destacar a forma como ele abre o seu *Diário clínico*, com uma série de considerações sobre a técnica analítica e as necessárias mudanças de manejo clínico que experimentou no período final de sua vida. Ele parte da crítica à insensibilidade do analista frente às reais condições de seus pacientes. Indica a naturalidade e a honestidade do comportamento do analista como o "clima mais adequado e mais favorável à situação analítica" (Ferenczi, 1932/1990, p. 32). Diante de pacientes com traumas psíquicos precoces que resultaram em cisão profunda, com o convívio de ao menos duas partes muito distintas no psiquismo, Ferenczi (1932/1990, p. 40) sugere de forma explícita que

> *o analista não pode entrar em contato com essa parte, o afeto recalcado puro, a não ser com grande dificuldade e respeitando regras de conduta especiais. Essa parte comporta-se como uma criança desmaiada que nada sabe de si mesma, que só faz gemer e a quem é preciso sacudir psiquicamente, às vezes fisicamente. Se isso não é feito com uma crença total na realidade do processo, toda força persuasiva e a eficácia da sacudida serão insuficientes.*

Poderíamos perguntar qual é o lugar da interpretação da transferência nessas sessões de análise mútua propostas por Ferenczi nos últimos anos de seu trabalho analítico. Será que o analisando deveria também interpretar a transferência do analista? Não se trata apenas de colocar em evidência a dimensão contratransferencial; tratou-se, ao que tudo indica, de ir além das distâncias e assimetrias entre analista e paciente (vale lembrar, hoje já se sabe, que os dois casos clássicos de análise mútua apresentados no *Diário clínico* ocorreram com pacientes que também eram terapeutas com certa experiência clínica, Clara Thompson e Elizabeth Severn). Mas, ao mesmo tempo, é preciso lembrar que o dispositivo técnico que Ferenczi passou a utilizar nos casos de pacientes com traumatismo precoce também partia de uma maior "elasticidade" na técnica analítica, considerando a diminuição da capacidade de trabalho na análise desses pacientes, na medida em que cabe ao analista

> *deixar, durante algum tempo, o paciente agir como uma criança ... por esse* laisser-faire *permite-se a tais pacientes desfrutar pela primeira vez da irresponsabilidade da infância, o que equivale a introduzir impulsos positivos de vida e razões para se continuar existindo. Somente mais tarde é que se pode abordar, com prudência, essas exigências de frustração, que, por outro lado, caracterizam nossas análises. (Ferenczi, 1929/1992d, p. 51)*

Nessas situações, a assimetria estava reposta, e era a capacidade de vitalização ou revitalização do analista que era posta em prova. O destaque dado por Ferenczi está, portanto, na importância de introduzir "impulsões de vida positivas", o que para ele implica demonstrar ternura com relação às crianças (ou aos pacientes que necessitam viver por um tempo na análise a irresponsabilidade da infância).

A despeito da opinião que cada um de nós pode ter hoje em dia sobre essas posições de Ferenczi, não há como recusar que seu trabalho amplia o horizonte ético implicado no trabalho analítico. Postular que sentimentos e ideias de analista e paciente podem entrelaçar-se e que o outro a minha frente não é "uma representação de meu ego", mas um ser real com quem posso me identificar, explicita um reconhecimento do outro em termos éticos, em uma amplitude até então pouco valorizada nos textos psicanalíticos.

Muitas outras passagens poderiam ser evocadas para fortalecer os argumentos já apresentados, mas entendemos que essa sequência é mais do que suficiente para mostrar um caminho clínico que exigiu que Ferenczi abrisse as portas, definitivamente, para uma compreensão da experiência analítica como algo muito além do uso de uma técnica para a análise e investigação do psiquismo de um paciente focalizado como objeto, restrita ao âmbito de uma *"one-person psychology"*. Mesmo sem chegarmos ao extremo de seus experimentos de análise mútua, temos que reconhecer que Ferenczi, entre os analistas da primeira geração, foi o mais sensível à dimensão da *"two-person psychology"* e dos aspectos intersubjetivos e empáticos presentes em uma análise. A ele devemos grande parte das inovações técnicas que permitiram à psicanálise um campo de atuação para além do trabalho clássico com pacientes reconhecidos como neuróticos. Mas isso a história da psicanálise já pôde reconhecer, apesar dos esforços persistentes entre os anos 1940 e 1960 para emudecer o legado ferencziano.

Muitos outros elementos clínicos introduzidos por Ferenczi serão fundamentais para a clínica pós-freudiana, principalmente para a clínica dos pacientes ditos difíceis. Serão principalmente Balint e Winnicott que levarão adiante o impulso ferencziano. A incorporação cada vez mais efetiva da importância das relações de objeto, seja para a compreensão dos processos constitutivos da subjetividade, seja para a compreensão das falhas básicas do objeto primário na formação dos quadros psicopatológicos, gerarão formas de atuação terapêutica nitidamente distintas daquelas características da matriz freudo-kleiniana.

Como já indicamos, Michael Balint (1968/1992, p. 136), na esteira das transformações técnicas criadas por Ferenczi, propôs que *o papel do analista em certos períodos do recomeço lembra muito o papel das substâncias ou objetos primários. Ele precisa estar ali; precisa ser muito dócil em um alto grau; não deve oferecer muita resistência; precisa, certamente, ser indestrutível; precisa permitir ao paciente que viva com ele de forma harmoniosa formando uma interpenetrante mistura.*

Nessa definição da atitude do analista podemos reconhecer vários aspectos de uma postura "maternante", que permite um "*new beginning*", a partir de formas de regressão benigna que retomam estados de indiferenciação primária, carregada da marca da ternura, como postulava Ferenczi, no que foi amplamente seguido por Balint.

Além disso, a distinção proposta por Balint entre regressões benignas e malignas corresponde, como se sabe, a usos terapêuticos e usos mais patogênicos das formas de vitalização em análise, dando sequência às proposições de Ferenczi. Como vimos, Balint não desconhecia a dimensão da sexualidade como proposta por Freud, a dimensão propriamente erótica. Para ele, em certos casos, a estratégia terapêutica vitalizante que requer um processo regressivo ao ambiente maternante gerava uma "regressão maligna". Pensamos que, nessas situações, a erotização da situação analisante produz ou reproduz uma condição de adoecimento por excesso de excitação e consagração da posição passiva original, o que exige a compreensão dos limites de uma proposta afoitamente apoiada na concepção de vitalização diante de pacientes por demais marcados por traumas precoces.

Winnicott, holding *e vitalização*

Como vimos, em Winnicott, a base para pensar a constituição subjetiva é a noção de um bebê indiferenciado e indefeso, carente de sustentação. As falhas ambientais produzem sofrimentos passivos, em que o bebê que ainda não se percebe como um ser diferenciado fica largado a sua própria sorte, sem proteção. Nessas situações, trata-se de uma experiência de não integração passiva.

Com clareza, Winnicott observa que o trabalho do analista em casos de traumatismo precoce é restaurar a temporalidade da experiência do trauma ou do colapso, para que o analisando possa reconhecer que o colapso não deve ser temido no futuro, uma vez que já ocorreu no passado. Só há transformação da experiência original de agonia primitiva se, por meio do trabalho da análise, o analisando puder deixar a agonia entrar em sua própria experiência do tempo presente. Para isso, o ambiente analítico deve permitir processos de regressão sustentados, o analista deve manter uma postura receptiva de acolhimento e ternura, se mostrar capaz de refrear a necessidade de interpretar:

> *No tratamento de pessoas esquizoides, o analista precisa saber tudo sobre as interpretações que podem ser feitas com relação ao material apresentado, mas ele precisa ser capaz de se conter para não se desviar e fazer um trabalho inadequado, já que a principal necessidade [do paciente] é de um suporte egoico não intelectualizado, ou de* holding. *Este "holding", como a tarefa da mãe no cuidado de seu bebê, reconhece tacitamente a tendência do paciente em desintegrar, em deixar de existir, em cair para sempre. (Winnicott, 1963/1990a, p. 241)*

Fica evidente que, na clínica psicanalítica como concebida por Winnicott, o *holding* tem sua eficácia por meio de uma marca afetiva e silenciosa, corporificada na presença acolhedora e disponível do analista.

Inicialmente, na relação mãe-bebê, assim como na análise de pacientes traumatizados precocemente, o *holding* precisa ser algo vivido diretamente, por meio da presença da mãe ou do analista. Aos poucos, ocorre uma internalização da função de *holding*, em que mesmo na ausência da mãe ou do analista a sensação de estar sustentado se mantém. Vale lembrar que, para Winnicott, o *holding* é uma ação dependente das relações de objeto que visa à sustentação das dimensões vitalizantes, e assim, portanto, a prática clínica desenvolvida pelo analista inglês, que tem na oferta de *holding* um elemento essencial, enquadra-se na estratégia clínica básica de buscar formas de vitalização para fazer frente aos aspectos mortificados do psiquismo dos pacientes. Mas, como já vimos na exposição inicial das ideias de Winnicott, é porque há em cada um de nós, em alguma medida, a experiência dos aspectos psíquicos mortificados, de uma morte já vivida, mas não reconhecida, que somos capazes, como analistas, de criar empatia com pacientes precocemente traumatizados.

Caberia reconhecer ainda, nessa direção, o trabalho clínico de um autor que também foi influenciado por essa forma de pensar a prática clínica da psicanálise: o analista norte-americano Harold Searles. Apoiado em muitos anos de trabalho com pacientes esquizofrênicos, Searles elabora uma articulada concepção da relação transferencial-contratransferencial, insistindo nos fatores relacionais e perceptivos (inconscientes) e em sua influência sobre o funcionamento do trabalho clínico. Em um artigo, sugestivamente intitulado "Realismo das percepções em uma transferência delirante", Searles (1972/1981) relata e analisa o atendimento de uma

178   A MATRIZ FERENCZIANA

paciente esquizofrênica com quem ele trabalhou por mais de dezoito anos, quatro vezes por semana. Em sua magistral descrição, ele enfatiza a capacidade da paciente em manter conectadas suas ideias delirantes com a percepção de aspectos reais do analista:

> *Sua imensa impotência em atravessar esse fosso [a impossibilidade de comunicação entre a paciente e o analista] me obrigou a um esforço gigantesco para ver o mundo – e ver a nós dois – com os olhos dela, mantendo [ao mesmo tempo] o contato com minha própria visão da realidade. Os momentos em que eu me sentia ligado a ela, nos quais eu via de que forma suas ideias delirantes estavam ligadas à minha própria visão da realidade, fizeram com que eu mergulhasse na culpabilidade: eu me sentia completamente responsável por seu triste estado. Essa culpabilidade, fundada em uma onipotência subjetiva, parece testemunhar claramente contra o que ela se defendia inconscientemente, durante todos esses anos, com seus mecanismos psicóticos como projeção e introjeção, "desdiferenciação", clivagem e negação. (Searles, 1972/1981, p. 43)*

Um pouco mais à frente, apresentando o que de forma mais segura ele pode dizer sobre essa paciente, Searles (1972/1981, p. 45) afirma que o comportamento delirante dela decorre

> *essencialmente da variabilidade que afeta a experiência que ela tem de sua própria identidade e sua percepção da identidade do outro. Cada vez que há uma mudança em uma ou em outra dessas identidades, ela*

reage pela convicção de que a pessoa que ela era havia
um instante, ou aquela que eu era havia um instante,
foi assassinada.

Essas duas passagens mostram de forma evidente um autor que, sem abandonar as ideias principais da teoria psicanalítica, pôde ampliar as possibilidades técnicas e a apreensão teórica necessária para a elaboração dos elementos que emergem de seu trabalho clínico. Ao lado de uma utilização particularmente intensa dos elementos inter-relacionais, Searles apresenta uma forma bastante inovadora de apreensão dos elementos perceptivos no contexto clínico.

De certa forma, em continuidade e em diálogo com o trabalho de Searles, outro analista norte-americano, Robert Langs, merece destaque pela forma com que introduz sua análise da dimensão intersubjetiva e da percepção inconsciente dos pacientes com relação ao analista, durante o processo de análise. Em sua apresentação para o primeiro livro de Langs publicado na França, Paul Bercherie (1988, p. 5) aponta para a singularidade de seu percurso: "Assim, ele não se contentou em juntar-se a Searles no interior desta nebulosa que Balint batizou de 'marginal' – ele se colocou ao lado de Searles e Winnicott como herdeiro do último Ferenczi e de sua reatualização da teoria freudiana da sedução (1928-1932)". Langs (1988), em um texto originalmente publicado em 1973 e intitulado "A percepção inconsciente pelo paciente dos erros do terapeuta", constrói, a partir do material de inúmeras supervisões de atendimentos realizados por analistas em formação, uma curiosa grade de avaliação de situações analíticas, em que pacientes, por meio de sonhos e outras expressões, revelam sua percepção inconsciente dos erros cometidos pelos terapeutas: "Sua lembrança de um chefe que não o compreendia é uma primeira expressão da percepção

180   A MATRIZ FERENCZIANA

inconsciente pelo paciente do fracasso do terapeuta em reconhecer seu sofrimento" (Langs, 1988, p. 26). Centrando sua análise no eixo transferência-contratransferência, Langs descreve um grande volume de situações clínicas em que a percepção inconsciente (mas algumas vezes também consciente) ocupa lugar determinante para a compreensão do funcionamento psíquico e dos conflitos vividos e revividos durante o processo de análise.

Em cada um desses psicanalistas que, de uma forma ou de outra, seguiram o impulso ferencziano de uma clínica que pudesse acolher os pacientes mais graves, aqueles pacientes mortificados que "desistiram" da vida e da busca de sentido nos atos da vida e desconfiam das possibilidades de relações terapêuticas oferecerem a chance de um novo começo, encontramos as marcas de um pensamento, ou de uma matriz, que, em termos clínicos, buscou seus limites para além da interpretação das resistências e das defesas diante da angústia.

Alguns deles, como Searles e Langs, já fazem parte dos primórdios de um momento da história da psicanálise, em que se reconhecem esforços de suplementaridade entre as duas matrizes, o que os colocaria entre os analistas que compartilham um modo transmatricial de trabalho analítico.

Referências

Abraham, N. (1995). Para introduzir "instinto filial". In N. Abraham, & M. Torok, *A casca e o núcleo*. São Paulo: Escuta.

André, J. (2001). Entre angústia e desamparo. *Ágora: Estudos em Teoria Psicanalítica*, 4(2), 95-109.

Assoun, P. L. (2009). *Dictionnaire des oeuvres psychanalytiques*. Paris: PUF.

Avello, J. J. (1998). Metapsychology in Ferenczi: death instinct or death passion? *International Forum of Psychoanalysis*, 7(4), 229-234.

Balint, M. (1952). The Final Goal of Psychoanalytic Treatment. In: *Primary Love and Psycho-Analytic Technique*. London: Hogarth Press. pp. 188-199. (Trabalho original publicado em 1935).

Balint, M. (1994). *Primary love and psychoanalytic technique*. London: Karnac. (Trabalho original publicado em 1952).

Balint, M. (1992). *The basic fault*. Eveston: Nortwestern University Press. (Trabalho original publicado em 1968).

Barande, I. (1972). *Sándor Ferenczi*. Paris: Payot.

Bercherie, P. (1988). Présentation. In R. Langs, *Thérapie de vérité. Thérapie de mensonge* (pp. 3-15). Paris: PUF.

Bokanowski, T. (2004). Splitting, fragmenting, and mental agony: the clinical thinking of Sándor Ferenczi. *International Forum of Psychoanalysis*, 13(1-2), 20-25.

Bollas, C. (2000). *Hysteria*. London/New York: Routledge.

Carvalho Ribeiro, P. (2014). Ciúme masculino e identificação feminina recalcada. In J. Birman, D. Kupermann, E. L. Cunha, & L. Fulgencio (Org.), *A fabricação do humano: psicanálise, subjetivação e cultura* (pp. 136-144). São Paulo: Zagodoni.

Chabert, C. (1999, maio). Les voies intérieures. *Revue Française de Psychanalyse*, 63, 1445-1488.

Coelho Junior, N. E. (2004). Ferenczi e a experiência da Einfühlung. *Ágora: Estudos de Teoria Psicanalítica*, 7(1), 73-85.

Dupont, J. (1998). The concept of trauma according to Ferenczi and its effects on subsequent psychoanalytical research. *International Forum of Psychoanalysis*, 7(4), 235-241.

Eigen, M. (2012). On Winnicott's clinical innovations in the analysis of adults. *International Journal of Psychoanalysis, 93,* 1449-1459.

Ellman, S. J., & Moskowitz, M. (ed.). (1998). *Enactment: toward a new approach to the therapeutic relationship.* Northvale: Jason Aronson.

Emde, R., Polak, P., & Spitz, R. (1965). Anaclitic depresion in an infant raised in an instituition. *Journal of the American Academy of Child Psychiatry, 4*(4), 545-553.

Ferenczi, S. (1990). *Diário clínico.* São Paulo: Martins Fontes.

Ferenczi, S. (1992a). A técnica psicanalítica. In S. Ferenczi, *Obras completas* (vol. 2, pp. 357-367). São Paulo: Martins Fontes. (Trabalho original publicado em 1919).

Ferenczi, S. (1992b). A adaptação da família à criança. In S. Ferenczi, *Obras completas* (vol. 4, pp. 1-13). São Paulo: Martins Fontes. (Trabalho original publicado em 1928).

Ferenczi, S. (1992c). Elasticidade da técnica psicanalítica. In S. Ferenczi, *Obras completas* (vol. 4, pp. 25-36). São Paulo: Martins Fontes. (Trabalho original publicado em 1928).

Ferenczi, S. (1992d). A criança mal acolhida e sua pulsão de morte. In S. Ferenczi, *Obras completas* (vol. 4, pp. 47-51). São Paulo: Martins Fontes. (Trabalho original publicado em 1929).

Ferenczi, S. (1992e). Princípio de relaxamento e neocatarse. In S. Ferenczi, *Obras completas.* (vol. 4, pp. 53-68). São Paulo, Martins Fontes. (Trabalho original publicado em 1930).

Ferenczi, S. (1992f). Reflexões sobre o trauma. In S. Ferenczi, *Obras completas* (vol. 4, pp. 109-117). São Paulo: Martins Fontes. (Trabalho original publicado em 1931-1932).

Ferenczi, S. (1992g). Confusão de língua entre os adultos e a criança. In S. Ferenczi, *Obras completas* (vol. 4, pp. 97-106). São Paulo: Martins Fontes. (Trabalho original publicado em 1933).

Ferenczi, S. (1993a). Prolongamentos da "técnica ativa" em psicanálise. In S. Ferenczi, *Obras completas* (vol. 3, pp. 109-125). São Paulo: Martins Fontes. (Trabalho original publicado em 1921).

Ferenczi, S. (1993b). Contraindicações da técnica ativa. In S. Ferenczi, *Obras completas* (vol. 3, pp. 365-375). São Paulo: Martins Fontes. (Trabalho original publicado em 1926).

Figueiredo, L. C. (2003). *Psicanálise: elementos para a clínica contemporânea*. São Paulo: Escuta.

Figueiredo, L. C., Tamburrino, G., & Ribeiro, M. (2012). *Balint em sete lições*. São Paulo: Escuta.

Freud, S. (1970). *Neue Folge der Vorlesungen zur Einführung in die Psychoanalyse. Studienausgabe*. Frankfurt: S. Fischer Verlag. (Trabalho original publicado em 1933).

Freud, S. (2006a). Além do princípio do prazer. In S. Freud, *Edição standard brasileira das obras psicológicas completas de Sigmund Freud* (vol. 2, pp. 3-42). Rio de Janeiro: Imago. (Trabalho original publicado em 1920).

Freud, S. (2006b). Inibição, sintoma e angústia. In S. Freud, *Edição standard brasileira das obras psicológicas completas de Sigmund Freud* (vol. 20, pp. 48-170). Rio de Janeiro: Imago. (Trabalho original publicado em 1926).

Guasto, G. (2014). Trauma and the loss of basic trust. *International Forum of Psychoanalysis*, *23*(1), 44-49.

Gutiérrez Peláez, M. (2009). Trauma theory in Sándor Ferenczi's writings of 1931 and 1932. *International Journal of Psychoanalysis*, *90*, 1217-1233.

184 A MATRIZ FERENCZIANA

Langs, R. (1988). *Thérapie de vérité, thérapie de mensonge*. Paris: PUF.

Lejarraga, A. L. (2008). Clínica do trauma em Ferenczi e Winnicott. *Natureza Humana [online]*, *10*(2), 115-147.

Merleau-Ponty, M. (1988). *Merleau-Ponty à la Sorbonne*. Paris: Cynara.

Moreno, M. M. A. (2014). *Trauma precoce e ligações psíquicas, um estudo psicanalítico* (Tese de doutorado). Instituto de Psicologia, Universidade de São Paulo, São Paulo.

Ogden, T. H. (2014). Fear of breakdown and the unlived life. *International Journal of Psychoanalysis*, *95*, 205-223.

Pontalis, J-B. (1977). *Entre le rêve et la douleur*. Paris: Gallimard.

Prado de Oliveira, L. E. (2011). *Sándor Ferenczi: la psychanalyse autrement*. Paris: Armand Colin.

Rank, O. (1934). *O traumatismo do nascimento*. Rio de Janeiro: Marisa Editora. (Trabalho original publicado em 1924).

Rickman, J. (1951, março). Methodology and research in psychopathology. *Psychology and Psychotherapy*, *24*(1), 1-7.

Rickman, J. (2003). *Selected contributions to psycho-analysis*. London: Karnac.

Searles, H. (1981). *Le contre-transfert*. Paris: Gallimard. (Trabalho original publicado em 1972).

Spitz, R. A. (1946). Anaclitic depression. *Psychoanalytic Study of the Child*, *2*, 313-342.

Spitz, R. (1959). *A genetic field theory of ego formation: its implications for pathology*. Denver: International Universities Press.

Spitz, R. (1977). *No y si: sobre la genesis de la comunicacion humana*. Buenos Aires: Hormé. (Trabalho original publicado em 1957).

Spitz, R. (1983). *Dialogues from infancy: selected papers* (R. N. Emde, Ed.). New York: International Universities Press.

Spitz, R. (1991). *O primeiro ano de vida*. São Paulo: Martins Fontes. (Trabalho original publicado em 1965).

Steele, B. F. (1975). René A. Spitz, M.D, 1887-1974. *Psychoanalytic Quarterly, 44*, 3-4.

Stewart, H. (1996). *Michael Balint: object relations pure and applied*. London/New York: Routledge.

Winnicott, D. W. (1984). *Through paediatrics to psychioanalysis: collected papers*. London: Karnac. (Trabalho original publicado em 1958).

Winnicott, D. W. (1990a). Psychiatric disorder in terms of infantile maturational processes. In D. W. Winnicott, *The maturational process and the facilitating environments* (pp. 230-241). London: Karnac. (Trabalho original publicado em 1963).

Winnicott, D. W. (1990b). *The maturational process and the facilitating environments*. London: Karnac. (Trabalho original publicado em 1965).

Winnicott, D. W. (1992a). The mother-infant experience of mutuality. In C. Winnicott, R. Shepherd, & M. Davis (org.), *Psychoanalytic explorations* (pp. 251-260). Cambridge: Harvard University Press. (Trabalho original publicado em 1969).

Winnicott, D. W. (1992b). Fear of breakdown. In C. Winnicott, R. Shepherd, & M. Davis (org.), *Psychoanalytic explorations* (pp. 87-95). Cambridge: Harvard University Press. (Trabalho original publicado em 1974).

Winnicott, D. W. (1999). *Playing and reality*. Howe/New York: Bruner-Routledge. (Trabalho original publicado em 1971).

Estratégias e táticas de cura na psicanálise contemporânea transmatricial

Luís Claudio Figueiredo
Nelson Ernesto Coelho Junior

Introdução[1]

A partir do que vimos nas apresentações das duas matrizes do adoecimento psíquico, correlacionadas às duas grandes estratégias da clínica psicanalítica, neste momento exploraremos o território da chamada "psicanálise contemporânea". A esta expressão um tanto vaga e inespecífica tentaremos dar um sentido mais claro e explícito: falaremos em psicanálise transmatricial.

Em outro momento (Figueiredo, 2009), havíamos proposto a tese de que a psicanálise atual, em suas melhores e mais fecundas florações, atravessava paradigmas: por exemplo, reúnem-se pulsão e objeto, dimensões intrapsíquicas e intersubjetivas, a operação das fantasias e os efeitos do traumático, as experiências de desamparo e dependência e a problemática do desejo, conflitos e déficit; todos estes polos comparecem de forma articulada na psicanálise que se

---

1 Por Luís Claudio Figueiredo.

188 ESTRATÉGIAS E TÁTICAS DE CURA...

desenvolveu nas últimas décadas do século XX e estão cada vez mais presentes no pensamento que brota e incide na clínica atual. Hoje, podemos expressar melhor a mesma ideia afirmando que são pensamentos transmatriciais em que os adoecimentos por ativação e os adoecimentos por passivação, isto é, a linhagem freudo--kleiniana e a ferencziana, estão presentes.

Para dar substância a esse argumento, focalizaremos as obras de quatro autores: André Green, René Roussillon, Anne Alvarez e Thomas Ogden. Não serão apresentações exaustivas de cada um desses psicanalistas, apenas o necessário para mostrar como os quatro representam bem a psicanálise transmatricial de que estamos falando, cada um à sua maneira. Isto é, nos será de grande utilidade o método comparativo, seja para identificar a marca transmatricial que lhes é comum, seja para discriminar o que há de singular em cada arranjo. De fato, estamos além da era das escolas, e isso significa que nenhum desses analistas criou uma corrente à parte do resto da psicanálise. Ao contrário, são pensadores que, cada um explorando seu viés particular, fazem esforços no sentido de articulação, do que dão testemunho as listas de referências bibliográficas que acompanham seus textos. Nessa articulação, como vamos verificar na análise das quatro obras, caberá à matriz ferencziana uma função suplementar, embora sempre indispensável, para pensar e tratar os adoecimentos que estarão no centro de interesse da psicanálise atual.

Porém, antes de iniciarmos nossa apresentação de Green, Roussillon, Ogden e Anne Alvarez, cabem algumas considerações gerais.

Considerações gerais acerca da psicanálise contemporânea transmatricial

Tomaremos como um marco da psicanálise transmatricial o relatório produzido por André Green em 1974 para um congresso internacional da International Psychoanalytical Association (IPA) e publicado como "L'analyste, la symbolization et l'absence" (Green, 1974/1990a). Mais adiante, ao apresentarmos suas ideias de maneira mais detalhada, retornaremos a esse texto. Agora, vamos usá-lo tão somente para dele extrairmos ideias gerais sobre a psicanálise contemporânea.

Embora esse autor não se expresse nos nossos termos, o que vemos é a tentativa de responder teórica e clinicamente aos desafios colocados à teoria e à técnica da psicanálise pela patologia *borderline* e pelos pacientes traumatizados; é a conjunção e a sobreposição dos sofrimentos por passivação com os sofrimentos por ativação de angústias e defesas, o que exige reflexão e criatividade de psicanalistas como André Green. Mais adiante em seu percurso, Green começará a falar em "pacientes do sofrimento não neurótico", entre os quais estão os *borderline*, que o ocupavam na época e que receberam uma consideração aprofundada no livro *La folie privée*, do qual o relatório de 1974 tornou-se um dos capítulos. Em outras palavras, nos pacientes *borderline*, será preciso abrir espaço para a consideração do morto e da morte psíquica no contexto da matriz freudo-kleiniana, ou seja, um lugar para a matriz fer024 ao lado – ou no interior – da outra, suplementando-a. Green visava a pacientes ao mesmo tempo muito angustiados e defendidos que, no entanto, carregam áreas de seus psiquismos silenciadas e agonizantes, buracos negros internos, conforme vimos na apresentação do pensamento de Sándor Ferenczi.

190 ESTRATÉGIAS E TÁTICAS DE CURA...

Um aspecto dessa necessidade de conjugação das duas matrizes de adoecimento no tratamento desses pacientes se manifesta na importância atribuída a Bion e Winnicott, tanto na psicanálise transmatricial de Green quanto também na dos outros analistas a serem examinados. Conjugando esses dois pilares, angústias primitivas, terrores inomináveis, defesas radicais e estados agonizantes podem ser compreendidos teoricamente e tratados de modo integrado. Na matriz freudo-kleiniana, Bion nos dá notícia de um sujeito psíquico sempre ativo, mas que depende de um objeto primário igualmente ativo para que seu processo de saúde não seja interrompido: fracassos na atividade desse objeto resultarão em adoecimentos e, no limite, "nascimentos psíquicos incompletos" ou mesmo totalmente falhados, nos quais angústias e defesas são intensamente ativadas. Já Winnicott, na matriz ferencziana, nos dá notícia de um sujeito dependente e entregue à atividade de sustentação do objeto primário, melhor dizendo, do ambiente. Nesta medida, trata-se de um psiquismo relativamente passivo e totalmente indefeso, mas dotado de um importante potencial de atividade – a criatividade primária; esta, contudo, só se desenvolverá e operará se lhe forem oferecidas pelo ambiente condições favoráveis e facilitadoras. A regressão à dependência e à passividade, ou seja, à experiência traumatizante de passivação, estará sempre no horizonte de possibilidade mórbida deste sujeito.

Bion e Winnicott permearão, de forma insistente e indispensável, todas as elaborações transmatriciais. Antes de prosseguirmos, porém, cabe ressaltar ainda mais um pouco a importância e a necessidade dessas elaborações, às vezes muito complexas. A clínica atual nos obriga efetivamente a reconhecer a presença da vida (na forma de fantasias, angústias e defesas superativadas e compensatórias) mesmo nos adoecimentos por passivação. Estes são aqueles adoecimentos em que traumatismos levaram à extinção de fantasias, angústias e defesas ativas; eventualmente, levaram à extinção do próprio "aparelho para pensar". Geram-se aí as chamadas "patologias do vazio", apatia, tédio, desorientação, "inépcia para a vida", funcionamento operatório, "depressão essencial" etc. – rol de adoecimentos que Green denominou de "série branca". Mas, frequentemente, nesses estados são também acionadas defesas na linha da mania, das estratégias obsessivas e da pseudovitalidade que dão certo colorido aos adoecimentos nesta "série branca".

Em contrapartida, verifica-se a presença da morte psíquica em muitos adoecimentos por ativação, como em alguns sofrimentos neuróticos muito graves. São situações em que se podem gerar "congelamentos" de angústias, sem extingui-las; por exemplo, intensas angústias podem ser "fixadas" em cenas estáticas e congeladas, e em "histórias recobridoras" e versões estratificadas de caráter defensivo; qualquer mínimo descongelamento produz uma eclosão intensa das angústias e defesas ativas; porém, enquanto isso não ocorre, temos uma presença do negro nesta "série vermelha", para continuarmos usando a terminologia do analista francês.

Nós precisamos ter escuta para o branco, para o rubro e para o negro, por assim dizer, e necessitamos ter à nossa disposição os conceitos e os instrumentos competentes para tarefa tão complexa e nuançada.

No entanto, ainda precisamos responder a uma questão: já que Winnicott e Bion podem ser aproximados e articulados na clínica transmatricial, não poderíamos dispensar um dos dois e centrar nosso trabalho em apenas um deles, tornando mais fácil nossa tarefa? Por que ambos são necessários? Para enfrentar essa questão, precisamos saber em que medida se aproximam, mas também em que medida se diferenciam. Dois textos podem nos ajudar neste momento: um de Robert Hinshelwood, outro de Thomas Ogden. Finalmente, examinaremos um trabalho de Ogden que, embora

192 ESTRATÉGIAS E TÁTICAS DE CURA...

centrado em Winnicott, nos dará um precioso subsídio na elaboração de uma resposta à questão anteriormente colocada.

Lendo Hinshelwood

Em texto de 2015, R. Hinshelwood aponta as proximidades e as diferenças entre os conceitos de *holding* (Winnicott) e *containing* (Bion). Segundo ele, temos, de um lado, um bebê indiferenciado e indefeso (Winnicott), carente de sustentação, e, de outro, um bebê já diferenciado, já agitado/acossado por pulsões e fantasias angustiantes, e já dotado de poucas e limitadas defesas; este bebê nasce precisando do objeto para se aliviar de angústias/pavores que ele já consegue projetar sobre e para dentro do objeto primário – por via da identificação projetiva, usada como um mecanismo primitivo de comunicação e defesa, cujo êxito depende das atividades do objeto. As falhas ambientais, segundo Winnicott, produzem sofrimentos passivos, enquanto as falhas do objeto, em termos de uma incapacidade para a continência e a *rêverie*, em termos bionianos, geram a ativação de angústias e defesas primitivas e radicais.

Para Winnicott, a experiência é a de uma não integração passiva, enquanto, nos termos de Klein e Bion, teríamos um ego ativamente fragmentado por meio de cisões.

Na contratransferência, o analista é requisitado pela falsa atividade e pela fundamental passividade de um paciente traumatizado, em termos winnicottianos; nos termos de Bion, o desafio contratransferencial é o de lidar com estados de mente produzidos ativamente no analista pelo paciente psicótico ultra-ativado em suas angústias, defesas e ataques.

Enfim, o que Hinshelwood percebe muito bem nesse artigo são as diferenças e oposições teóricas entre Bion e Winnicott, resultantes de pressuposições antagônicas de passividade e atividade nos processos de constituição psíquica e de adoecimento. O que ele deixa de perceber, porém, é a linhagem clínica ferencziana e a consideração do adoecimento por passivação em Winnicott, situando esse autor apenas na tradição kleiniana. Essa localização, totalmente adequada quando se trata de Bion, não é suficiente para a compreensão de Winnicott, mesmo que ele, como sabemos, tenha tido em Melanie Klein uma de suas fontes.

Lendo Ogden

Em um texto publicado em 2004 sob o título "On holding and containing, being and dreaming", Thomas Ogden igualmente se dedica a discriminar entre nossos dois autores e, mais particularmente, entre as operações de *holding* e *containing*.

Nesse contexto e com esse propósito, Ogden chama nossa atenção, em primeiro lugar, para a dimensão ontológica do *holding*: trata-se de dar sustentação ao ser e ao durar – uma questão que tem a ver com a continuidade de ser e com a vida, o amadurecimento e a internalização das condições de estar vivo.

Em contrapartida, Ogden assinala a dimensão processual, implicada no *containing*, do trabalho de transformação da experiência emocional em sua permanente atividade.

Em seguida, aponta as diferenças e a suplementaridade entre as operações de "sustentação da vida" e de "transformações das atividades psíquicas", a serviço de sua expansão.

Seu exame do *holding* tem como ponto de partida uma imagem de base para a clínica da sustentação: trata-se do embalar firme e suave, do dar colo e segurança – uma atividade contínua e discreta da mãe que garante e dá suporte ao estar vivo do bebê, o qual pode se entregar passivamente ao cuidado materno. A qualidade mais primitiva de vitalidade é a experiência de estar vivo antes mesmo de o bebê virar um sujeito (*the earliest quality of aliveness: the*

194 ESTRATÉGIAS E TÁTICAS DE CURA...

experience of being alive before the infant become a subject). Essa sustentação opera preservando o "estar vivo" de uma boa parte da alteridade imposta pelo mundo, preservando a vitalidade do infante do "tempo do mundo" em sua alteridade potencialmente traumática e apassivadora.

Na clínica psicanalítica, o *holding* atua pela presença silenciosa, contínua e disponível do analista; há no *holding* a oferta de um "lugar de vida" para o estabelecimento de relações de objeto em que a experiência de estar vivo seja conservada e enriquecida (*object-related ways of being alive*).

Ogden acompanha a internalização da função de *holding*, com a instituição da possibilidade de viver criativamente só, seja na presença, seja na ausência da mãe, e vai desde aí até a função do *holding* na passagem para a posição depressiva, ou seja, no trânsito dos pedaços às unidades inteiras e separadas, em permanente transformação (vivas).

Sendo o *holding*, em todas as fases do amadurecimento emocional e em todas as suas modalidades, uma ação do objeto e do ambiente visando sustentar a vida, a clínica que tem na oferta de *holding* um elemento essencial enquadra-se na estratégia básica de vitalização, como a estamos designando neste livro.

Já no exame das relações "*container-contained*" acentua-se o trabalho psíquico de processamento permanente da experiência emocional, mas também seus limites – o que pode ser dito, nos termos de Bion, como sendo a função psicanalítica da personalidade.

Ogden toma o *dreaming* como sendo o trabalho psíquico inconsciente padrão e contínuo, ativo na formação do inconsciente a partir da experiência vivida; um processo ativo de transformação de atividades psíquicas (o contido é visto como um processo ativo)

O *dreaming* como processo ativo participa do crescimento psíquico tanto nos processos de conter quanto nos processos do contido. Por outro lado, os limites dos processos de continência e os aspectos indigestos e corrosivos dos processos dos contidos criam problemas para os quais se impõe a necessidade de duas mentes ativas trabalharem juntas para pensar a experiência emocional; isso é verdadeiro tanto no começo da vida como na análise (nos casos de identificação projetiva "normal"). É somente quando ocorrem falhas graves e repetidas nos processos ativos de conter e transformar (ausência ou defeitos na *rêverie*) que se verifica o retorno do projetado como "pavor sem nome" e os ataques do contido ao continente, aos elos e à capacidade de pensar (e ligar), como defesa ativa contra o pavor sem nome.

A proposta terapêutica de Ogden, concebida a partir de Bion, é a de uma clínica do equilíbrio dinâmico entre atividades de continente e atividades de contido para evitar as ativações excessivas: evitar que angústias cresçam e se tornem "pavor sem nome" e evitar que a identificação projetiva normal e saudável (um mecanismo autorregulatório) se torne identificação projetiva hiperbólica (um mecanismo de defesa). Nesta medida, a clínica preconizada por Ogden a partir de Bion se enquadra na estratégia básica da desativação: a relativa correspondência entre continente e contido permite que ambos se expandam e enriqueçam sem a ativação excessiva de angústias e defesas.

O entrelaçamento da morte e da vida segundo Thomas Ogden

No entanto, a clínica de Thomas Ogden se apresenta como sintonizada tanto com a estratégia da desativação, oriunda da matriz freudo-kleiniana (e nele presente pela via de Bion), quanto com a estratégia da vitalização, oriunda da matriz ferencziana (e nele operando pela via de Winnicott). Mais adiante, dedicaremos muitas páginas ao pensamento de Thomas Ogden, plantado nessa encruzilhada. Mas, já agora, nos pode ser útil entender como para ele as duas matrizes são exigidas para enfrentar o essencial entrelaçamento de vida e morte. Para tanto, vamos examinar sua interpretação do artigo de Winnicott "O medo do colapso" (1963), presente em seu artigo "Fear of breakdown and the unlived life", publicado em 2014.

Creio que a maior originalidade do exame a que ele submete esse texto extraordinário de Winnicott – e que tanto nos ajudou na compreensão da problemática dos estados agonizantes provenientes de experiências traumáticas apassivadoras – é a formulação da tese da universalidade da experiência da "morte dentro".

Há, segundo Ogden, um colapso precoce (já ocorrido) e de caráter universal: dá-se com o rompimento do vínculo primário entre o bebê e sua mãe. Contudo, quando, ao mesmo tempo que ocorre esse rompimento, continua existindo uma presença sustentadora do ambiente, a experiência do trauma não se configura plenamente. Quando, ao contrário, prevalece a ausência de *holding* suficiente, instala-se a morte na vida: uma morte dentro, ou seja, uma parte da vida que não é vivida e é mantida inoperante, mas na condição de cindida/recusada.

Emergem, então, as defesas psicóticas para manter a "vida não vivida" (a parte morta) fora do circuito psíquico. Daí decorre o medo do colapso e seu caráter paradoxal: teme-se que com o colapso das defesas atuais – defesas psicóticas – venha aflorar uma crise que é vivida como uma experiência radical e avassaladora de passivação; é quando viria à tona a morte já ocorrida no início da vida, mas sempre evitada com o recurso às defesas primitivas, como a cisão. Teme-se que, no futuro, retorne o trágico passado: a morte já ocorrida.

O tratamento dos pacientes profundamente e extensamente apassivados e, contudo, também angustiados e defendidos, isto é, sofrimentos que uma agonia de base confina com angústias e defesas, implica tanto a interpretação das defesas e a continência das angústias como, principalmente, a recuperação da vida, ou a "chamada para a vida" da "vida não vivida"; é quando Ogden recorre à noção de "*reclaiming*" em uma estratégia de revitalização: o livro em que esse artigo foi republicado se intitula *Reclaiming the unlived life* (2016). É curioso que esta noção, proposta por Anne Alvarez desde 1988 e muito presente em seu livro de 1992, *Live Company*, seja adotada por Ogden sem nenhuma referência à autora britânica.

Mas o que aqui nos interessa ressaltar é que, segundo Ogden, há dois núcleos permanentes em todos os psiquismos, inclusive os mais aptos para os trabalhos psíquicos e saudáveis: um núcleo vital e vitalizante, o que se angustia e defende, mas também cria, elabora e se expande, e outro que guarda as marcas da experiência traumática, as marcas da "morte dentro". Isso porque, por mais eficiente que seja o ambiente na oferta de *holding*, a eficiência não será nunca absoluta, e o rompimento do vínculo primário jamais é indolor e isento de consequências mortíferas.

Por outro lado, é justamente essa universalidade da experiência da "morte dentro", uma morte já acontecida, em alguma medida presente em todos nós, que nos torna, enquanto analistas, capazes de empatizar com os indivíduos seriamente apassivados, precocemente traumatizados, sujeitos em que essa tragédia pode retornar a qualquer momento, o que os deixa com o tal medo do colapso que Winnicott identificava em alguns pacientes.

Talvez essa exegese fina e criativa do texto de Winnicott seja a mais consistente argumentação acerca do entrelaçamento universal de morte e vida em nossos psiquismos, o que resulta na mais

198 ESTRATÉGIAS E TÁTICAS DE CURA...

forte fundamentação de uma clínica que se nutre das duas matrizes do adoecimento psíquico geradas no terreno da psicanálise.

André Green e a psicanálise transmatricial[2]

A inauguração da psicanálise contemporânea: o relatório de André Green de 1974

No livro de 1990 *La folie privée*, em que o relatório "L'analyste, la symbolization et l'absence" veio a ser publicado como capítulo, encontramos, à guisa de introdução, o texto "A reviravolta dos anos loucos" (Green, 1990b). Convém recordar quanto devemos a esse trabalho: foi nele que encontramos uma clara contraposição entre, de um lado, a ideia de uma atividade inesgotável em Freud e Klein e, de outro, o reconhecimento de que a atividade psíquica pode ser sobrepujada e interrompida, quando não extinta, em condições particularmente adversas; é o que pensava Ferenczi e, em certa medida, os que o seguiram, como Balint e Winnicott.

Na evolução de Freud e em todas as suas grandes inovações de 1920 e 1923, o que permanece é a crença na atividade inesgotável dos processos psíquicos e em sua criatividade. Green demonstra que tudo que se altera (o novo dualismo pulsional e o conflito entre pulsões de vida e de morte e uma nova concepção sobre a compulsão à repetição, em 1920; o isso em sua perenidade e os limites quase intransponíveis à análise, como a reação terapêutica negativa, a compulsão à repetição e as "resistências do id", em 1923) reitera o essencial; são mudanças a serviço de uma permanência: a inesgotabilidade dos recursos e atividades psíquicas mesmo nas mais adversas condições, mesmo quando o psiquismo

---

2 Por Luís Claudio Figueiredo.

acolhe o sofrimento e a dor em seu seio, como no texto de 1924 sobre o masoquismo primário.

Assim, a divergência com Ferenczi não se restringe à técnica e às orientações clínicas: "O verdadeiro debate é metapsicológico", assinala Green. Para Freud, a atividade psíquica sempre se renova; para Ferenczi, ela pode ser asfixiada e destruída pelas experiências traumáticas precoces e muito intensas.

Além de nos propor essa importante diferenciação, em um texto mais recente, Green (2000a) nos falará da morte dentro da vida, o que explicita sua tentativa de articular as duas linhagens do pensamento psicanalítico, inserindo uma perspectiva ferencziana no bojo da matriz freudo-kleiniana. Mas já na época de seu livro de 1990, e antes mesmo dele, tal propósito é evidente.

Dito isso, passemos ao relatório de 1974, mas não sem antes indicarmos o que o precede na produção greeniana. À época de seu relatório, nosso autor já havia se dedicado às questões dos narcisismos – narcisismo de vida e narcisismo de morte (1966, 1969, 1973) –, ao estudo da psicose branca (Donnet & Green, 1973) e à reinterpretação da pulsão de morte como destrutividade, desinvestimento e desobjetalização. Ou seja, a "nova psicanálise" já estava em andamento antes mesmo dessa exposição programática, mas em que é também evidente um viés retrospectivo.

Depois do relatório, a obra avança tratando da questão dos limites (1976), da síndrome da mãe morta (1980), dos trabalhos do negativo (1993), da posição fóbica central (1998), dos adoecimentos não neuróticos etc.

Vejamos agora alguns dos pontos chave do relatório.

De início, Green nos apresenta ao tronco freudiano da psicanálise em seu contínuo desenvolvimento, projetando-se para o tempo "pós-freudiano" e incorporando-o: a morte dentro da vida

200 ESTRATÉGIAS E TÁTICAS DE CURA...

na forma de um buraco negro na trama das representações; o traumático situado no campo do conflito pulsional entre pulsões de vida e pulsões de destruição. Abre também um lugar para Ferenczi e para os de sua linhagem (Balint e Winnicott). Finalmente, acentua a importância de Winnicott e de Bion para encarar e pensar as mudanças no campo analítico em seus extremos: o chamado "antianalisando" (o que não regride e não se entrega à situação analítica) e o paciente da regressão fusional, ambos extrapolando o "analisável" na psicanálise clássica.

São situações em que se manifestam os "transtornos do pensamento", e aqui a referência a Bion é fundamental; neste contexto, aparecem as alusões à "psicose branca" e ao trabalho com a morte psíquica, na vertente bioniana. Observe-se que, embora Bion e Winnicott sejam ambos bastante citados, indiscutivelmente, em *L'enfant de ça* – trabalho sobre a psicose branca –, Donnet e Green (1973) tendem à perspectiva bioniana de considerar a psicose pelo ângulo de um problema no campo da capacidade de pensar, de representar e simbolizar.

Mas o centro do foco de Green é reservado à problemática *borderline*, na qual se observa uma "escolha" do indivíduo entre delirar ou morrer, isto é, entre deixar que as fantasias proliferem ou esvaziar-se. Na verdade, a proliferação das fantasias delirantes é o que aparece como defesa contra o maior dos pavores, um medo subterrâneo ao vazio agônico, tema a que retornaremos inúmeras vezes. Ou seja, no fundo dos delírios jaz o maior dos pavores, o medo do abismo, do buraco negro, da zona morta e desinvestida do psiquismo, gerada pela ativação excessiva das pulsões de destruição dirigidas ao próprio sujeito e ao seu aparelho para pensar.

Também as ligações indestrutíveis com maus objetos são vistas como forma de defesa contra o vazio agônico: o sofrimento das angústias serve de defesa contra o vazio, *le gouffre noir* com sua força de atração – é preferível um objeto mau a nenhum objeto, até porque o mau objeto perturba, excita, enraivece e atemoriza. Enfim, traz uma sensação de vida onde, em sua ausência, impera a morte e o sem sentido.

É o momento em que são trazidas para o relatório as descobertas de Green sobre a pulsão de morte em sua dupla direção – destruição do objeto e destruição do si mesmo – e sobre o narcisismo negativo, o narcisismo de morte, aquele em que a dor psíquica é evitada pela redução ao zero de tensão, pelo retorno ao nada, um investimento no não: não sentir, não pensar, não ser.

Mas a técnica winnicottiana, segundo Green, é a necessária para lidar com essa patologia, que fora, contudo, interpretada em termos fundamentalmente bionianos. Outras técnicas, como as desenvolvidas por Freud e por Klein, por exemplo, podem deixar a parte morta totalmente abandonada pelo analista silencioso, ou, em vez disso, a parte viva insuportavelmente invadida pelo analista que muito interpreta; ou seja, outras técnicas atiçariam as angústias de abandono e de invasão características dos pacientes *border-line*. Apenas a técnica de Winnicott, fundada na oferta de *holding*, poderá acompanhar o sujeito evitando estes dois extremos: muita vida angustiada e defendida, e/ou uma morte instalada na forma do buraco negro.

Podemos já neste momento identificar na posição de André Green na história da psicanálise contemporânea transdisciplinar uma dupla dimensão: de um lado, a predominância da matriz freudo-kleiniana e da sua crença na atividade inesgotável dos processos psíquicos e em sua criatividade – a onipotência infantil (permanente, ainda que recalcada ou sublimada) e os poderes transformadores e criativos do psiquismo; de outro, a inclusão da problemática ferencziana no seio da matriz freudo-kleiniana – os pacientes precoce e maciçamente traumatizados (apassivados,

202 ESTRATÉGIAS E TÁTICAS DE CURA...

atingidos pela passivação). Há, portanto, o reconhecimento da importância da problemática teórico-clínica ferencziana, embora emerjam divergências com Ferenczi nos planos metapsicológico e clínico.

Vemos também, o que será mais bem elucidado adiante, a subordinação da questão do traumático à problemática pulsional: o que as experiências do traumático produzem é uma ativação desmedida das pulsões destrutivas, e estas é que serão responsáveis pela produção dos buracos negros, pela instalação de zonas mortas e silenciadas no seio do psiquismo.

Para tal argumentação, a reconsideração da pulsão de morte como pulsão destrutiva, já realizada à época por Green, era essencial, fosse como destruição do objeto, fosse como destruição do si mesmo. Nesta reinterpretação do texto de 1920, cabe ressaltar a desconsideração da especulação freudiana sobre o regresso ao inanimado e ao inorgânico e, em contrapartida, a ênfase nas dimensões e manifestações clínicas (individuais e coletivas) da "pulsão de morte" em termos de destrutividade; a isso se liga o conceito de desinvestimento como forma radical de destruição sem agressividade manifesta, como se observa em estados de depressão primária em que a aspiração ao não ser, ao nada (*néant*) é um fator determinante. É neste contexto teórico que Green reconsidera o segundo conflito pulsional, adotando os conceitos amplos de objetalização (pulsões de vida) e desobjetalização (pulsões de morte). Os efeitos da pulsão agressiva desobjetalizante, quando voltada para o próprio, o si mesmo, são justamente a criação do que Green denomina de a "cratera sem fundo" (*le gouffre sans fond*) no interior do psiquismo, uma cavidade cavernosa e funda com uma poderosa força de atração, capaz de gerar o maior dos pavores, a queda no abismo presente nas patologias do vazio, na psicose e nos casos *borderline*. Tal pavor se manifesta na forma de tentativas de preenchimento que vão, como vimos, da proliferação das fantasias persecutórias delirantes às ligações com maus objetos tirânicos e torturadores.

É neste contexto que podemos ler:

> *Entretanto, todos os autores reconheceram que a maior parte das manobras defensivas dos estados--limite e das psicoses têm por objetivo lutar não somente contra as angústias primitivas persecutórias, com as ameaças de aniquilamento que lhes estão associadas, mas também contra o enfrentamento do vazio que é, provavelmente, o estado mais intolerável, temido por estes sujeitos, e cujas cicatrizes deixam um sentimento de insatisfação eterna e ameaças recorrentes de afundar no nada. (Green, 1990a, p. 113)*

Entendamos bem que esse vazio apavorante foi o resultado das pulsões desobjetalizantes acionadas pelo psiquismo sempre ativo contra o próprio psiquismo traumatizado: a passividade se instala como efeito de uma superativação das pulsões destrutivas.

É nítida a diferença entre esta "nova perspectiva freudiana", formulada por André Green para dar conta das patologias do vazio, frequentes em "pacientes ferenczianos", e a perspectiva teórico--clínica propriamente ferencziana, centrada na repetição automática do traumatismo com seus efeitos mortíferos.

Daí decorrem consequências técnicas: o essencial será a empatia com o sofrimento do traumatizado que traz a morte dentro de si na forma de uma repetição automática do trauma, ou a interpretação analítica? Diante desta questão, fica clara a opção básica de Green pela técnica na matriz freudo-kleiniana, a via interpretativa, em que pesem suas considerações tão positivas à técnica de

204 ESTRATÉGIAS E TÁTICAS DE CURA...

Winnicott e suas críticas ao silêncio excessivo do analista em reserva (*à la* Freud e Lacan) e às interpretações excessivas do analista implicado (*à la* Klein).

Algumas observações complementares podem finalizar nosso exame do relatório de 1974. O "confronto com o vazio pavoroso" e a "ameaça de afundar no nada" estão diretamente ligados aos estados de agonia, mencionados por Winnicott em seu texto sobre o medo do colapso (embora Green não use esse termo), e se diferenciam das angústias, mesmo das mais primitivas, as angústias de abandono e as de invasão. Estas já fazem parte do sistema de defesas ativas: o sujeito se angustia para não agonizar, delira para não morrer, mantém-se ligado e mesmo procura maus objetos para não cair no vazio, desespera-se para não perder a esperança. Como lemos em Green, "o objeto é mau, mas é bom que ele exista, mesmo que só exista como mau objeto"; podemos entender que um mau objeto já é alguma coisa, seja porque se mantém a esperança de que se converta em objeto bom, seja porque, mesmo como objeto mau, canaliza "para fora" a pulsão destrutiva, evitando sua operação desobjetalizante interna que levaria à nadificação (*néantification*) do próprio sujeito. Lembremos que certos sujeitos preferem ter um cônjuge de quem reclamar e de quem se queixar, a quem odiar ou desprezar, do que produzir um buraco negro (*gouffre sans fond*) em si mesmos e por ele serem atraídos.

Mas não podemos esquecer: para A. Green, o *gouffre sans fond*, o vazio e o nada (*néant*) não são efeitos diretos das falhas traumatizantes dos objetos primários, mas da mobilização da pulsão destrutiva em sua dupla direção, o que gera uma existência solitária em um mundo deserto, e buracos no interior do psiquismo (*la mort dans la vie*).

Nesta medida, a passivação ocorre e é reconhecida pelo analista, mas decorre, de acordo com nosso autor, da ativação da pulsionalidade destrutiva quando há uma falha no objeto primário concebida *à la* Bion (falha na função continente e na capacidade de *rêverie* da mãe). Diz ele em outro trabalho: "O sujeito é então afundado [*plongé*] em um estado de impotência sem esperança. É o que eu chamo de passivação, que significa que se obriga alguém a sofrer passivamente" (Green, 2012, p. 143).

As implicações clínicas têm algo de contraditório: entre um Balint muito reservado e uma Melanie Klein muito falante, Green aprova a técnica de Winnicott para o tratamento desses pacientes com a morte dentro da vida e, embora não fale em estratégia de revitalização, fala em introduzir o jogar/brincar e em instalar o espaço potencial. Assim sendo, vai além da matriz freudo-kleiniana pela via de Winnicott, mas não parece renunciar aos fundamentos metapsicológicos freudianos da técnica interpretativa.

Passemos agora a um dos mais importantes trabalhos de André Green, certamente o seu texto mais famoso, para nele continuarmos a apreciar o modo pelo qual esse analista pratica e concebe uma psicanálise transmatricial.

A síndrome e o complexo da mãe morta e o pensamento psicopatológico de André Green em 1980

Parece-nos importante, para princípio de conversa, a distinção sugerida por Green em alguns textos entre os sofrimentos sangrentos (angústias de castração, de mutilação e suas variantes) e os sofrimentos exangues (sofrimentos em negro e branco – pálidos). Nesse contexto, a depressão negra é vista como produto secundário de uma angústia branca, de um esvaziamento narcísico.

Acerca da série branca, Green (1980, p. 244) nos informara:

> *A série branca: alucinação negativa, psicose branca e luto branco, todos referidos ao que poderíamos chamar de a clínica do vazio, ou a clínica do negativo, são o resultado de um dos componentes do recalcamento primário: um desinvestimento massivo, radical e temporário que deixa marcas no inconsciente sob a forma de "buracos psíquicos".... As manifestações do ódio e os processos de reparação que a elas se seguem são manifestações secundárias a esse desinvestimento central desse objeto primário materno. Compreende-se que essa visão modifica inclusive a técnica analítica, pois limitar-se a interpretar o ódio nas estruturas que têm traços depressivos significaria nunca abordar o núcleo primário dessa constelação.*

Este núcleo, como já vimos, é o *gouffre sans fond*, o vazio abissal produzido pelo desinvestimento do próprio (o si mesmo), uma manifestação radical das pulsões destrutivas autodirigidas.

É a partir dessa concepção de base que André Green elabora sua teorização sobre a síndrome e o complexo (estrutura psicopatológica) da mãe morta. A mãe morta nos é apresentada, logo de início, como uma imago incrustada na psique da criança: é a imago da "mãe morta", a mãe deprimida, desanimada e desinteressada, incapaz de investir narcísica e eroticamente no filho.

Mas pacientes portadores do sofrimento decorrente dessa condição psíquica só muito aos poucos nos irão revelando sua depressão. De início, na transferência, mostram-se os sintomas neuróticos (secundários, mas mais fáceis de detectar) e uma problemática narcisista (esta sim, bem central) manifesta como sentimento de impotência, falta de sentido etc.

Na compreensão da síndrome da mãe morta, serão importantes as questões da sua etiologia, como podem ir sendo descobertas no campo transferencial ao longo do processo de análise: houve, quase sempre, uma depressão na infância diante de um objeto enlutado e pouco capaz de investimento narcísico e erótico na criança – a "mãe morta".

Verifica-se também a impossibilidade de a criança entender o luto e a depressão materna (motivada por perdas catastróficas, decepções amorosas, adoecimentos etc.), em contraste com a vitalidade anterior da relação mãe-filho: a criança vive uma experiência de catástrofe caracterizada pela perda narcísica de amor e de sentido da vida. A perplexidade da criança a leva a interpretações autorreferidas e culpabilizantes, julgando-se responsável pela catástrofe de que é vítima. Seguem-se tentativas sempre fracassadas de reparação e salvação, como entreter a mãe, interessá-la, "ajudá-la", trazê-la de volta à vida e à alegria.

Essa conjuntura intrapsíquica e intersubjetiva produz efeitos sobre a triangulação edípica: ocorre a desvalorização e acende-se ódio em relação ao terceiro elemento, sobre o qual recairá a atribuição de culpa pela catástrofe irreparável.

É somente quando todas as tentativas fracassam em dar sentido e tornar suportável a perda e o sofrimento que se manifestam os dois efeitos principais na constituição da síndrome da mãe morta: o forte desinvestimento do objeto materno, o que cria a imago da mãe sem vida e valor, e a identificação inconsciente com a mãe morta, como forma de retê-la e se manter a ela ligado. O desinvestimento, recordemos, é uma espécie de assassinato sem ódio, ou seja, a mãe morre não apenas porque se desvitalizou, mas também porque teve de ser destruída como objeto vivo e dotado de valor. Já a identificação com a mãe morta está na base da formação do buraco na trama das representações.

208 ESTRATÉGIAS E TÁTICAS DE CURA...

Essa identificação, como acabamos de ver, foi o recurso último diante do fracasso de outras operações de reparação e salvamento. Diz-nos Green: "De fato, não há reparação verdadeira, mas mimetismo, cuja finalidade é, não podendo ter mais o objeto, continuar a possuí-lo, tornando-se não como ele, mas ele mesmo". A partir desse ponto, a depressão se instala, mesmo que não se manifeste da maneira mais óbvia. Trata-se, contudo, de uma experiência de perda de sentido da vida que pode e frequentemente é disfarçada por tentativas (fracassadas) de construir algum sentido, e resultam muitas vezes na construção paradoxal de um sentido negativo: uma "interdição de ser" que acompanha o sujeito em todas as suas atividades e em todas as relações de objeto.

É então que Green observa uma segunda frente de defesas e suas táticas: emergem o ódio secundário pelos objetos e pela vida mesma, uma tendência para a excitação autoerótica, e um desenvolvimento intelectual precoce – com a obrigação de pensar, entender, decifrar, adivinhar, antecipar (e tudo isso efetuado fora do campo do jogo e do brincar). São formas de mascarar a morte dentro, preencher o vazio de sentido.

Mas se dá também o fracasso relativo desta segunda linha defensiva – que não é por isso totalmente abandonada –, vindo a predominar a identificação com o buraco produzido pelo desinvestimento, e não com o objeto; ou seja, acaba sendo uma identificação com o vazio.

A este respeito, penso agora que o holding *[na verdade, a falta de* holding*] não é o que explica o sentimento de queda vertiginosa que alguns pacientes experimentam. Este parece estar muito mais relacionado com uma experiência de desfalecimento psíquico que seria para a psique o que é o desmaio para o corpo* *físico. Houve enquistamento do objeto e apagamento de sua marca por desinvestimento, houve identificação primária com a mãe morta e transformação da identificação positiva em identificação negativa, isto é, a identificação com o buraco deixado pelo desinvestimento e não com o objeto. E [identificação] com este vazio. (Green, 1980, p. 253)*

Comentário final

A partir desta complexa elaboração teórica e clínica, vemos que uma falha do objeto primário – falha no *holding* – é reinterpretada no contexto do jogo pulsional; ela ativa a chamada "pulsão de morte", ou seja, a pulsão destrutiva, em sua função desobjetalizante de desinvestimento que atinge tanto o objeto, matando o já sem vida, como o próprio sujeito que se identifica com o vazio que este objeto morto deixa no psiquismo.

Observa-se também a operação de uma defesa passiva-ativa contra a perda ou afastamento do objeto: mimetismo e identificação com o objeto perdido/estragado como forma de retê-lo e não o deixar ir embora; ele é mantido no que Green denominará de "amor gelado". Este se manifestará em todas as relações de objeto pela vida do indivíduo afora, infelicitando de forma cruel sua vida amorosa. A ambivalência acentuada diante do objeto primário tão necessário quanto intolerável, razão pela qual precisou ser desinvestido (desobjetalizado) como resposta às suas falhas, produz uma acentuada incapacidade de amar e investir bons objetos, uma compulsão a repetir "más ligações", ligações com maus objetos a serem odiados, desprezados, amaldiçoados (mas dificilmente abandonados). Green nos assinala o fato de que os pacientes

210 ESTRATÉGIAS E TÁTICAS DE CURA...

portadores desse tipo de depressão e desse "amor gelado" relatam com frequência sentirem frio. De certa forma, os maus objetos persecutórios e odiados "esquentam o tempo".

A esta defesa "congelante" acrescenta-se uma segunda linha de defesas, estas, agora, defesas contra o frio e o vazio, o buraco fundo da morte (*le gouffre sans fond*): ódio, autoerotismo, intelectualização.

Assim, a síndrome da mãe morta – um "caso ferencziano" – é totalmente interpretada, em sua dimensão estrutural – o complexo da mãe morta – no contexto da matriz freudo-kleiniana das paralisias e repetições geradas por ativações, ainda quando estas produzam morte e buracos negros, e, em seguida, defesas agitadas (agressões violentas, autoerotismo, intelectualismo frenético e delirante) contra o vazio.

Tudo se passa segundo uma lógica bioniana em que as falhas do objeto primário geram ataques aos elos de ligação que produzem "assassinatos de alma" mais ou menos circunscritos, às vezes bem silenciosos, outras vezes estridentes (mas sempre da ordem do "trabalho do negativo").

Quanto à perspectiva clínica, porém, verificam-se os limites da técnica kleiniana (e bioniana) do confronto. De outro lado, a perspectiva técnica de Winnicott – a mais adequada – revela seus limites na medida em que subestima a ativação pulsional (sexual) e fantasística.

Conclusão

O complexo da mãe morta nos dá um bom exemplo do que é a psicanálise contemporânea transmatricial, segundo André Green. Outros textos e situações clínicas apresentados por esse autor também poderiam ser apresentados como exemplos, mas podemos ficar com este, paradigmático de seu pensamento.

Vemos aí a inclusão da problemática clínica ferencziana (pacientes traumatizados e apassivados) na matriz freudo-kleiniana; a subsunção da problemática relativa ao trauma ao jogo pulsional da segunda teoria das pulsões; a redefinição da pulsão de morte como pulsão destrutiva (desinvestimento e desobjetalização). E a constituição do narcisismo de morte, com a dominância da pulsão destrutiva nas patologias do vazio e nos sofrimentos da "série branca", com os buracos nas redes e tramas representacionais.

Nada disso teria sido pensável sem a conjugação das duas matrizes do adoecimento psíquico e sem o recurso a Bion e a Winnicott.

A psicanálise transmatricial de René Roussillon[3]

Uma comparação esclarecedora: Roussillon vs. Green

Dentro da nossa proposta comparativa, faremos agora a apreciação do pensamento de René Roussillon, seja para situá-lo claramente no campo do pensamento transmatricial, ao lado de Green, seja para melhor identificar suas ênfases diferenciadas, em contraposição a Green. Seremos levados, para início de conversa, a enfatizar alguns aspectos que, embora não ausentes no outro psicanalista francês, encontram na obra de Roussillon um espaço muito mais determinante: trata-se do desamparo primário, do traumatismo primário, dos estados de agonia, da clivagem e das ligações primárias não simbólicas. Nossa apresentação terá como base principal a leitura de textos publicados na coletânea *Primitive*

---

3 Por Luís Claudio Figueiredo.

212 ESTRATÉGIAS E TÁTICAS DE CURA...

agony and symbolization (Roussillon, 2011). A simples presença no título da coletânea da expressão "agonia primitiva" já nos encaminha para o que há de mais central na produção desse psicanalista. O capítulo que mais nos ocupará, e que serve de introdução ao livro, intitula-se "Primary trauma, splitting, and non-symbolic primary binding". Nele comparecem outros conceitos fundamentais à perspectiva teórica de René Roussillon para a compreensão dos transtornos narcísico-identitários.

Efetivamente, com Roussillon, o trauma vem para o centro da cena dos adoecimentos a que ele mais dedica atenção, os adoecimentos narcísico-identitários, um conceito mais preciso que os adotados por Green – "pacientes *borderline*" ou "sofrimentos não neuróticos" – para se referir basicamente aos mesmos sujeitos. Em toda a obra de Roussillon, a dimensão da passividade e a experiência da passivação estão bem mais evidentes, nestes pacientes precocemente traumatizados e que precisaram recorrer a uma modalidade primitiva de cisão para sobreviver, do que podemos encontrar na obra de André Green. O que está operando nesses casos são as ocorrências de trauma primário, acontecidas durante a situação básica de desamparo, dependência e ausência de recursos defensivos. É nessas condições que se evoca uma defesa primitiva, a cisão, que deixa uma parte do psiquismo fora do campo da representação, da simbolização e da apropriação subjetiva. Veremos como tal conjuntura se configura como uma radical passivação: o sujeito passa a ser "agido" por sua parte clivada, da qual não pode se apropriar. Não apenas o traumatismo produz passivação, como os efeitos do traumatismo, na forma de aspectos clivados – que, redinamizados, retornam –, contribuem para reforçar a passividade.

No que diz respeito ao desamparo, podemos diferenciar um desamparo pré-traumático e normal do desamparo pós-traumático que é vivido, este sim, no modo da passivação. No primeiro caso, naturalmente, há uma imensa vulnerabilidade ao trauma, mas não há necessariamente nada de traumático se passando se as condições ambientais foram adequadas. No segundo, o desamparo pós-traumático, o vir a ser do sujeito é colocado em um impasse, o sujeito é lançado em uma condição de impotência e desespero em que a única defesa possível é o recuo, o retraimento, o descarte de uma parte de si mesmo, a desistência em ser. Nesse momento, podemos mencionar o acionamento da pulsão de morte e a destrutividade, mas elas não são, como em Green, os fatores determinantes da experiência de autodestruição, e sim consequências da experiência traumática interpretada em outros termos.

Será na elucidação dos efeitos diretos do trauma que as diferenças em relação a Green ficarão mais nítidas. Aqui, Roussillon se mostra mais ligado a Winnicott que a Bion e, assim, mais conectado à matriz ferencziana, mesmo citando Ferenczi muito pouco.

A primeira conexão winnicottiana é a que liga desamparo, trauma e agonia, sendo que este último conceito, ausente em Green, é bastante usado por Roussillon, um evidente recurso a Winnicott e ao texto "Medo do colapso". Como veremos, os "estados agonizantes" em Roussillon provêm do esgotamento dos recursos psíquicos do sujeito em situações extremamente adversas. Como sabemos, a ideia de que recursos psíquicos se esgotam é de uma indiscutível origem ferencziana, e a reencontramos em Roussillon sem que sua proveniência, aliás, seja reconhecida.

A lógica da produção dos estados agonizantes é a seguinte: a noção de agonia primitiva identifica-se justamente ao esgotamento de recursos psíquicos. Em primeiro lugar, há um esgotamento dos recursos próprios do bebê ou criança pequena; este é o tempo X do afluxo pulsional na ausência de recursos psíquicos e motores suficientes no sujeito (esgotam-se); mas se abre, nesse momento, um horizonte de esperança na chegada dos recursos auxiliares, provenientes do objeto primário (em termos bionianos, poderíamos falar em uma preconcepção do outro sujeito como receptador de mensagens com pedidos de socorro e disponível para atendê-los); em seguida, pode se dar o esgotamento da esperança nos recursos do objeto primário – é o tempo X + Y com sua dupla possibilidade: os recursos auxiliares chegam a tempo, a esperança se instala e consolida, ou, ao contrário, o objeto primário falha e deixa a necessidade de atenção e ajuda insatisfeita; neste caso, ocorre a ultrapassagem de todos os recursos e esperanças; instala-se a desesperança, a desconfiança, o desespero; aqui se dão as experiências de agonia no tempo X + Y + Z. Então a experiência agonizante invade o psiquismo.

Roussillon alude mesmo ao "terror agonizante", confundindo, de forma um tanto indiscriminada, a teorização bioniana sobre o terror sem nome (*nameless dread*) e a agonia (*agony*) de que nos fala Winnicott.

É evidente a presença da problemática da passivação na linhagem ferencziana: a ideia de recursos limitados e esgotáveis é indispensável na compreensão das patologias narcísico-identitárias, segundo Roussillon, e quando esse esgotamento ultrapassa um certo limite é, evidentemente, de passivação que se trata.

É justamente a experiência da agonia que requer uma defesa radical, primitiva, como a cisão (clivagem) primária: esta é uma reação primária ao trauma primitivo (ou precoce). Nessa cisão, gera-se um movimento de "retirar-se da experiência", "anestesiar-se", deixar partes de si mortas ou em estado de morte, o que Ferenczi chamou de autotomia, a morte do próprio. Nesse momento, nosso autor é obrigado a fazer um breve reconhecimento a Ferenczi: Ferenczi, admite Roussillon, foi o primeiro a descrever tal tipo de situação e adoecimento em que opera essa forma extrema e paradoxal de defesa, uma defesa paradoxalmente passiva em que, para se manter vivo, o sujeito se deixa parcialmente morrer por meio dessa clivagem narcísica. Roussillon chama a atenção para a diferença entre a clivagem de que está falando e a clivagem de que falava Freud em suas últimas obras. Aquelas eram cisões no seio do ego, entre duas correntes de representações, uma que aceitava a realidade como percebida, outra que a recusava. A cisão que interessa a Roussillon como resposta ao traumático deixa uma parte da experiência fora do campo das representações, tornando essa parte da experiência do indivíduo absolutamente não subjetivada. O sujeito a sofre, não a domina, dela não se apropria, é agitado e assediado por ela.

Essa parte que fica fora – e aqui Roussillon reabilita a intuição de Freud de que marcas não representadas da experiência permaneceriam em Fueros, "não lugares" do psiquismo –, efetivamente, força a entrada no psiquismo: é o que Roussillon denomina de "retorno do clivado". Na verdade, é um retorno imposto justamente pela "falta de lugar" desse material cindido, é uma pressão em busca de lugar no campo psíquico e representacional. Ora, esse retorno do cindido, que se dá na forma de alucinações, somatizações e atos compulsivos, evoca defesas secundárias; são como assombrações ativas, posto que "mortas", que agitam o sujeito e ativam suas defesas.

A descrição dos transtornos narcísico-identitários não ficaria completa se não levássemos em consideração as defesas secundárias contra o retorno do clivado. Neste momento veremos reaparecer, de certa forma, as marcas da matriz freudo-kleiniana: mesmo que os recursos para a saúde tenham se esgotado, o próprio adoecimento vai exigir a ativação de mais e novos recursos defensivos.

De fato, a cisão mata ou deixa morrer para preservar alguma vida, para garantir a sobrevivência. E quando aquilo mesmo que parecia morto e descartado faz seu retorno, percebe-se que

216 ESTRATÉGIAS E TÁTICAS DE CURA...

a própria ideia de retorno do clivado pertence à matriz freudo--kleiniana, pois o psiquicamente morto está sujeito a reativações e reinvestimentos. Tais reativações ameaçam a subjetividade – como já adiantamos, apassivam novamente o sujeito e o confrontam com a ameaça de novas agonias –, e esta se defende ativamente.

Adentramos, portanto, o campo das defesas complementares. Em primeiro lugar, vem a tentativa de renovação do contrato narcísico pela via da submissão ao objeto primário em contraposição à agonia. Aqui reencontramos a ligação quase indissolúvel com o mau objeto de que nos falava Green. Parece também haver alguma proximidade entre essa submissão e o que entendemos como "identificação com o agressor". Há ainda os mascaramentos neuróticos de adoecimentos narcísico-identitários. São situações em que "soluções" neuróticas protegem de estados psicóticos. Finalmente, Roussillon nos chama a atenção para as ligações não simbólicas em sua dupla proveniência. De um lado, há o que ele denomina de neutralização energética: trata-se de neutralizar o retorno do clivado, restringindo os investimentos de objeto e as relações objetais capazes de reativar a zona traumática primária e o estado degenerativo de falta que a acompanhou. Caberia, neste momento, apontar uma sutil diferença entre "restringir os investimentos de objeto" (Roussillon) e "desinvestimento e desobjetalização" (Green). Cabe também assinalar a ligação entre neutralização e congelamento, para nos lembrarmos das observações de Green acerca do "amor congelado". Ou seja, tudo indica que os dois autores estão falando dos mesmos pacientes, dos mesmos processos e fenômenos psíquicos, mas a partir de arranjos teórico-clínicos distintos, apesar de ambos pertencerem ao campo do pensamento transmatricial.

Mas além dessa defesa que corresponde a um "suplemento apassivante" (matriz ferencziana) contra a ativação implicada no retorno do clivado, há as "suturas por ativação", totalmente oriundas da matriz freudo-kleiniana. Aqui se situam as "soluções sexualizadas", as "soluções somáticas" e somatizações, as "soluções grupais e institucionais" e a "solução delirante ou psicótica".

Entre as soluções sexualizadas, destacam-se o masoquismo perverso e o fetichismo. Mas o importante é perceber que, por meio dessas ligações não simbólicas, o clivado que retorna é "amarrado", de forma a não destroçar a subjetividade cuja sobrevivência mínima dependia da manutenção fora dos circuitos psíquicos e da apropriação subjetiva das experiências traumáticas e estados agonizantes.

O que vemos em René Roussillon é o entrelaçamento da problemática das passivações (matriz ferencziana) e das ativações (matriz freudo-kleiniana) nas patologias narcísico-identitárias. Mas como a neutralização e as amarrações que acabamos de mencionar não são capazes de acolher e transformar as experiências emocionais intoleráveis, abre-se para clínica dos adoecimentos narcísico-identitários o horizonte de uma tarefa fundamental: a simbolização.

A problemática das simbolizações nas patologias narcísico--identitárias exige de Roussillon uma distinção importante: as falhas na simbolização secundária nos adoecimentos neuróticos, bem compreendidas por Freud e, mais ainda, por Melanie Klein e seus seguidores, não se confundem com as falhas na simbolização primária nos sofrimentos narcísico-identitários.

No primeiro caso, houve um processo de representação, e mecanismos de defesa – principalmente a repressão ou o recalque – desalojaram parte das representações indesejáveis e intoleráveis; tais representações foram confinadas no inconsciente, cabendo à análise trazê-las de volta, nomeá-las e dar-lhes novamente acesso à consciência.

A psicanálise que é praticada nessas condições tem como modelo o trabalho do sonho. Seja como via real de acesso ao inconsciente, deixando um canal aberto entre os processos primários e secundários (o que Green chamou de processos terciários), seja como elaboração primária da experiência emocional, analista e paciente sonham seus encontros na situação analítica.

No outro caso, o das falhas na simbolização primária, por causa de falhas graves dos objetos primários, não se formaram representações; a cisão primária de que nos fala Roussillon, evocada pelos traumatismos primários, exclui elementos da experiência do campo do representável, do simbolizável e da possibilidade de apropriação subjetiva. Fica em falta o que ele chama de simbolização primária, e os elementos excluídos (negados) retornam como alucinações, psicossomatoses e compulsões.

Para o enfrentamento clínico psicanalítico dessa falha, o recurso a Winnicott e a suas elaborações sobre o brincar e o jogar torna-se indispensável, embora a própria questão dos processos de simbolização, em geral, tenha sido muito mais trabalhada e valorizada na matriz freudo-kleiniana. Contudo, introduzir o conceito de "simbolização primária" dependeu justamente de Roussillon haver suplementado a matriz freudo-kleiniana com a matriz ferencziana e incluído os adoecimentos por passivação no rol das questões a serem contempladas e tratadas pela psicanálise. A ausência da chamada "simbolização primária" é, de fato, uma evidência da incapacidade do sujeito para iniciar o processo de transformação de sua experiência emocional sem a ajuda do objeto primário e do analista. Ao introduzir o modelo do brincar, Roussillon não apenas aponta sua dívida para com Winnicott, como admite que fora Ferenczi o grande pioneiro na introdução de tal modelo na análise de adultos.

A psicanálise transmatricial de Anne Alvarez[4]

Após a comparação entre as soluções e arranjos de André Green e René Roussillon, bem diferentes entre si, mas ambos representando o campo do pensamento psicanalítico contemporâneo transmatricial, incluiremos no jogo comparativo outro autor, a inglesa Anne Alvarez.

Impõe-se uma observação preliminar: é patente na obra de Anne Alvarez o fato de que seu pensamento emana, quase exclusivamente, da clínica, constrói-se nas suas imediações e, se traz transformações para a teoria, é mais pela exigência de resposta a desafios clínicos que por um gosto especial da autora por questões teóricas e metapsicológicas, as quais parecem ter atraído os dois franceses que acabamos de abordar. Enfim, na produção de Anne Alvarez, temos um exemplo perfeito de pesquisa clínica psicanalítica, em contraste com a tradição francesa de Green e Roussillon, que realizam pesquisas psicanalíticas teórico-clínicas; talvez por isso falte-lhes o frescor e a espontaneidade da pesquisa realizada e comunicada pela britânica.

Cabe também assinalar a "modéstia" de Anne Alvarez, da qual lhe resulta uma visão limitada de sua originalidade em relação à tradição dominante (da matriz freudo-kleiniana), fato assinalado por Victoria Hamilton em uma resenha do livro *Live company* (1992). Os franceses, como sabemos, raramente pecam por excesso de modéstia.

Mas a pouca dedicação às questões teóricas também cobra um preço: há uma notável ausência de reconhecimento de sua proximidade à matriz ferencziana e às estratégias de cura que lhe são

---

4 Por Luís Claudio Figueiredo.

220 ESTRATÉGIAS E TÁTICAS DE CURA...

próprias, na linha da vitalização, embora elas estejam perfeitamente delineadas em seus escritos.

Efetivamente, o que há de mais original em termos técnicos e teóricos na obra de Anne Alvarez deve-se a sua dedicação aos pacientes traumatizados e semimortos e sem esperança; nos nossos termos, apassivados. É com eles e para eles que Alvarez cria a técnica da reclamação. Nesse mesmo contexto, é levada a uma reconsideração das defesas no tratamento psicanalítico, a uma reconsideração dos processos de reparação, ao reconhecimento das virtudes de um certo tipo de esquecimento e da capacidade de redirecionar a atenção para além do retorno do clivado que volta repetidamente na forma, por exemplo, de uma alucinação que se apresenta como "ideia fixa", uma imagem rígida ou uma narrativa estereotipada etc.

Cabe uma última consideração preliminar: Anne Alvarez apresenta seu trabalho como sendo de "psicoterapia psicanalítica", embora em muitos momentos ela fale em psicanálise e de seu amor à psicanálise. Trata-se, certamente, de uma questão institucional britânica que a impede de se assumir plenamente como psicanalista. De fato, no mesmo contexto institucional, Winnicott nos falara de "psicanálise modificada", uma denominação bem melhor. Na França, Pierre Fédida falou em "psicanálise complicada" para se referir a estes trabalhos em que um psicanalista é obrigado a fazer grandes transformações no enquadre e nas técnicas. O importante, neste contexto, é levantarmos uma questão: será que as alterações do enquadre e das técnicas exigidas para o atendimento de pacientes altamente traumatizados, em nossa terminologia, pacientes apassivados como os "ferenczianos", nos obrigaria a abrir mão do conceito de psicanálise para falarmos em psicoterapia psicanalítica? É o que faz Anne Alvarez, e também André Green. Ou podemos seguir Winnicott e Fédida, reconhecendo a própria psicanálise em uma nova "embalagem"?

Passemos agora a examinar alguns textos de Anne Alvarez.

Companhia viva (1992)

Lições do Prefácio

No prefácio do livro, encontramos a autora concedendo, em sua trajetória clínica e teórica, um grande privilégio à clínica de pacientes muito difíceis e trabalhosos: crianças e adolescentes autistas, pacientes *borderline*, indivíduos em estado de privação crônica ("carentes", abandonados), sujeitos abusados (violentados). O processo terapêutico deve ser capaz de acompanhá-los do desespero mais negro à experiência de existir e estar mais vivos.

Ficamos sabendo também das filiações de base desta analista e dos limites que sua formação foi sendo obrigada a reconhecer diante dos desafios dessa clínica complicada: trata-se da tradição freudo-kleiniana-bioniana em que Anne Alvarez foi bem formada e à qual é muito grata.

No entanto, algumas suplementações teóricas e técnicas vão se mostrando necessárias quando dela é exigido ir além das angústias e das defesas, de forma a alcançar os indivíduos indefesos, os apassivados, os que precisam ser acessados na condição de "amebas", "vegetais", termos adotados pela analista inglesa para se referir aos estados em que encontrava certos pacientes muito apassivados.

A complexidade da tarefa tem reflexos na lista de referências: nela encontramos Freud, Klein, Bion, Meltzer, Tustin, mas também Winnicott e Kohut, e ainda os pesquisadores das relações mais primordiais do bebê com seus ambientes, como Trevarthen, Stern etc.

222 ESTRATÉGIAS E TÁTICAS DE CURA...

A introdução a **Companhia viva**

Finalizado o prefácio, prosseguimos na introdução. Aqui se assinala a existência de uma psicanálise em permanente mudança. Há, em primeiro lugar, transformações na teoria e na clínica dentro dos limites da matriz freudo-kleiniana, seja na própria obra de Freud, seja na passagem de Freud para Melanie Klein. Vale ressaltar, aliás, que Anne Alvarez já nos oferece uma apresentação de Klein marcada por uma visão bioniana: a questão da intersubjetividade e da *two-body psychology* que, na verdade, não era tão evidente naquela analista, repercute no pensamento de Alvarez por meio das elaborações bionianas. Verifica-se, também, uma tímida passagem por Winnicott e sua técnica de *holding* – um tanto confundida e identificada com a continência de Bion –, e ainda algumas remissões (ocultas) a Kohut a respeito das "defesas": nos pacientes muito traumatizados, os adoecimentos devem-se menos à força das defesas que à ausência delas. Temos também o recurso aos achados da psicologia do desenvolvimento fundada em pesquisa empírica, observacional e experimental.

E aí começa o mais interessante do livro, uma exposição detalhada de um caso clínico acompanhado pela autora ao longo de décadas.

O caso Robbie

"A longa queda." O título do capítulo nos diz muito: trata-se dos pacientes semimortos e de sua marcha para a morte: eles vão do que pode ser chamado de "morte do sentido" às outras mortes, a morte da esperança, a morte das defesas e das resistências. Forma-se o personagem do que podemos nomear de "indefeso desistente", de que Robbie era um exemplar bem caracterizado.

Ficamos sabendo de sua história de vida, repleta de situações adversas em suas relações com o ambiente primário de sustentação e continência, e somos apresentados às suas manifestações patológicas e à condição "ameba", a de um sujeito sem defesa, completamente apassivado e vulnerável. Vemos também as suas modalidades de "presença" em análise, inacessível, não responsivo, inerte.

É assim que nos deparamos com os limites da matriz freudo-kleiniana e os limites da clínica bioniana: na ausência das defesas mais primitivas, como a identificação projetiva, como se comunicar com Robbie, como acessá-lo?

De fato, a qualidade da contratransferência experimentada pela analista torna-se um mistério, na ausência da conhecida transferência neurótica e também da transferência baseada no mecanismo de identificação projetiva. Mas é justamente então que a analista entra em regime de urgência, pressentindo a morte em Robbie, a queda definitiva do paciente, um paciente que não está se escondendo, não se defende, mas que, como reiteradamente vai nos dizer Anne Alvarez, está perdido e em risco de ser perder para sempre.

Robbie, certamente, é um "paciente ferencziano", e estamos defronte do adoecimento por passivação. No entanto, nem aqui, nem em nenhum outro lugar de seus escritos encontramos qualquer referência a Ferenczi...

Mas prossigamos. Nos capítulos seguintes, veremos os despertares da "vida vegetal": é o processo que possibilita a Robbie ir "saindo da condição de planta" e, na sequência, vertebrando-se, ou seja, atravessando as transformações que o tiram da condição de ameba.

Chega, enfim, o momento de uma profunda reflexão acerca de todo esse processo, seja para entendê-lo em seus aspectos etiológicos e psicopatológicos, seja, principalmente, para apontar as questões técnicas envolvidas na terapia.

224 ESTRATÉGIAS E TÁTICAS DE CURA...

Neutralidade, continência e reclamação

Anne Alvarez nos aponta, em primeiro lugar, os limites da clínica freudiana orientada pela noção de neutralidade do analista. Essa clínica da neutralidade, a do analista fundamentalmente em reserva, nos propõe a imagem do analista que se conserva em sua passividade diante de uma atividade psíquica inesgotável e soberana do paciente: sonhos, atos falhos, fala em livre associação, sintomas, defesas proliferam e o analista os deixa vir para que, na transferência, sejam interpretados.

Mas os limites da clínica bioniana da continência e da *rêverie* também vêm à tona no trato com pacientes como Robbie: nessa clínica, encontramos o analista exercendo sua atividade complementarmente a uma atividade psíquica inesgotável do paciente, mas insuficiente e carente de resposta. O analista também aguarda, mantém-se em reserva, mas se implica nas respostas, indo além da interpretação, dando sentido ao que lhe é endereçado na transferência. Mas como proceder assim diante do paciente apassivado e semimorto, em queda livre para a morte psíquica definitiva?

Surge então com absoluta nitidez e em caráter de urgência a necessidade da reclamação. Onde a vida e a esperança foram extintas e o silêncio impera, o analista comparece, é chamado a comparecer, com sua atividade suplementar. Não há uma atividade psíquica do paciente a ser complementada pela do analista. Onde falta atividade psíquica criativa e defensiva no paciente, cabe ao analista suplementá-la.

A partir daqui veremos uma espécie de elogio da reclamação no contexto do que pode ser uma companhia viva. Se é "reclamar" o que os terapeutas precisam fazer com seus pacientes apassivados, é também o que as mães fazem para tirar seus bebês e filhos pequenos de leves estados depressivos, chamando-os para a vida. E, mesmo na ausência da depressão, cabe às mães reclamarem seus bebês para momentos de prazer compartilhado, de alegria. Como desenvolvemos em outro lugar, trata-se de chamar para fora, ex-citar, o que mães e pais precisam fazer e fazem espontaneamente (e inconscientemente), conforme nos revelam os estudos da psicologia do desenvolvimento experimental (e conforme é sugerido por Laplanche em sua teoria da sedução generalizada).[5]

É evidente a natureza da tática da reclamação: pertence à estratégia terapêutica da vitalização ou revitalização, tão conhecida por nós como uma decorrência inevitável e indispensável da matriz ferencziana de adoecimento psíquico. Pela via da reclamação, chama-se a atenção para o vivo, para o futuro, para o campo de possibilidades, combatendo tanto os estados de apatia e retraimento como as repetições alucinatórias, as ideias fixas, as narrativas estereotipadas, redirecionando a atenção para a vida e seus dinamismos. A isso chamamos de "sedução para a vida", tomando a ideia emprestada a Jean Laplanche.

Apesar de sua raiz freudo-kleiniana, Anne Alvarez nos apresenta o exemplo mais cabal daquilo que pode ser uma clínica revitalizante no contexto da matriz ferencziana, e isso sem citar Ferenczi e pouco mencionando Balint ou Winnicott.

Vinte anos depois: Anne Alvarez, 2012

Duas décadas depois do livro *Live Company*, portanto em 2012, Anne Alvarez lançou um segundo importante volume, *The thinking heart: three levels of psychoanalytic therapy with disturbed children*.

Nele, dá-nos notícia de sua descoberta acidental de uma forma de lidar com pacientes muito perturbados e de como desde aí

---

5 Sobre Laplanche, ver anexo de Paulo Carvalho Ribeiro neste volume (p. 253--286).

avançou no rumo de uma nova conceituação teórico-clínica. No novo livro, nos faz remontar a esses inícios para nos conduzir a uma reorganização do campo em prol de uma visão integrada das práticas psicoterapêuticas da psicanálise. Cria a hipótese de um contínuo que vai desde a psicanálise clássica até a psicanálise modificada, a que lida com pacientes sem esperança, sem angústias e sem defesas (ou com poucas angústias e poucas defesas), pacientes que não estão se escondendo, mas estão perdidos, o que ela não cansa de nos repetir. Na criação desse quadro geral integrado do tratamento psicanalítico, a autora realiza o projeto explícito do que estamos denominando de psicanálise transmatricial, ainda que ela mesma não use o conceito de "matrizes de adoecimento psíquico" nem reconheça, o que é mais curioso, sua ligação com a matriz ferencziana.

Muitas observações clínicas, que vão bem além do paciente Robbie, nos ajudam a captar o que está em jogos nesses adoecimentos. O que Anne Alvarez denomina em sua apresentação de "paciente do terceiro nível" – o que chamamos de "paciente ferencziano" – quando descrito, parcialmente, em terminologia freudo-kleiniana, a leva a escrever: "O que está em pauta não é apenas um ego fraco ou mesmo com grandes falhas no senso do *self*: trata-se de defeitos tanto no *self* quanto nos objetos internos, em que ambos são experimentados como mortos, vazios ou inúteis" (p. 13).

Sublinhamos a ênfase na condição de morte e de esvaziamento interno, o que aproxima tais indivíduos do que vimos ser chamado de sofrimento não neurótico por Green (os do *gouffre sans fond*), ou indivíduos com transtornos narcísico-identitários, de acordo com Roussillon, embora Anne Alvarez esteja se referindo a casos extremos e gravíssimos dessas patologias.

E ela ainda prossegue:

Seria, a propósito, essencial distinguir um paciente em desespero passivo, com um objeto interno morto, do tipo de paciente descrito por Joseph, que projeta preocupação e interesse no objeto, o qual é, assim, pressionado a carregar a vitalidade e uma capacidade de atividade que parece faltar ao paciente. (p. 13)

Neste trecho, a ênfase é na condição de passividade – o desespero passivo –, um resultado de processos de passivação. A contraposição é com os pacientes descritos por Betty Joseph, capazes de usar a identificação projetiva para se livrar de certas angústias de forma a deixar o analista angustiado, enquanto eles mesmos parecem destituídos de atividade.

E completa: "Seria também essencial separar os elementos de uma quase atrofia encontrados em algo que é como um deserto psíquico daqueles envolvidos no 'refúgio psíquico' descrito por Steiner" (p. 14).

Aqui o contraste é entre o paciente atrofiado, indefeso e apassivado, vivendo num deserto psíquico, do outro, objeto de estudo de John Steiner, superdefensivo e encapsulado em seu refúgio psíquico.

Nesse livro, a autora também nos apresenta a outras modalidades do que chama de "vitalização intensificada". Além da reclamação em sentido estrito, evocada por um senso de urgência – há um risco iminente de o indivíduo cair para sempre e ficar eternamente perdido da vida e para o mundo –, pode haver casos menos urgentes, mas que requerem uma energização contratransferencial diante do vazio e do tédio: são convites para brincar, jogar e imaginar, convites para criar. São momentos em que, pela intensidade da implicação, a presença corporal e comportamental do analista empresta vida a uma cena amortecida. Finalmente, a mesma estratégia vitalizante é exigida para desfazer os enlaces perversos que podem se formar ao longo do próprio processo analítico-terapêutico: serão necessárias tanto a firmeza no confronto com as soluções perversas (sadomasoquista ou fetichista, por exemplo) quanto o convite alternativo: "O desencorajamento das excitações perversas precisa ser acompanhado pela afirmação confiante em que há outras formas de sentir-se vivo e de sentir-se em contato com um objeto vivo" (p. 158).

Ou seja, não basta denunciar e recusar-se a participar de enlaces perversos no campo transferencial-contratransferencial. É preciso reconhecer que, nessas soluções, além de resistências, esconde-se uma autêntica procura de vitalidade. Esta precisa ser reencaminhada para formas melhores de estar e de se sentir vivo. Isso tudo é demonstrado com muitos exemplos clínicos extremamente sugestivos.

Em sua proposta integrada das práticas da psicanálise e do contínuo que vai da técnica clássica freudiana às suas ideias para o tratamento do terceiro nível, Anne Alvarez nos alerta para a necessidade de abandonarmos uma visão puramente estrutural em prol de uma ideia de "momentos" em que cada nível é predominante ao longo de um tratamento, e mesmo de sobreposição de níveis em certos momentos. Ou seja, ela reconhece que há desafios permanentes para a escuta, bem como desafios permanentes para a capacidade de intervenção "bem nivelada", adequada ao nível de funcionamento do paciente em cada caso e em cada circunstância.

Embora o pensamento de Anne Alvarez venha sendo elaborado e aperfeiçoado no trato com pacientes muito afetados pelas condições adversas, seu alcance vai muito além da clínica com crianças e adolescentes traumatizados. Se levarmos em conta a existência de áreas psíquicas asfixiadas, esburacadas, atrofiadas, mortas, anestesiadas e retraídas em todas as "patologias do vazio" – para usarmos a nomenclatura de André Green –, as táticas de reclamação e seus derivados tornam-se necessárias mesmo quando não se configura um quadro tão aparentemente irremediável quanto o de Robbie e o de outras crianças e adolescentes cuidados por Anne Alvarez. Ou seja, a proposta de Anne Alvarez, sem a completude e complexidade teórica dos franceses, corresponde igualmente ao que estamos denominando de psicanálise contemporânea transmatricial.

A psicanálise transmatricial de Thomas Ogden[6]

Como indicado na "Introdução", em relação a cada matriz, a cada modelo e a cada um dos projetos transmatriciais propostos por alguns dos grandes pensadores da psicanálise contemporânea, procuraremos elucidar as concepções fundamentais sobre os adoecimentos psíquicos, bem como as grandes linhas de tratamento psicanalítico daí decorrentes. Nesta seção, abordaremos as concepções do psicanalista norte-americano Thomas Ogden, autor de fundamental importância no contexto da psicanálise transmatricial tanto por suas contribuições teóricas quanto por aquelas propriamente clínicas.

Apoiado em leituras originais das obras de Freud, Klein, Winnicott e Bion (embora cite, com certa frequência, também os trabalhos de Green, Fairbairn, Searles, Isaacs, Loewald e Lacan, entre outros), Ogden demonstra como pode ser fértil, sem ser eclética, uma forma de pensar e trabalhar as ideias do campo psicanalítico para além das fronteiras rígidas que marcaram o período das grandes escolas em psicanálise. Thomas Ogden trabalha em San

---

6   Por Nelson Ernesto Coelho Junior.

230 ESTRATÉGIAS E TÁTICAS DE CURA...

Francisco (Califórnia) e é membro pleno da IPA, fez sua formação no Amherst College, na Faculdade de Medicina da Universidade de Yale e no Instituto de Psicanálise de São Francisco. Foi psiquiatra associado da Tavistock Clinic, em Londres. Em uma apresentação de seu percurso como autor e psicanalista publicada em 2006, Ogden indica que os textos que escreveu entre 1974 e 1984 tinham como principal intenção introduzir a psicanálise britânica, principalmente as obras de Klein, Winnicott, Fairbairn e Bion, para os psicanalistas norte-americanos, ao mesmo tempo que foram veículo para o desenvolvimento de suas próprias ideias.

A preocupação em se ocupar das ideias de analistas que o precederam será uma constante em todo o desenvolvimento da obra de Ogden, como veremos. Mas, considerando o conjunto de sua obra publicada (onze livros publicados entre 1982 e 2016), o que reconhecemos é, acima de tudo, uma rigorosa e minuciosa reflexão teórico-clínica sobre as formas de comunicação (verbal e não verbal) que constituem a prática psicanalítica. O grande diferencial encontra-se na qualidade imagética e descritiva de situações clínicas complexas, que acabam por se constituir em um solo fértil para desenvolvimentos teóricos originais. Ao lado disso, precisa ser destacado o seu interesse pela literatura (em particular pela poesia de Robert Frost e pelas obras de Kafka e Borges) e pelo trabalho hermenêutico (Ogden faz um uso original das ferramentas de interpretação de textos em seus ensaios dedicados a investigar o estilo que emerge das obras de grandes autores da história da psicanálise).

Como já foi indicado anteriormente, foi na suplementaridade entre as ideias de Bion e Winnicott que Ogden pôde sustentar boa parte de seu original caminho na psicanálise, configurando-se, assim, como um dos principais autores da psicanálise contemporânea transmatricial. Atento simultaneamente às vicissitudes do *containing* e do *holding*, tanto em seus estudos sobre a constituição subjetiva como em suas investigações dos processos transferenciais-contratransferenciais, ele busca novas formas de enfrentar os desafios dos diferentes sofrimentos psíquicos. A partir de Bion e Winnicott, focaliza, principalmente, sofrimentos derivados das identificações projetivas hiperbólicas – na linhagem de Bion – e da universalidade da "morte dentro" – na linhagem de Winnicott.

Ogden reafirma o *holding* por meio de suas marcas (o embalar firme e suave, dar colo e segurança, a atividade contínua e discreta da mãe que garante e dá suporte ao estar vivo do bebê, que pode, assim, entregar-se passivamente ao cuidado materno), ressaltando que, com isso, a mãe (e o analista) preserva o estar vivo do bebê (analisando) de qualquer alteridade imposta pelo mundo. Trata-se, acima de tudo, de preservar o bebê (analisando) do tempo do mundo em sua alteridade potencialmente traumática e apassivadora. Com isso, o *holding* se reafirma como a oferta de um "lugar de vida" para o estabelecimento de relações de objeto. Com relação ao pensamento de Bion, Ogden destaca, como já vimos, os limites do processo de continência e os aspectos indigestos e corrosivos dos processos contidos, insistindo na necessidade de dois psiquismos para pensar, tanto no começo da vida quanto, em muitos casos difíceis, na análise. Desse modo, enfatiza a importância da identificação projetiva normal como meio primordial de comunicação. Focaliza, também, a possibilidade das falhas nos processos ativos de conter e transformar, caracterizadas pela ausência ou defeitos na *rêverie*, determinando, assim, o retorno do projetado como "pavor sem nome". Em muitos de seus relatos clínicos, seguindo as pistas de Bion, reconhece a dinâmica dos ataques do contido ao continente, aos elos e à capacidade de pensar (e ligar), o que se configura como defesas ativas contra o pavor sem nome.

232 ESTRATÉGIAS E TÁTICAS DE CURA...

Mas como ele mesmo indicou no texto já mencionado de 2006, o recurso às ideias clínicas e teóricas de autores como Bion e Winnicott servem de veículo para a construção de suas próprias ideias sobre o sofrimento psíquico e as formas de enfrentá-lo psicanaliticamente.

O conjunto dessas ideias, que sustentam boa parte do pensamento de Ogden em seus textos dos últimos trinta anos, está presente também em uma de suas mais originais propostas teóricas, a posição autista contígua. Em seu livro *The primitive edge of experience*, publicado em 1989, Ogden apresenta, pela primeira vez em maiores detalhes, a sua noção de posição autista contígua, que tinha começado a ser desenvolvida em um artigo de 1988 ("On the dialetical structure of experience: some clinical and theoretical implications"). Bem próximo da tradição kleiniana e dos autores da escola britânica de psicanálise (pós-kleinianos e independentes), como vimos, Ogden procura dar forma a um nível de experiência psíquica bastante primitiva que já encontrava, segundo ele, descrição principalmente no trabalho de Esther Bick, Donald Meltzer e Francis Tustin e, secundariamente, em autores como Anzieu, Bion, Brazelton, o casal Gaddini, Mahler, Milner, Rosenfeld, Searles, Spitz, Stern e Winnicott. Ogden (1989, p. 48) afirma que "este modo de organizar a experiência é caracterizado por formas específicas de defesa e de relação objetal e por uma qualidade de angústia e por um grau de subjetivação específicos". Embora se trate de uma posição que tem a sua primazia em um período cronologicamente anterior às duas organizações descritas por Klein (esquizoparanoide e depressiva), coexiste dialeticamente com as duas posições assim ditas "posteriores". Para Ogden, os quadros psicopatológicos e os sofrimentos psíquicos emergem do colapso do jogo dialético entre essas três formas de experiência.

A posição autista contígua está associada a um modo específico de se atribuir sentido à experiência, na qual dados sensoriais predominam na formação de conexões pré-simbólicas entre diferentes impressões sensoriais, gerando superfícies com fronteiras e delimitações. É nessas superfícies que a experiência do *self* tem origem. Ogden lembra a passagem clássica em que Freud afirma que o ego é primeiro um ego corporal, para insistir na ideia de que o ego é derivado de sensações corporais, aquelas que emanam da superfície do corpo. Em sua concepção, as relações de objeto, nesta posição, são experienciadas em termos de superfícies geradas pelas interações do bebê com seus objetos e pelas transformações sensoriais ocorridas no curso dessas interações. Ao objeto (na forma de impressões sensórias) é atribuído sentido, e a ele se responde de um modo organizador e organizado, em um modo que envolve um jogo transformativo mútuo entre os nascentes *self* e objeto.

Ogden sugere que, na posição autista contígua, é a experiência da sensação, da sensorialidade, em particular da superfície da pele, o principal meio para a criação de sentido psíquico e para os rudimentos iniciais da experiência de um *self*. A contiguidade sensorial da superfície das peles, ao lado do elemento da ritmicidade, são bases fundamentais para o estabelecimento daquilo que podemos chamar de relações objetais infantis. É pelo toque, pela sensorialidade da pele, em relações de contiguidade sensória (o rosto do bebê no seio da mãe) que a organização de um rudimentar sentido de "eu-dade", de "si-mesmi-dade", pode se estabelecer, gerando paulatinamente o sentido de uma superfície sensória de fronteira, que permitirá ao sujeito uma experiência de si, aquilo que Winnicott denomina de "o lugar em que se vive". Trata-se de um lugar em que o bebê sente, pensa e vive; um lugar que tem forma, dureza, frieza, calor e textura, que são o início das qualidades que fazem com que alguém seja.

234 ESTRATÉGIAS E TÁTICAS DE CURA...

Pode-se dizer que a natureza da angústia que predomina na posição autista contígua é a de uma angústia pela ruptura da sensação de coesão sensorial, gerando ausência de fronteiras. A rigor, caberia falar mais em agonia, pois a ruptura mencionada é uma experiência de morte associada a uma sensação de despedaçamento, de desaparecimento em um espaço sem formas e fronteiras, o que impede a formação de um espaço potencial, tal como descrito por Winnicott. São comuns em pacientes que têm sensações corporais de despedaçamento, de queda no vazio sem forma nem fronteiras, e por isso, como dissemos anteriormente, talvez coubesse falar mais em agonia do que em angústia. Devemos observar, contudo, que a experiência de agonia não está na origem da posição autista contígua; ao contrário, sobrevém quando aquela falha e uma vivência de morte irrompem. Diante desta ameaça criam-se defesas secundárias, como a "segunda pele" proposta por Esther Bick.

Ao mesmo tempo, podem-se descrever os modos de defesa que predominam na posição autista contígua como sendo as defesas que buscam restabelecer a continuidade das fronteiras por meio da retomada das sensações produzidas na superfície sensorial. São defesas que buscam também retomar a ritmicidade na qual repousa a integridade inaugural do *self*, vale dizer, a sensação de vida. Tais defesas podem ser reconhecidas em pacientes que, durante uma sessão de análise, retomam formas sensórias que reconstituem o que Ogden chama de um "solo" sensorial de segurança: o enrolar ritmado do cabelo durante toda a sessão, o pé que bate um ritmo, morder os lábios, a bochecha. São formas de se autoacalmar por meio de formas autísticas.

Alguns anos mais tarde, indo um pouco além no uso dessa sua noção, Ogden (1994) deu como título ao Capítulo 9 de seu livro *Subjects of analysis*: "Personal isolation: the breakdown of subjectivity and intersubjectivity". Nesse capítulo, procura abordar experiências patológicas de isolamento muito precoces na vida de um ser humano, anteriores às descritas por Winnicott, ao mesmo tempo que pretende sublinhar a necessidade de experiências de isolamento "como uma condição necessária para a saúde psicológica" (p. 167). O colapso da subjetividade e da intersubjetividade ancora-se, para Ogden (1994, p. 167), muitas vezes, em "uma forma primitiva de isolamento que implica a desconexão do indivíduo, não só em relação à mãe como objeto, mas também ao próprio tecido da matriz interpessoal humana".

Em consonância com suas concepções epistemológicas sobre a experiência intersubjetiva (como procuraremos mostrar a seguir), Ogden (1994) recusa a necessidade de uma escolha quando deparado com a oposição clássica dos estudos psicanalíticos sobre as experiências iniciais do bebê: o bebê está-em-um (*at one*) com a mãe e, assim, não tem consciência da existência separada dela e de si próprio, ou o bebê é capaz, desde o início de sua existência, de reconhecer a diferença entre ele mesmo e o outro? Ogden (1994, pp. 173-174) afirma que devemos considerar

> *a experiência infantil (e a experiência humana em geral) como o resultado de um processo dialético que envolve múltiplas formas de consciência (cada uma coexistindo com as outras) ... [Assim, não seria] mais necessário formular nossas questões em termos de oposições mutuamente excludentes. A questão de saber se o bebê está-em-um com a mãe ou separado dela torna-se uma questão sobre a natureza da inter-relação entre experiências simultâneas de estar-em-um e de estar separado.*

236 ESTRATÉGIAS E TÁTICAS DE CURA...

Para propor a ideia de um isolamento ainda mais primitivo que o descrito por Winnicott, Ogden recorre à ideia de uma matriz de sensação autogerada, que viria a substituir a matriz interpessoal. E é a partir da investigação dos fenômenos autísticos que ele se propõe a formular "um vocabulário sobre a noção de isolamento autossensual" (Ogden, 1994, p. 175). Para isso ele recorre aos trabalhos de Francis Tustin sobre o autismo. O ponto central é que em experiências muito primitivas o bebê tenderia a viver os objetos como sensações, e não como coisas. E nesse sentido "formas autísticas" são "formas sentidas", como propõe Tustin (1984, p. 280). Nas experiências sensoriais inaugurais do bebê, "a contiguidade de superfícies cutâneas cria uma forma idiossincrática que é o bebê naquele momento. Em outras palavras, o ser do bebê recebe, dessa forma, uma definição sensorial e uma sensação de lugar" (Ogden, 1994, p. 174). Para exemplificar ainda mais a origem e o funcionamento desse processo de isolamento autossensual, Ogden (1994, p. 175) recorre a um exemplo clássico, reinterpretando-o:

> O conforto que o bebê experimenta ao chupar o dedo não deriva apenas do valor representacional do dedo como substituto do seio; há, além disso, uma dimensão no chupar o dedo que pode ser entendida como parte de uma relação com uma forma autística, por intermédio da qual uma sensação do Self-como--superfície-sensorial se gera.

O tipo de isolamento viabilizado por essas experiências é considerado por Ogden a desconexão mais radical possível em relação aos seres humanos com quem um bebê (ou um ser humano de qualquer idade) convive. "O tipo de isolamento que tenho em mente não é uma forma de morte psicológica.... O que estou tentando descrever é uma suspensão da vida no mundo dos vivos e a substituição desse mundo por um mundo autônomo de 'relações' com sensações 'perfeitas'" (Ogden, 1994, p. 178). Ou seja, é um isolamento como forma primária de vida, e não de morte, pois o mundo não humano em que o sujeito se aloja, mantendo--se desligado e isolado do mundo humano, é, ainda assim, um mundo não humano vivo. Diz-nos ele: "o não humano não é sinônimo de morto" (p. 178). Como Winnicott, Ogden considera essa forma de isolamento parte essencial do desenvolvimento emocional e relacional de um bebê. "Deixar o bebê entrar nessa forma de isolamento e resgatá-lo, de modo compassado e periódico, é uma parte essencial da qualidade rítmica do desenvolvimento humano" (p. 178). Nesse panorama, as experiências de autismo patológico precisariam ser entendidas como falhas na relação mãe-bebê, no que diz respeito à apreensão e suporte dessa qualidade rítmica entre momentos de isolamento e ações de resgate em que se resgataria o vivo que se preserva no isolamento para o mundo dos vivos, depois de respeitar seu isolamento e permanência no mundo não humano vivo.

Tais ideias nos lembram da grande obra de Sándor Ferenczi, *Thalassa*. Nela se postula a origem dos seres vivos em um ambiente primordial vitalizante – o mar –, ao qual precisamos poder retornar periodicamente, o que supõe um isolamento do mundo dos seres vivos já constituídos e diferenciados. O isolamento a que Ogden alude, sem a pretensão especulativa e metabiológica proposta pelo húngaro, mantendo-se completamente nos planos ontogenético e clínico, guarda um certa semelhança e equivalência ao concebido por Ferenczi: a regressão thalássica é também uma forma primordial de vida em isolamento do mundo humano e imersão no mundo não humano vivo. No entanto, em vez de invocar Ferenczi, Ogden nos remete à regressão freudiana proposta em "Além do princípio do prazer", que, ao contrário, seria um movimento na

238 ESTRATÉGIAS E TÁTICAS DE CURA...

direção da inércia, do inanimado, da morte. Nada mais distante do que Thomas Ogden parece pensar do isolamento primitivo que nos descreveu.

Em uma instigante leitura do artigo "Fear of breakdown", de Winnicott, Ogden (2016) retoma alguns dos temas já sugeridos em sua proposição da posição autista contígua, como já tivemos chance de indicar na seção referente a Winnicott, quando da apresentação da matriz ferencziana. Para Ogden, trata-se, na experiência do medo do colapso, de um colapso precoce (já ocorrido) determinado pelo rompimento do vínculo primário com a mãe. É a expressão máxima da experiência de morte na ausência de *holding* suficiente (é a "morte dentro", que revela a vida não vivida cindida/recusada), da insuficiência do suporte da qualidade rítmica. Ogden acompanha Winnicott ao identificar nessa situação as defesas psicóticas para manter a "vida não vivida" (a parte morta) fora do circuito psíquico encadeado ou encadeador de sentido. Reconhece-se aqui o colapso efetivo das defesas psicóticas e a crise (uma experiência radical de passivação quando vem à tona a morte já ocorrida). Curiosamente, quando pensa as formas de tratamento desses pacientes profundamente e extensamente apassivados, Ogden indica a recuperação ou chamada para a vida a partir do reconhecimento da "vida não vivida", por meio do uso da noção de *reclaiming* em uma estratégia de revitalização, sem citar nem uma vez Anne Alvarez. Mas essas são as últimas formulações sobre as formas de tratamento psicanalítico para casos graves publicadas por Ogden até o momento.

Pouco mais de vinte anos atrás, surgia a principal contribuição teórico-técnica de Ogden: a noção de terceiro analítico, ou terceiro sujeito analítico, acompanhada de um conjunto de exemplos clínicos.

A clínica do terceiro analítico e sua dimensão transmatricial

A formulação desta noção é devedora de contribuições de Bion e Winnicott, mas também de Reik e Green, como um de nós já procurou indicar em outra publicação. Talvez caiba iniciar a apresentação do conceito de terceiro analítico por meio de um retorno à concepção de identificação projetiva, como concebida por Bion. Como se sabe, a identificação projetiva recebeu uma grande ampliação tanto em sua definição quanto no papel que pode representar nas relações humanas desde sua primeira formulação por Melanie Klein (1946). Na proposta de Klein, tanto o ato de colocar partes do *self* dentro do objeto quanto o poder que assim se adquiria sobre ele eram apenas fantasiados e sempre tinham a função de defesa. Era na fantasia do projetor que o outro indivíduo, alvo da identificação projetiva, se tornava uma extensão de seu próprio *self*. Essa concepção fez com que Grotstein (1995) considerasse que "Klein e seus seguidores enfatizaram os aspectos intrapsíquicos da identificação projetiva". Já a concepção de Bion (1962) do "continente-contido", postulando que a mãe em um estado de *rêverie* dá sustentação às identificações projetivas de seu bebê por meio de sua própria identificação parcial com o sofrimento deste, ampliaria consideravelmente o campo de compreensão da experiência das identificações projetivas. Não só a finalidade da utilização da identificação projetiva pelo bebê é ampliada, deixando de ser apenas uma defesa para ser vista como um mecanismo básico de comunicação, como o nível em que ela ocorre já não é apenas o da fantasia: a mãe passa realmente a conter os sentimentos perturbadores do bebê e reage de forma apropriada a sua presença. Encontra-se envolvida nessa concepção uma forma especial de comunicação, pela qual a mãe pode compreender (conter e transformar, conferindo sentido) os sentimentos do bebê, mesmo que não esteja consciente

240 ESTRATÉGIAS E TÁTICAS DE CURA...

dessa comunicação, nem da "invasão" e do controle que o bebê consegue por meio dela.

Assim, portanto, o papel da identificação projetiva na relação analista-analisando passa a ser pensado de novas maneiras. Um paciente, ao tomar seu analista como objeto de sua identificação projetiva, não só fantasiará que este é invadido por seus sentimentos e se torna uma extensão de si mesmo. O paciente, como o bebê em relação à mãe (segundo Bion), procurará realmente provocar esses sentimentos no analista e induzi-lo a agir de forma compatível com eles. Isso pode ocorrer de formas extremamente sutis, podendo o analista se deixar efetivamente manipular e, por meio dessa atuação inconsciente, manter inacessíveis à análise os aspectos do analisando aí envolvidos; ou, caso resista a essa manipulação, manter seu paciente enredado no esforço para consegui-la. Evidentemente, muitas são as questões que podem ser levantadas diante desse ponto de vista. Que meios seriam utilizados para que tal comunicação num nível pré-verbal possa ocorrer? Que condições são necessárias para que ela ocorra e para que o analista seja capaz de se dar conta daquilo que seu inconsciente (ou seu pré-consciente) foi capaz de captar do analisando? E, ainda, como pode o analista distinguir os sentimentos que lhe são próprios daqueles que são despertados nele pelo analisando?

Mas antes de nos endereçarmos a essas questões, convém assinalar que a identificação projetiva faz parte das atividades incessantes do psiquismo em todas as suas condições de saúde e de doença, como se pressupõe na matriz freudo-kleiniana. Dessa maneira, quando, por exemplo, ela falha como meio primitivo de comunicação por causa da incapacidade do objeto primário – ou do analista – de responder de forma adequada, a identificação projetiva não cessa; ao contrário, é exacerbada, assumindo então feições defensivas e patológicas. Mas, depois desta curta observação, sigamos na direção do que nos traz de novo Thomas Ogden.

Ogden (1994, p. 93) aborda essas questões por outro ângulo, ao propor, em *Os sujeitos da psicanálise*, o conceito de terceiro analítico:

> *O processo analítico reflete a inter-relação de três subjetividades: a subjetividade do analista, a do analisando e a do terceiro analítico. O terceiro analítico é uma criação do analista e do analisando, ao mesmo tempo que ambos (na qualidade de analista e analisando) são criados pelo terceiro analítico. (Não há analista, analisando ou análise na ausência do terceiro)*

Para Ogden (1994, p. 99), a identificação projetiva deve ser compreendida como "uma dimensão de toda intersubjetividade, às vezes como qualidade predominante da experiência, outras somente como um sutil pano de fundo [*subtle background*]". Ou, ainda:

> *Na identificação projetiva há um colapso parcial do movimento dialético da subjetividade e intersubjetividade individuais, e disso resulta a criação de um terceiro analítico subjugador (dentro do qual as subjetividades individuais dos participantes estão em grande medida incluídas). Um processo analítico bem-sucedido envolve a superação do terceiro e a reapropriação das subjetividades (transformadas) pelos participantes como indivíduos separados (e, ainda assim, interdependentes). Isso se dá por via de um mú-*

242 ESTRATÉGIAS E TÁTICAS DE CURA...

> *tuo reconhecimento que, muitas vezes, é mediado pela
> interpretação, por parte do analista, da transferência-
> -contratransferência e o uso que o analisando faz da
> interpretação do analista. (Ogden, 1994, p. 106)*

Com isso, podemos afirmar que o problema que se apresentava ao analista, quanto a diferenciar, em suas próprias reações emocionais, os elementos que pertenciam exclusivamente à sua própria subjetividade daqueles que eram despertados nele pelo analisando, recebe agora uma solução fundamentalmente diferente das que puderam ser identificadas em outros autores:

> *Tanto na relação entre a mãe e o bebê quanto na rela-
> ção entre o analista e o analisando, a tarefa não é de-
> sembaraçar os elementos constitutivos da relação, num
> esforço para determinar que qualidades pertencem a
> cada indivíduo que participa dela; pelo contrário, do
> ponto de vista da interdependência [interdependen-
> ce] entre sujeito e objeto, a tarefa analítica envolve
> uma tentativa de descrever o mais completamente pos-
> sível a natureza específica da experiência de entrejogo
> [interplay] da subjetividade individual e da intersub-
> jetividade. (Ogden, 1994, p. 64)*

Há, aqui, mais que uma nova resposta para as mesmas questões: há um novo conjunto de pressupostos a partir do qual novas questões se apresentam. É assim que Thomas Ogden realiza uma interessante inversão no problema da comunicação e da relação analíticas, sustentando a suplementaridade de diferentes posições teórico-clínicas de outros autores psicanalíticos na construção de um pensamento com noções originais. A proposição do terceiro analítico representará para Ogden um meio clínico-teórico de fazer frente a diversas formas de adoecimento psíquico, apresentadas por analisandos, que possuem inicialmente o efeito de paralisar a condição de *rêverie* do analista e de sonhar acordado do próprio analisando, impedindo aspectos centrais do trabalho de análise. São situações justamente em que as identificações projetivas se intensificam sobremaneira.

Em um texto publicado em 2007, Ogden acrescentará elementos novos a essa reflexão clínico-teórica. De maneira provocativa, ele abre o texto com as seguintes frases:

> *Eu tomo como fundamental para a compreensão da psicanálise a ideia de que o analista precisa inventar a psicanálise de novo com cada paciente... [Isto] é atingido em grande medida por meio de um experimento sempre em andamento, no contexto dos termos de uma situação psicanalítica, na qual analista e paciente criam formas de conversar um com o outro que são singulares a cada par analítico em um dado momento da análise. (Ogden, 2007, p. 575)*

A partir de sua experiência clínica, o autor sugere que muitos analisandos são incapazes de se engajar em um sonho-acordado no *setting* analítico, seja na forma de associações livres, seja em qualquer outra forma. Ou seja, há, no psiquismo desses pacientes, uma área inerte e que precisa ser acessada e ativada. Em função disso, Ogden passou a reconhecer modos de trabalho psicoterapêutico, de "conversa", que, à primeira vista, podem parecer não analíticos, porque paciente e analista conversam sobre coisas como livros, poemas, filmes, regras gramaticais, etimologia, a velocidade

244 ESTRATÉGIAS E TÁTICAS DE CURA...

da luz, o gosto de um chocolate, e assim por diante. Apesar das aparências, diz ele,

> *tenho tido como experiência que esse tipo de conversa não analítica permite ao paciente e ao analista, que eram incapazes de sonhar juntos, virem a ser capazes de fazê-lo. Chamarei esta forma de conversa de "falar-como-se-estivesse-sonhando". Assim como a associação livre (e diferente das conversas comuns), o "falar-como-se-estivesse-sonhando" tende a incluir o pensamento do processo primário de forma considerável.... Quando uma análise é um "going concern"... paciente e analista são capazes de se engajar, tanto individualmente como um com o outro, em um processo de sonhar. (Ogden, 2007, p. 575)*

Vale ressaltar que a incapacidade de sonharem juntos aponta para um estado de morte psíquica no âmbito do próprio terceiro analítico. Este sujeito está adoecido, desvitalizado, e a tática adotada por Ogden corresponde a uma revitalização do terceiro analítico que passa a ter sua capacidade de sonhar ativada, beneficiando paciente e analista.

Efetivamente, para Ogden (2007, p. 576),

> *a área de sobreposição do sonhar do paciente e do sonhar do analista é o lugar em que a análise ocorre, e ela precisa estar viva para que haja trabalho psíquico de análise. O sonhar do paciente, sob estas circunstâncias, manifesta-se sob a forma da associação livre (ou em análises com crianças, na forma do jogar).*

Em seguida, Ogden (2007, p. 576) refere-se à posição do analista: "O sonhar acordado do analista em geral toma a forma da experiência de *rêverie*. Quando um paciente é incapaz de sonhar esta dificuldade torna-se o aspecto mais difícil da análise". Ogden (2007, p. 576) entende que o "sonhar é a mais importante função mental, em termos psicanalíticos: onde há o 'trabalho do sonho' inconsciente há também o 'trabalho de compreensão' inconsciente".

Como sugere Ogden, a base teórica para esse trabalho são as ideias de Bion, que determinaram a radical transformação na concepção psicanalítica sobre o sonhar e sobre a incapacidade de sonhar. Assim como Winnicott modificou o foco da teoria e da prática psicanalítica do jogo desde ser vista como a representação simbólica do mundo interno da criança para ser a própria experiência do jogar, Bion mudou o foco do conteúdo simbólico do pensamento para o processo do pensar e do significado simbólico dos sonhos para o processo do sonhar.

Mais à frente, a partir dessas noções, Ogden (2007, p. 577) dá a sua própria visão (definição) do que para ele é a psicanálise enquanto um processo terapêutico:

> *Eu vejo a psicanálise como uma experiência na qual o paciente e o analista se engajam em um experimento no interior do enquadramento [frame] analítico que é desenhado para criar as condições nas quais o analisando (com a participação do analista) pode ser capaz de sonhar o que até então eram experiências emocionais não sonháveis (seus sonhos não sonhados). Eu vejo o "falar-como-se-estivesse-sonhando" como uma improvisação na forma de uma conversa sem uma estruturação rígida (podendo se tratar virtualmente de*

246 ESTRATÉGIAS E TÁTICAS DE CURA...

qualquer assunto) na qual o analista participa na capacitação do paciente para sonhar seus sonhos ainda não sonhados. Ao assim proceder, o analista facilita que o paciente possa, mais plenamente, se sonhar.

Para ele, isso é bem diferente de uma situação em que o analista sonha pelo analisando (ou faz pelo analisando o trabalho de sonhar) o que o analisando não é ainda capaz de sonhar. Ogden insiste, também, que, para que essa forma de trabalho possa de fato se dar, há que se ser ainda mais rígido (e não menos) com relação ao enquadramento analítico. A diferença essencial entre os papéis do analista e do analisando precisa se manter como uma firme presença durante o tratamento – já que, de outra forma, o analisando seria privado do analista e da relação analítica de que ele necessita.

A criatividade de Ogden, apoiada no sólido reconhecimento do trabalho dos grandes analistas que o precederam, tem nos oferecido formas clínicas novas para fazer frente aos adoecimentos psíquicos em um modelo claramente transmatricial.

Referências

Alvarez, A. (1992). *Live company: psychonalytic psychotherapy with autistic, borderline, deprived and abused children.* London: Routledge.

Alvarez, A. (2012). *The thinking heart: three levels of psychanalytic therapy with disturbed children.* London: Routledge.

Bion, W. R. (1962). *Learning from experience.* London: Heinemann.

Coelho Junior, N. E. (2002). Intersubjetividade: conceito e experiência em psicanálise. *Psicologia Clínica – PUC-RIO, 14*(1), 61-74.

Coelho Junior, N. E. (2016). The origins and destinies of the idea of thirdness in contemporary psychoanalysis. *International Journal of Psychoanalysis, 97*(4), 1105-1127.

Donnet, J-L. & Green, A. (1973). *L'Enfant de Ça*. Psychanalyse d'un entretien: La psychose Blanche. Paris: Minuit.

Figueiredo, L. C. (2009). *As diversas faces do cuidar*. São Paulo: Escuta.

Green, A. (1966). Le narcissisme primaire: structure ou état? In *Narcisisme de vie. Narcissisme de mort* (pp. 80-132). Paris: Gallimard.

Green, A. (1967). Le genre neutre. In *Narcissisme de vie. Narcissisme de mort* (pp. 208-221). Paris: Gallimard.

Green, A. (1976). Le concept de limite. In *La folie privée* (pp. 122- -143). Paris: Gallimard.

Green, A. (1980). La mère morte. In *Narcissisme de vie, narcissisme de mort* (pp. 222-253). Paris: Minuit.

Green, A. (1988) La position phobique centrale. In *La pensée clinique*. Paris: Odile Jacob (pp. 149-186).

Green, A. (1990a). L'analyste, la symbolization et l'absence dans le cadre analytique. In *La folie privée* (pp. 73-119). Paris: Gallimard. (Trabalho original publicado em 1974).

Green, A. (1990b). Le tournant des aneés folles. In *La folie privée* (pp. 11-39). Paris: Gallimard.

Green, A. (1993). *Le travail du négatif*. Paris: Minuit.

Green, A. (2000a). *La pensée clinique*. Paris: Odile Jacob.

Green, A. (2000b). La position phobique centrale. In *La pensée clinique* (pp. 149-186). Paris: Odile Jacob.

248 ESTRATÉGIAS E TÁTICAS DE CURA...

Green, A. (2012). Passivité-passivation: jouissance et détresse. In *La clinique psychanalytique contemporaine* (pp. 141-155). Paris: Éditions d'Ithaque.

Grotstein, J. S. (1995). *A divisão e a identificação projetiva.* Rio de Janeiro: Imago.

Hamilton, V. (2001). Foreword. In J. Edwards (org.), *Being alive: building on the work of Anne Alvarez* (pp. xii-xxii). London: Routledge.

Hinshelwood, R. (2015). Winnicott and Bion: claiming alternate legacies. In M. B. Spelman, & F. Thomson-Salo (Ed.), *The Winnicott tradition* (pp. 61-68). London: Karnac.

Klein, M. (1946). Notes on some schizoid mechanisms. *International Journal of Psycho-analysis*, 27, 99-110.

Ogden, T. H. (1982). *Projective identification and psychotherapeutic technique.* New York: Jason Aronson.

Ogden, T. H. (1988) On the dialectical structure of experience: some clinical and theoretical implications. *Contemporary Psychoanalysis*, (24), 17-45.

Ogden, T. H. (1989). *The primitive edge of experience.* Northvale: Jason Aronson.

Ogden, T. H. (1994). *Subjects of analysis.* Northvale: Jason Aronson.

Ogden, T. H. (1997). *Reverie and interpretation.* Northvale: Jason Aronson.

Ogden, T. H. (2004). On holding and containing, being and dreaming. *International Journal of Psycho-analysis*, 85(6), 1349--1364.

Ogden, T. H. (2005). *This art of psychoanalysis.* London: Routledge.

Ogden, T. H. (2006). Introduction to the analytic third: implications for psychoanalytic theory and technique. In A. M. Cooper (ed.), *Contemporary psychoanalysis in America: leading analysts present their work* (pp. 419-421). Arlington: American Psychiatric Publishing.

Ogden, T. H. (2007). On talking-as-dreaming. *International Journal of Psychoanalysis*, 88, 575-589.

Ogden, T. H. (2009). *Rediscovering psychoanalysis*. London: Routledge.

Ogden, T. H. (2010a). On three forms of thinking: magical thinking, dream thinking and transformative thinking. *Psychoanalytic Quarterly*, 79(2), 317-347.

Ogden, T. H. (2010b). *Esta arte da psicanálise*. Porto Alegre: Artmed.

Ogden, T. H. (2014). Fear of breakdown and the unlived life. *International Journal of Psychoanalysis*, 95(2), 205-223.

Ogden, T. H. (2016). *Reclaiming unlived life*. London/New York: Routledge.

Roussillon, R. (2011). *Primitive agony and symbolization*. London: Karnac.

Sandler, J. (1976). Dreams, unconscious fantasies and "identity of perception". *International Review of Psychoanalysis*, 3, 33-42.

Tustin, F. (1984). Autistic shapes. *International Review of Psychoanalysis*, 11, 279-290.

Winnicott, D. W. (1963). Fear of breakdown. In D. W. Winnicott, *Psychoanalytical explorations* (pp. 87-93). London: Karnac.

Winnicott, D. W. (1964). *The infant, the child and the outside world*. Baltimore: Pelican.

Anexos

O pensamento de Laplanche diante das matrizes freudo-kleiniana e ferencziana

Paulo de Carvalho Ribeiro

A citação de uma passagem de "Inibição, sintoma e angústia" (Freud, 1926/1969d)[1] e o resumo de um parágrafo de Laplanche (1980) com comentários sobre tal passagem me servirão de introdução a este texto.

É obvio que nesse esquema de coisas [de continuidade entre a vida uterina e a função materna logo após o nascimento do bebê] não há lugar para a ab-reação do trauma do nascimento. Não podemos achar que a angústia tenha qualquer outra função, afora a de ser um sinal para a evitação de uma situação de perigo.

O significado da perda de objeto como um determinante da angústia se estende consideravelmente além desse ponto, pois a transformação seguinte da angústia, a saber, a angústia de castração, que pertence à fase fá-

---

1 "Inibição, sintoma e ansiedade" na tradução brasileira.

254   O PENSAMENTO DE LAPLANCHE...

lica, constitui também medo da separação e está assim ligada ao mesmo determinante – nesse caso, o perigo de se separar de seus órgãos genitais. Ferenczi traçou, de maneira bem correta, penso eu, uma nítida linha de ligação entre esse medo e os medos contidos nas situações mais antigas de perigo. O alto grau de valor narcísico que o pênis possui pode valer-se do fato de que o órgão é uma garantia para seu possuidor de que este pode ficar mais uma vez unido à mãe – isto é, a um substituto dela – no ato da copulação. O ficar privado disto significa ficar desamparadamente exposto a uma tensão desagradável, devido à necessidade pulsional, como foi o caso no nascimento. Mas a necessidade cujo aumento se teme é agora uma necessidade específica que pertence à libido genital e que não é mais indeterminada, como foi no período da infância. Pode-se acrescentar que, para um homem que seja impotente (isto é, que seja inibido pela ameaça de castração), o substituto da copulação é uma fantasia de retorno ao ventre da mãe. Seguindo a linha de pensamento de Ferenczi, podemos dizer que o homem em causa, havendo tentado provocar seu retorno ao ventre da mãe, utilizando o órgão genital para representá-lo, está agora substituindo regressivamente aquele órgão por toda a sua pessoa. (Freud, 1926/1969d, pp. 162-163)

Ao enumerar quatro grandes reduções que as teses de "Inibição, sintoma e angústia" impuseram ao pensamento de Freud, Laplanche destaca os seguintes pontos sobre a segunda teoria da angústia: 1) a introdução da noção de angústia real tende a reduzir a angústia a um medo, desconectando-a assim de seu aspecto mais profundo, isto é, sua conexão íntima e necessária com o desejo, como havia sido muito bem estabelecido na primeira teoria da angústia; 2) a segunda interpretação da angústia nem sempre prevalece sobre a primeira. Uma evidência dessa oscilação encontra-se, por exemplo, na referência feita, no próprio texto de 1926, ao ponto de vista de Ferenczi sobre a angústia de castração. Freud lança mão desse ponto de vista para mostrar que a castração remete à impossibilidade de reunião corporal com o substituto materno, o que significa, em última instância, ficar impotente diante do aumento da tensão pulsional. Logo, ao lado da tese que pretende que a pulsão só é perigosa porque acarreta o risco de punição, temos esta tese diametralmente oposta: a castração é perigosa porque ela significa estar entregue, sem alternativa, ao ataque interno da pulsão; 3) apesar das reservas com relação ao "mito ferencziano", Laplanche não hesita em manifestar sua preferência pela segunda tese ou por alguma coisa que se aproximaria dela e que, em todo caso, não reduziria o perigo pulsional à possibilidade de punição. "A angústia é uma outra coisa, não um adestramento!", conclui Laplanche (1980, p. 151).

Para que se avalie devidamente a possível filiação de Laplanche à matriz ferencziana, é necessário levar em conta a chave mestra da leitura laplancheana de Freud, a saber, a ideia de que a verdade da pulsão, de sua constituição, se encontra na transformação dos aportes provenientes do outro (adulto, cuidador) em objetos estrangeiros internos, que são também objetos atacantes internos. As primeiras descobertas de Freud sobre a sexualidade põem em evidência o poder traumático desses objetos internalizados a partir da relação com os outros. Da mesma forma, a propósito de Melanie Klein, Laplanche destaca o fato de que o mundo interno na concepção kleiniana se constitui pela introjeção do objeto perdido sob forma de um objeto atacante e persecutório interno. Que esse caráter atacante se deva à prévia projeção, no objeto,

256 O PENSAMENTO DE LAPLANCHE...

dos impulsos destrutivos da própria criança é um fato menos importante, aos olhos de Laplanche, do que a inexistência, nos primeiros momentos da constituição psíquica, de uma simbolização da ausência, visto que, para M. Klein, a ausência do objeto gratificante/pacificador se impõe ao bebê como seu duplo clivado, atacante e mau. "A cada vez que o objeto apaziguador se distancia, é o objeto excitante que se interioriza", conclui Laplanche (1981/1992a, p. 221, tradução minha).

A segunda teoria freudiana da angústia, na medida em que substitui o ataque interno da pulsão pela realidade externa do perigo que ameaça o eu, pode ser incluída no domínio do que Laplanche (1993) considera um extravio (*fourvoiement*) do pensamento de Freud. Assim como o abandono da teoria da sedução, em 1897, representou um extravio biologizante ao substituir o adulto sedutor por fantasias de sedução supostamente endógenas, o abandono da primeira teoria da angústia pode ser visto como um extravio "externalizante" na medida em que substitui o ataque interno da pulsão pela concretude da ameaça externa à integridade física do eu. Insistir na importância desse ataque interno significa superar a ideia simplista, à qual Freud muitas vezes quer nos conduzir, de uma angústia estritamente ligada à oposição entre determinados impulsos sexuais e uma restrição de ordem moral, cultural, civilizatória desses impulsos. O fim da moral vitoriana e a impressionante mudança nos usos e costumes relacionados à sexualidade nas últimas cinco ou seis décadas não tiveram nenhum poder de abrandar ou suprimir o recalcamento e a consequente criação desses objetos internos que funcionam como fonte da pulsão. Independentemente da mais estrita moral sexual conservadora ou da mais estridente liberalização das práticas sexuais, esses objetos atacantes internos sempre farão parte da constituição do psiquismo e sempre exigirão mecanismos de defesa cuja origem também se confunde com a constituição psíquica. Angústia ou agonia sempre guardarão alguma relação com esses momentos constitutivos do psiquismo e produzirão defesas ativas ou passivação a partir das vicissitudes dos elementos que provêm invariavelmente do outro e que, uma vez internalizados, ganharão autonomia frente ao eu. A despeito da importância atribuída por Freud à suposta capacidade do eu de criar um sinal de angústia cuja finalidade é evitar o risco de uma agressão real à integridade do eu ou o transbordamento de energia não ligada no aparelho psíquico, o adoecimento por ativação, como bem assinala Figueiredo, "permanecerá na matriz freudo-kleiniana: a libido é continuamente ativa – o desejo *insiste* –, a 'defesa ativa' da repressão é ativada e reativada para lidar com a insistência do desejo reprimido que retorna" (página 52 deste volume). Antes, portanto, de mostrar os pontos de aproximação com a matriz ferencziana, é imprescindível reconhecer a filiação de Laplanche a esse aspecto da matriz freudo-kleiniana que preserva a possibilidade de se pensar o adoecimento psíquico como ativação de objetos internos atacantes. Esse reconhecimento vem reforçar a ideia de suplementaridade da segunda matriz relativamente à primeira, a existência de um inevitável trânsito de vários autores entre essas duas matrizes e, talvez, a ideia de continuidade, ou seja, de ausência de uma fronteira nítida entre as formas de adoecimento nas quais predomina a defesa ativa, gerando angústia, e aquelas nas quais predomina a passivação, gerando a agonia e a morte dentro.

Uma última consideração sobre "Inibição, sintoma e angústia" me parece importante antes de avançar no trabalho de situar o pensamento de Laplanche nas duas matrizes propostas por Figueiredo. Trata-se do que podemos considerar uma duplicação, no interior do pensamento freudiano, das inevitáveis defesas egoicas contra a passividade, ou seja, contra a situação de vulnerabilidade perante o ataque às fronteiras corporais e psíquicas do que reconhecemos como próprio, como eu. Com efeito, no segundo capítulo do texto

258   O PENSAMENTO DE LAPLANCHE...

de 1926, encontramos uma passagem que deixa entrever a irritação de Freud quanto ao que ele considera uma importância excessiva concedida às relações de dependência do eu, como ele as havia apresentado em "O eu e o id", irritação que pressagia os reforços a serem implementados a essa instância suspostamente responsável por todas as funções capazes de preservar a autodeterminação do ser humano.

> *Do mesmo modo que o eu controla o caminho para a ação, controla também o acesso à consciência. No recalcamento, exerce sua força em ambas as direções, atuando de uma maneira sobre o próprio impulso pulsional e de outra sobre o representante desse impulso. A essa altura, cabe perguntar como posso reconciliar esse reconhecimento do poderio do eu com a descrição de sua posição que apresentei em O eu e o id. Nesse livro esbocei um quadro de sua relação dependente com o id e o supereu, e revelei quão impotente e apreensivo ele era no tocante a ambos e com que esforço manteve sua exibição de superioridade sobre eles. Esse ponto de vista repercutiu amplamente na literatura psicanalítica. Muitos autores têm dado grande ênfase à fraqueza do eu em relação ao isso e aos nossos elementos racionais em face das forças demoníacas dentro de nós, e exibem forte tendência para transformarem o que eu disse em pedra angular de uma Weltanschauung psicanalítica. Contudo, por certo o psicanalista, com seus conhecimentos da forma como o recalcamento atua, não deveria, justamente ele, ser impedido de adotar um ponto de vista tão extremo e unilateral? (Freud, 1926/1969d, p. 117)*

A resposta à pergunta que encerra esta passagem de "Inibição, sintoma e angústia" é um sonoro NÃO se levarmos em conta toda a teoria do recalcamento desenvolvida por Freud ao longo de décadas e baseada, justamente, na força da pulsão, do sexual e do "demoníaco" no sexual. Diante dessa constatação da nítida intenção de Freud de salvar o eu da posição de submissão na qual ele sempre esteve em sua teoria, torna-se necessário mantermos um olhar crítico sobre a segunda teoria da angústia e, acima de tudo, valorizar ao extremo sua relação com o que ela combate, a saber, a deriva egoica, a perda total de controle e, em última instância, a decomposição das defesas e da própria possibilidade da criação de angústia. Em outras palavras, a segunda teoria da angústia pode ser vista como uma duplicação, no pensamento de Freud, do mecanismo psíquico que luta contra a agonia e a passivação mortífera.

Não é descabido afirmar que Laplanche dá a Ferenczi menos importância do que lhe é devida quando se trata de colocar a teoria do trauma no centro da articulação entre metapsicologia e clínica. Coelho Junior é muito preciso ao destacar que Ferenczi nunca hesitou em afirmar que o trauma era indissociável da ação do outro sobre o sujeito, distanciando-se assim de uma concepção do trauma baseada prioritariamente no estado de desamparo inicial do bebê e sua suscetibilidade às agressões, por assim dizer, naturais do ambiente. Ao afirmar que o trauma é produzido pela inoculação da sexualidade inconsciente do adulto no psiquismo em via de constituição, Laplanche se mantém fiel à teoria da sedução de Freud, mas, acima de tudo, se apropria da teoria ferencziana do trauma ligado ao confronto da criança com a sexualidade do adulto e a transforma. No que diz respeito ao debate que, nos termos de Coelho Junior, opunha o primado da fantasia e o primado da realidade, bem antes de Laplanche, Ferenczi já havia se posicionado em favor da realidade da sedução e contra a hipótese da fantasia de sedução criada, não se sabe bem como (de forma endógena?), pela

260 O PENSAMENTO DE LAPLANCHE...

criança. Ferenczi não concebeu uma sedução generalizada, embora tenha tido a coragem e ousadia (*hardiesse*), como afirma Laplanche (1987a), de se desgarrar dos grilhões familialistas e conceber a situação originária não em termos de pais e filhos ou mãe e bebê, e sim como a confrontação da criança e do mundo adulto. Em outros termos, Ferenczi concebeu uma situação originária e uma teoria do trauma nas quais estão presentes muitos dos principais fatores utilizados por Laplanche em sua generalização da teoria da sedução. E ainda avançou bem além de Freud e Laplanche na compreensão das consequências psicopatológicas do trauma sexual e de suas repercussões na clínica.

O aspecto mais original da contribuição de Ferenczi à teoria do trauma, a meu ver, é sua concepção da passividade inicial que vigora nos primeiros momentos da constituição psíquica. A famosa passagem do *Diário clínico* citada por Coelho Junior (páginas 122-123 deste volume) antecipa em algumas décadas o que as neurociências e as teorias cognitivo-comportamentais descreveram sobre os fenômenos de imitação precoce e seu papel na constituição psíquica. Para Ferenczi, antes de haver relação de objeto, há a radical complacência do aparelho psíquico em via de constituição às impressões vindas do exterior, principalmente as impressões produzidas pelo adulto na criança. A crítica de Laplanche aos termos utilizados por Ferenczi para designar a passividade da criança perante o adulto, "confusão de línguas", por mais que seja bem fundada e faça sentido no contexto da definição laplancheana de passividade, não diminui em nada (e não creio que fosse essa a intenção de Laplanche) a força explicativa dessa complacência, para que se compreenda tanto a radicalidade da passividade da criança na situação antropológica fundamental quanto os reflexos dessa passividade na criação de sombras que se estendem por grandes áreas da vida psíquica e instituem a morte dentro da vida.

Como se pode ver, a ideia de passividade desempenha um papel central na concepção laplacheana da situação antropológica fundamental, logo, na construção de sua teoria da sedução generalizada. Mas as consequências psicopatológicas e clínicas dessa passividade, ou seja, sua relação com o que Figueiredo denomina adoecimento por passivação, recebe menos atenção por parte de Laplanche, o que impõe o trabalho de buscar algumas pistas dessas consequências na abordagem que ele faz de outros temas relacionados aos adoecimentos psíquicos e à clínica psicanalítica. Farei, inicialmente, uma exposição sucinta de sua concepção da passividade da criança diante do adulto, para, em seguida, tratar dos adoecimentos e da clínica.

Partindo da teoria da sedução proposta por Freud nos estudos sobre histeria, Laplanche sublinha que o adulto sempre ocupa a posição de agressor, sempre aparece como agente da sedução e dono das iniciativas. Mas ele adverte que esse protagonismo do adulto, que conduz de forma quase automática à ideia de atividade, deve ser analisado cuidadosamente à luz de outras formulações do próprio Freud sobre as cenas de sedução. De fato, se considerarmos que, em suas "Observações adicionais sobre as neuropsicoses de defesa", Freud (1896/1969b) distingue, ao tratar das etiologias da histeria e da neurose obsessiva, a posição passiva da criança na primeira dessas neuroses e, na segunda, sua participação ativa e prazerosa em atos sexuais tingidos de agressividade, já teremos motivo suficiente para buscar um entendimento mais aprofundado da passividade nesses casos. Em outras palavras, se nos limitássemos ao critério do protagonismo, a teoria da sedução seria válida apenas para a histeria. Mas o próprio Freud se encarrega de restabelecer a importância da passividade na etiologia de todas as neuroses ao afirmar que a atividade exercida na infância do obsessivo sempre é precedida de uma experiência passiva mais precoce. A tentativa de se livrar da tensão gerada pela cena de sedução por

262 O PENSAMENTO DE LAPLANCHE...

meio da repetição ativa da cena apenas confirma a força traumática da passividade a ela ligada. Visando superar esse tipo de confusão na análise do par de opostos atividade/passividade, Laplanche lança mão da contribuição dos filósofos cartesianos sobre esse tema e propõe como critério de avaliação da atividade a existência de um "a mais de significação" (*plus de signification*), um potencial de gerar mensagens carregadas de conteúdos inacessíveis não só para o receptor, como também para o emissor da mensagem. A existência do inconsciente no adulto – e, acima de tudo, a existência do sexual infantil inconsciente no adulto – transforma-o em emissor de mensagens comprometidas por conteúdos que se depositarão no psiquismo nascente da criança ainda desprovida de inconsciente e de recursos suficientes para absorver ou repelir ativamente esses conteúdos. Paradoxalmente, o que torna o adulto ativo é justamente sua passividade face ao aguçamento de sua sexualidade infantil inconsciente promovido pelo contato com a criança.

Um aspecto importante da passividade da criança diante do mundo adulto, segundo Laplanche, vincula-se diretamente à temporalidade bem particular que vigora na situação de sedução e que participa de seu potencial traumático, a saber, os efeitos *a posteriori*. A temporalidade do *Nachträglichkeit*, cuja importância na constituição do trauma Ferenczi soube tão bem explorar, é um dos conceitos freudianos que mais aproximam Laplanche de Ferenczi. Para Freud, o primeiro tempo do trauma sexual é o tempo do susto (*Schreck*) diante do impacto da ação sexual excitante, mas cujo significado não pode ser alcançado pela criança, como bem ilustra o caso Emma, relatado no "Projeto" (1895/1969a). É necessária uma segunda cena sexual, ocorrida (ou mesmo procurada pelo sujeito) num momento em que os recursos de percepção e entendimento já tenham avançado até o ponto de permitir que o significado sexual seja apreendido, para que a recordação da primeira cena se torne traumatizante, ou, melhor dizendo, autotraumatizante. Nos termos de Ferenczi, retomados por Coelho Junior (página 130 deste volume), após um primeiro momento, no qual o adulto responde apaixonadamente às solicitações ternas da criança, sobrevém o momento da desqualificação, por parte do adulto, da natureza sexual do que foi vivido. Há, portanto, uma passividade potencial que só se torna efetiva a partir da busca ativa de estabelecer ligações e nexos; o trauma se realiza a partir da colocação da criança à mercê de sua própria recordação, ao mesmo tempo que se encontra desassistida pelo adulto. A tese ferencziana, também destacada por Coelho Junior (página 131 deste volume), de uma fuga progressiva no sentido do desenvolvimento intelectual precoce, paralela à regressão produzida pelo trauma, talvez possa ser vista de forma dialética, não apenas como efeito do trauma já constituído, mas como fator constitutivo do trauma, na medida em que é o próprio esclarecimento obtido pelo desenvolvimento da inteligência, pela curiosidade e investigação, que transformam a recordação enigmática em um corpo estrangeiro interno atacante; o que deveria ser remédio acaba por fazer parte do envenenamento.

Essa abordagem dialética da teoria ferencziana do trauma nos aproxima da teoria tradutiva do recalcamento, concebida por Laplanche a partir das indicações dadas por Freud na carta 52, enviada a Fliess em 6 de dezembro de 1896. Nessa carta, Freud fala de sucessivas cenas que guardam entre elas uma relação baseada em também sucessivas reinscrições/traduções produzidas ao longo do tempo, responsáveis pela formação de falhas que Freud compara aos *fueros*, ou seja, regiões onde a língua e os costumes oficiais de um país não são assimilados e onde vigoram língua e costumes antigos. Laplanche descreve, então, o mecanismo do recalcamento como a tradução/simbolização parcial das mensagens enigmáticas que os adultos endereçam às crianças e a consequente produção de restos não traduzidos que funcionam como objetos-fonte da pulsão. Esses objetos são concebidos por Laplanche como

264   O PENSAMENTO DE LAPLANCHE...

significantes dessignificados, ou seja, significantes que perderam boa parte de suas conexões com os demais significantes, por isso são amplamente destituídos de sentido e não entram, ou entram de forma precária, no campo da comunicação. Enquanto, por um lado, a tradução/simbolização cria o pré-consciente/consciente, essencialmente o eu, com sua permanente tarefa de se autorrepresentar e constituir uma história; por outro, o trabalho de tradução, na medida em que produz resíduos não traduzidos, cria o inconsciente recalcado e as pulsões sexuais.

De posse desses elementos teóricos que formam os pilares da teoria da sedução generalizada e indicam alguns pontos importantes de convergência entre os pensamentos de Ferenczi e Laplanche, poderei formular algumas hipóteses sobre a passivação e suas manifestações clínicas. Começarei pela associação da passivação com a morte de partes do psiquismo, ou seja, com o que Winnicott denominou de morte dentro. Se adotarmos uma perspectiva descontinuísta, estabelecendo um limite preciso entre as patologias da angústia e as patologias do silêncio e do vazio, seremos levados a considerar a teoria da sedução generalizada como um dispositivo conceitual muito mais apropriado a compreender a primeira categoria de adoecimentos psíquicos do que a segunda. Os significantes dessignificados, ou seja, as representações transformadas em coisas que não mais representam, justamente por funcionarem como objetos-fonte da pulsão, criam uma exigência de trabalho cujo resultado se estende desde o infindável esforço de simbolização, passando pela formação do sintoma (que não deixa de ser uma forma de simbolização), pelas negações, e chegando aos estados de intensa angústia sem objeto definido. Porém, se valorizarmos o fato de que esses objetos que constituem o inconsciente recalcado são, por definição, o que quedou excluído da comunicação, o que não se presta à coordenação e que não entra na narrativa historicizante do eu, a proximidade com as zonas de silêncio e morte se impõe. Não seria essa, então, uma solução dialética possível para a oposição entre as patologias da angústia e as patologias do nada e do vazio? A perspectiva continuísta da psicopatologia não dependeria, pelo menos em parte, dessa possibilidade de interdependência entre os fenômenos angustiantes/defensivos e os fenômenos silenciadores/mortíferos? O efeito progressivo observado por Ferenczi nos casos de trauma precoce, ou seja, o incremento do desenvolvimento intelectual, não poderia ter uma relação necessária com as áreas de silêncio e morte também geradas pelo trauma?

Quaisquer que sejam as respostas dadas a essas perguntas, logo, independentemente da possibilidade de interdependência entre angústia e silêncio, permanece o fato inegável de que a clínica nos confronta com casos nos quais as angústias e defesas cedem lugar à morte e ao vazio. Se até este ponto ocupei-me da passividade da criança perante o adulto, tentando estabelecer, via teoria da sedução generalizada, uma ponte entre a passivação patológica e as origens do sujeito psíquico, a partir daqui darei atenção a algumas contribuições de Laplanche mais diretamente voltadas para a compreensão das patologias não neuróticas.

A primeira coisa a ser considerada a esse respeito é o grande interesse de Laplanche em propor o que ele nomeou de "teoria unificada da alma" (2003/2015c, p. 198). Em seu texto de 2003, intitulado "Três acepções da palavra 'inconsciente' no âmbito da sedução generalizada", ele admite que o modelo freudiano do aparelho psíquico é um modelo voltado quase inteiramente para a compreensão do funcionamento neurótico-normal do psiquismo e reconhece que a clínica contemporânea confronta os analistas com formas de sofrimento que se distanciam bastante desse modelo, como os chamados casos-limite, as psicoses, psicopatias e perversões. Laplanche adverte, no entanto, que um grande número de teóricos passou a considerar o mecanismo do recalcamento e o conceito de inconsciente recalcado como aplicáveis a uma faixa muito restrita de pacientes e construiu outros modelos teóricos sem grandes preocupações de preservar alguns pilares do edifício freudiano. Assim, tais teóricos perderam de vista aspectos fundamentais da compreensão psicanalítica da alma (para ser fiel ao termo utilizado por Freud), como a primazia do sexual no campo tanto da constituição do psiquismo quanto na origem dos sofrimentos psíquicos. Visando preservar a unidade com o pensamento freudiano ao propor uma abordagem teórica capaz de englobar as formas neuróticas e não neuróticas do sofrimento e adoecimento psíquicos, Laplanche, já no final de sua obra e de sua vida, a título de pistas a serem exploradas e de um projeto teórico a ser desenvolvido, introduziu o conceito de inconsciente encravado e delineou a proposta de uma nova tópica psíquica. A concepção dessa nova tópica, também chamada de terceira tópica, foi impulsionada, por um lado, pelo trabalho de Marta Rezende Cardoso (2002) sobre a relação do supereu com as mensagens que resistem à tradução e, por outro, pela interlocução de Laplanche com Christophe Dejours em torno do tema da clivagem psíquica e dos mecanismos envolvidos na formação de patologias nas quais prevalece o que este último autor considera ser uma ausência de mentalização, como podemos observar em alguns casos de psicose e em muitas das formas não neuróticas de sofrimento psíquico. O detalhamento das diferenças entre o inconsciente encravado proposto por Laplanche e o inconsciente amencial descrito por Dejours (2001), assim como o comentário sobre os principais pontos da interlocução entre esses dois autores ultrapassam meu propósito e poderão ser encontrados no excelente artigo de Luiz Carlos Tarelho (2016) sobre essa questão. Vejamos, então, em linhas gerais, os pontos básicos dessa terceira tópica, que pretende fazer avançar a teoria da sedução generalizada rumo à compreensão dos sofrimentos psíquicos não neuróticos.

Já em 1990, Laplanche propôs uma diferenciação entre duas modalidades de mensagens enigmáticas provenientes dos adultos. Ao lado de mensagens que são implantadas no psiquismo nascente da criança, podem existir outras que, devido à sua conexão com conteúdos inconscientes muito pouco ou nada elaborados no adulto, possuem um caráter extremamente perturbador e violento, fazendo com que não sejam simplesmente implantadas, mas intrometidas no psiquismo infantil. Essa intromissão está associada ao fracasso total da tradução dessas mensagens, que permaneceriam, assim, encravadas (*enclavés*) no psiquismo, não podendo ser consideradas propriamente inconscientes, visto que a tradução é condição necessária para a produção dos restos não traduzidos constitutivos do inconsciente recalcado. Elas se manteriam, portanto, "à flor da consciência" (Laplanche, 2003/2015c, p. 197), encobertas apenas por defesas operatórias, das quais a recusa (*Verleugnung*) seria a principal modalidade. Entre essas mensagens intraduzíveis, Laplanche destaca as mensagens superegoicas, que funcionam ao modo do "imperativo categórico" kantiano: "você deve porque deve". Existiria, então, ao lado do inconsciente recalcado, um inconsciente encravado onde mensagens não traduzidas mantêm o potencial de produzir uma clivagem radical do psiquismo, logo, uma inclinação na direção das psicoses e demais formas de adoecimentos não neuróticos.

Nessa perspectiva laplancheana, dois fatores são determinantes dos diferentes efeitos que as mensagens enigmáticas provenientes do mundo adulto podem ter, seja na formação de modos considerados normais de funcionamento psíquico, seja na formação das psicopatologias.

O primeiro desses fatores é a força perturbadora da mensagem, ligada tanto ao teor de violência que veicula quanto à forma de seu endereçamento à criança. Podemos pensar esses diferentes teores e

268 O PENSAMENTO DE LAPLANCHE...

endereçamentos como uma gama de experiências precoces que se estende desde a sedução originária generalizada, inerente aos cuidados e ao amor dos pais ou substitutos, até o abuso sexual infantil e demais violências físicas e psíquicas impostas às crianças. Aqui, a noção de intromissão merece destaque, pois permite pensar, ao lado da atividade tradutora-recalcante constitutiva do inconsciente na criança, uma obstrução dessa atividade e o consequente prejuízo à diferenciação das instâncias psíquicas em via de formação.

O segundo fator são os recursos de tradução dos quais a criança dispõe e sobre os quais alguns esclarecimentos precisam ser feitos antes de avançarmos em nossas reflexões sobre os fenômenos de passivação e os adoecimentos não neuróticos.

Além de admitir a existência de uma abertura inicial do bebê aos estímulos e uma predisposição a perceber e interagir, Laplanche (1987a) concebe também uma vocação inata para a autoteorização no ser humano e pressupõe no bebê a existência de montagens neurofisiológicas que se manifestam como um potencial para buscar sentido nos estímulos que vêm do outro. Percebe-se, assim, que, para Laplanche, trata-se de um bebê tradutor ou, pelo menos, de um bebê propenso a traduzir. Nesse aspecto, ele se distancia consideravelmente da passividade radical que caracteriza a etapa anterior à relação de objeto, como descrita por Ferenczi na passagem já mencionada de seu *Diário clínico*. Como tive oportunidade de defender por ocasião de um encontro com Laplanche (Ribeiro, 2007), certamente, a teoria tradutiva do recalcamento teria muito a ganhar ao considerar os fenômenos de imitação precoce, como eles vêm sendo descritos pelos psicólogos cognitivistas, e aos quais Ferenczi também aludiu ao falar de mimetismo quando se referiu ao modo precoce de ser impressionado pelo outro. Laplanche, no entanto, nunca deixou de considerar essa porção de atividade do bebê, necessária para sustentar sua propensão à tradução das mensagens do adulto. Ele se baseia na existência de sistemas semióticos (e não necessariamente de uma língua) entre a criança e os adultos, e destaca o apego (*attachment*) como o principal desses sistemas (Laplanche, 2002/2015b). Mas o importante aqui é o fato de que, para Laplanche, o apego é, ao mesmo tempo, um sistema que dá suporte à tradução e um veículo de mensagens que, embora formuladas em um sistema semiótico comum, são contaminadas, no caso dos adultos, pela sexualidade inconsciente. Isso quer dizer que os aportes narcísicos que o adulto faz sobre a criança, ou, para usar uma feliz expressão criada por Silvia Bleichmar (1993/1994), o "narcisismo transvazante" dos adultos, funciona como ajuda à tradução, mas não está inteiramente do lado da tradução na medida em que se deixa contaminar pelo sexual. Ainda assim, o sistema do apego, com seu papel de promoção do narcisismo na criança, com sua capacidade de estabelecer ligações e unificações, revela-se indispensável para que o potencial traumático das mensagens comprometidas pelo inconsciente do adulto encontre uma resolução neurótica, ou seja, entre no circuito do conflito, das defesas e da angústia. Laplanche acrescenta ainda outros dispositivos de ajuda à tradução em operação conjunta com o sistema do apego, a saber, o que ele denomina de universo mitossimbólico. Se o código do apego, que em grande parte se confunde com o código da autoconservação, sempre será insuficiente para traduzir os ruídos sexuais das mensagens dos adultos, a criança e o próprio adulto deverão recorrer a outros códigos disponíveis em seu meio cultural, entre os quais se incluem não só os clássicos complexos de Édipo e de castração e o assassinato do pai, mas também códigos inovadores, narrativas contemporâneas, que podem surgir a partir dos recursos cibernéticos atuais e das novas modalidades de interação que eles permitem.

Feitos esses esclarecimentos sobre o conceito de tradução utilizado por Laplanche, podemos apresentar algumas conclusões sobre a teoria da sedução generalizada e os adoecimentos por passivação.

270   O PENSAMENTO DE LAPLANCHE...

O primeiro ponto a ser destacado diz respeito à preponderância do fator mensagem sobre o fator tradução. Embora Laplanche recuse a ideia de que a mensagem possa, por si só, responder pelo recalcamento ou pela constituição do inconsciente encravado, o tipo de mensagem e sua forma de endereçamento aparecem como os fatores mais determinantes no fracasso da tradução. Se pensarmos a tradução tanto em termos de uma disposição inata do bebê quanto em termos da capacidade de alívio de tensões, empatia, contenção e demais qualidades positivas do ambiente, nada disso terá o poder de metabolizar as eventuais mensagens intratáveis que foram intrometidas no psiquismo nascente do bebê. Laplanche, como já foi dito, associa essas mensagens à instância superegoica, mas considera também a possibilidade de que elas se relacionem prioritariamente com a analidade e oralidade, ao passo que as mensagens implantadas se referem mais à superfície corporal, ao que ele denomina de "derme psicofisiológica" (Laplanche, 1990/1992c) do bebê. Muito mais do que os mecanismos de incorporação-expulsão e seus correlatos, introjeção-projeção, o que parece importar aqui é a ideia de penetração violenta no interior do corpo e do psiquismo, logo, de efração de fronteiras ainda muito tênues.

É importante também destacar que, independentemente da natureza das mensagens e de seu endereçamento, sejam elas implantadas ou intrometidas, num primeiro momento, todas elas estarão à espera de tradução. Há, portanto, um período de passividade inerente à peculiar temporalidade que rege a formação das instâncias psíquicas. Nesse primeiro tempo do recalcamento originário, não se trata ainda da passividade perante o ataque do corpo estrangeiro interno, mas da passividade própria dessa incubação do que foi inoculado. Considerando que ainda não existe, nesse momento, o inconsciente recalcado nem o sistema consciência/pré-consciência, é preciso supor que essas inoculações pertencem todas ao estranho limbo, ao não lugar, onde o que vem do outro espera a tradução responsável pela criação dos lugares psíquicos. A partir do segundo tempo do recalcamento originário, com a tópica constituída, o que restou das mensagens parcialmente traduzidas formará o inconsciente recalcado, enquanto as mensagens não traduzíveis constituirão o inconsciente encravado, sede daquilo que, na teoria laplacheana da alma, pode ter equivalência com a morte dentro, com o vazio, o silêncio e todas as fontes do adoecimento por passivação.

Finalmente, é importante salientar que, a despeito da distinção clara entre implantação e intromissão, bem como da diferenciação dos inconscientes recalcado e encravado, o radicalmente intraduzível das mensagens intrometidas não deve impedir que a tradução sempre parcial das mensagens implantadas assegure um contínuo de efeitos que se estendem do funcionamento psíquico considerado normal num determinado meio social e numa determinada época até as vizinhanças da psicose, passando pelas mais clássicas manifestações das neuroses de defesa. Tanto na morte quanto na angústia, a situação antropológica fundamental baseada na assimetria adulto-criança, a sedução originária generalizada que daí decorre e a natureza tradutiva do recalcamento permanecem os pilares que, na pretensão laplancheana de construir uma teoria unificada da alma, deveriam sustentar todo o edifício da psicopatologia psicanalítica.

Teoria da sedução generalizada e clínica psicanalítica

As incursões de Laplanche no campo da clínica psicanalítica foram prioritariamente voltadas para a articulação da teoria da sedução generalizada com os aspectos mais proeminentes do atendimento psicanalítico de neuróticos. A introdução do conceito de inconsciente encravado, cujo objetivo, como vimos, era

272 O PENSAMENTO DE LAPLANCHE...

explicar uma série de ocorrências clínicas e de manifestações psicopatológicas para as quais o modelo do recalque mostrava-se insuficiente, não chegou a ter desdobramentos significativos no pensamento laplancheano sobre a clínica. Porém, assim como fiz ao analisar os elementos mais metapsicológicos da teoria da sedução generalizada, também em minha análise das implicações clínicas dessa teoria buscarei mostrar que, a despeito dos muitos fatores que contribuem para aproximá-la da matriz freudo--kleiniana, a possibilidade de associação com a matriz ferencziana não deve ser totalmente afastada.

Os principais textos sobre clínica, escritos por Laplanche durante os anos 1980 e 1990, dialogam permanentemente com Freud e tratam de temas centrais do processo analítico, como transferência, resistência e interpretação, sempre no âmbito do sofrimento neurótico clássico. São textos muito claramente voltados para a promoção do descentramento e da alteridade na condução do processo analítico, em contraposição à tendência dos analisandos de preencher com significados e sínteses as marcas enigmáticas deixadas pelos efeitos do inconsciente do adulto sobre a criança. Essa concepção do infante como um ser autoteorizante, sensível ao enigma do outro e capaz de traduzi-lo parcialmente, é o ponto de partida para a proposição do movimento ptolomaico com o qual a criança responde à posição copernicana inerente à situação antropológica fundamental. Contra a alteridade e o descentramento, que se impõem ao infante ao ser submetido à sedução originária, institui-se um eu, hermeneuta originário, empenhado na tarefa de se afirmar como centro de sua vida, de sua história, de seus desejos e ações. Para Laplanche, o processo analítico deve sempre se opor a essa hermenêutica espontânea do eu e recolocar em jogo o conflito originário copernicano, logo, reinstalar a situação originária de sedução. De acordo com essa visão do processo psicanalítico, sempre teríamos um analisando capaz de lutar contra a alteridade, valendo-se não só de sua capacidade própria de traduzir, mas também dos auxílios à tradução fornecidos pelo universo mitossimbólico, com suas narrativas preestabelecidas, suas ideologias prevalentes e suas trilhas simbólicas já abertas. Tudo nesse modelo clínico concebido por Laplanche leva a crer que ele pressupõe, no mínimo, um dispositivo egoico bem estruturado e operante. De fato, se o eu é o tradutor por excelência, o método de destradução (Laplanche, 1996/1999) no qual a análise deve se constituir necessariamente envolverá o combate à sua posição centralizadora, ptolomaica.

A abordagem laplacheana da transferência mantém inteira coerência com a perspectiva do combate à eficácia egoica, embora reconheça que o movimento de análise, ou seja, o desligamento promovido pelo analista, não prevalecerá durante todo o tempo e deverá conviver com o movimento inverso, de síntese, resultante da resistência que o eu contrapõe ao processo. As duas modalidades de transferência descritas por Laplanche (1987b), a saber, transferência plena (*en plein*) e transferência oca (*en creux*), equivalem, respectivamente, à tendência de preenchimento das lacunas de sentido e à manutenção do espaço do enigma no processo de análise. O analisando chega à análise depois de uma longa trajetória de traduções que se constituem não só como simbolizações parciais dos enigmas do outro, mas também como defesas contra o ataque interno, proveniente dos objetos-fonte da pulsão, que são os restos não simbolizados de mensagens enigmáticas. Ele busca então utilizar, na relação com o analista, os mesmos recursos de interpretação e produção de sentidos que já se tornaram repetitivos e em nada se diferenciam de sintomas. À tentativa de obturar o espaço da análise com essa transferência plena, o analista deve contrapor uma recusa à utilização de qualquer esquema tradutivo, inclusive os esquemas clássicos da própria psicanálise, como os complexos de Édipo e de castração, assim como qualquer dispositivo que

274   O PENSAMENTO DE LAPLANCHE...

pretenda oferecer um conhecimento *a priori* do que se passa na sessão de análise. A transferência em oco é vista, portanto, como uma forma de relação que não é preenchida por nenhuma imago ou ideologia e que reinstaura o que Laplanche (1996/1999, p. 237) chama de "transferência originária": "Se, de fato, a transferência se caracteriza por uma duplicação [*dédoublement*] do outro e, por assim dizer, pela presença da alteridade no outro, a situação originária criança-adulto já pode ser dita, nesse sentido, transferencial" (tradução minha).

De acordo com essa perspectiva, o método analítico equivale a uma desconstrução/destradução dos mitos e ideologias erigidos pelo eu, podendo, assim, ser considerado um método de "livre dissociação". Dessa forma, as construções em análise, como Freud as concebeu, devem ser vistas, segundo Laplanche, como reconstruções de construções defensivas. Nesse processo de desconstrução e reconstrução, pretende-se chegar o mais próximo possível das mensagens enigmáticas originárias.

A noção de "tina" (*baquet*) é formulada por Laplanche (1987b) justamente como um modelo de instauração do espaço propício à reabertura da situação de sedução originária, logo, do espaço onde a análise pode se produzir. Baseando-se no esquema espacial de representação do aparelho psíquico, apresentado por Freud no Capítulo 7 de "A interpretação dos sonhos" (1900/1969c) e retomado no texto "Complemento metapsicológico à teoria do sonho" (1919/1996), Laplanche estabelece uma equivalência entre o espaço psicanalítico e o círculo formado pela aproximação dos polos da percepção e da consciência no referido esquema, resultando num circuito fechado de representações no qual o sonho se desenrola. Assim como a produção do sonho requer a retirada quase total do mundo externo e a suspensão dos interesses autoconservativos (Freud, 1919/1996), a instauração da tina psicanalítica também necessita do maior grau possível de superação dos esforços adaptativos e afirmativos do eu. A manutenção do enquadre psicanalítico, ou seja, do local dos atendimentos, dos horários previamente estabelecidos, do valor dos honorários e da garantia de sigilo e privacidade, tem a função de assegurar o mínimo de constância e proteção necessários para que o analisando possa se desconectar ao máximo das preocupações com a realidade e assim se voltar para os objetos internos, as fantasias, os sonhos e demais formações do inconsciente. Além de ser o garantidor do enquadre, cabe ao analista cuidar para que seus conhecimentos prévios, suas teorias e até mesmo suas opiniões, não impeçam que o inesperado surja na sessão de análise. Sem deixar de se referir ao conceito de sujeito-suposto-saber, introduzido por Lacan, Laplanche ressalta a importância da recusa permanente, por parte do analista, de ocupar o lugar de quem sabe o que se passa na mente e na vida do analisando. É nesse sentido, exatamente, que a denominação "guardião de enigma" é utilizada por ele para se referir ao ofício de psicanalista.

Outro aspecto a ser destacado na compreensão laplancheana do processo analítico é a noção de "transferência de transferência" ou "transcendência da transferência" (Laplanche, 1996/1999), decisiva para que se avalie o fim da análise. A reabertura da situação originária de exposição ao enigma do outro, embora resulte em traduções novas, capazes de abranger aspectos mais amplos e diversos do outro interno, não implica a cessação do movimento ptolomaico envolvido na criação dessa nova configuração egoica, por mais abrangente que ela tenha se tornado. Diante dessa constatação, Laplanche questiona se esse novo recentramento, narcísico ao final das contas, seria o objetivo derradeiro da análise, significando assim que o processo analítico seria apenas uma reestruturação fecunda, porém transitória. A possibilidade de que a transferência produzida na análise se transfira para situações e relações fora da análise se apresenta como um destino desejável. Dessa forma, uma

276 O PENSAMENTO DE LAPLANCHE...

transferência de transferência, no sentido de se deixar atingir pelo enigma do outro por meio da inspiração artística, se afigura como um exemplo privilegiado do caráter interminável da análise. Mas, de forma mais ampla, Laplanche considera que a noção de sublimação deve ser repensada a partir da transferência de transferência. Diferentemente das perspectivas que encontramos em Freud e Melanie Klein, nas quais a sublimação permanece uma construção ptolomaica, comprometida com a domesticação da alteridade, Laplanche (1996/1999, p. 241-242) propõe um verdadeiro redimensionamento da sublimação, resultante da invenção do método psicanalítico e de sua aplicação:

> *É aqui que uma velha noção como a de "inspiração" deveria ser reavaliada como correspondente a um tipo de pressentimento do caráter copernicano da criação cultural. Parece-nos que a prática instaurada por Freud tenha trazido o novo não ao conceito de sublimação, mas à própria sublimação, ao introduzir nela sua "revolução copernicana". (Tradução minha, grifos e aspas do original)*

Em outras palavras, um fim desejável da análise seria aquele em que uma nova sensibilidade ao enigma do universo cultural se instaurasse como uma forma de inspiração, como uma transferência para fora do processo psicanalítico da transferência psicanalítica responsável pela reabertura da situação originária de exposição ao enigma do outro. A transcendência da transferência significa, portanto, a aquisição, pelo processo psicanalítico, de uma capacidade de se abrir à alteridade de forma permanente e ampliada.

Essa breve exposição da clínica psicanalítica na perspectiva da teoria da sedução generalizada permite constatar a ausência de referências ao inconsciente encravado e à terceira tópica, justamente os conceitos que poderiam desembocar na abordagem das modalidades de adoecimento em que a agonia predomina, ou seja, as patologias do silêncio e do vazio. Embora tenha concebido, ainda que tardiamente, instrumentos metapsicológicos capazes de lançar luz sobre essas patologias, infelizmente Laplanche não avançou na direção de uma teoria robusta da clínica com pacientes não neuróticos.

Com o intuito apenas de indicar um caminho que me parece apropriado para fazer avançar a reflexão clínica a partir dessas indicações, terminarei este texto com algumas considerações sobre uma valiosa contribuição trazida por Heinz Lichtenstein (1961), que, embora anteceda em muitos anos a formulação da teoria da sedução generalizada, tem com ela muitos pontos em comum.

Médico, nascido na Alemanha e detentor de sólida formação filosófica, Lichtenstein imigra para os Estados Unidos e se introduz no campo da psicanálise a partir do interesse pelos conceitos de pulsão de morte e compulsão à repetição. O artigo intitulado "Sobre a fenomenologia da compulsão à repetição e da pulsão de morte", de 1935, ainda escrito e publicado em alemão, embora tenha sido considerado mais filosófico do que psicanalítico pelo próprio autor, não deixa de ser um marco inicial de sua incursão na psicanálise. As considerações filosóficas sobre a vida e a morte, sobre a passagem do tempo e o esforço para interromper seu curso, têm origem na importante observação de que existe uma incompatibilidade lógica entre compulsão à repetição e regressão. Para que se mantenha o que Freud denominou de natureza conservadora da pulsão, a repetição não pode se reduzir ao restabelecimento de um estado prévio, devendo prosseguir, imediatamente após ter atingido esse estado, até alcançar novamente o ponto em que as coisas se encontravam no início do processo repetitivo. Dito de outra forma,

278 O PENSAMENTO DE LAPLANCHE...

retorno definitivo ao zero ou ao estado inanimado e compulsão à repetição não são processos compatíveis um com o outro. Para que de fato haja repetição, é necessário que um movimento progressivo venha logo em seguida ao movimento regressivo, e assim sucessivamente. Lichtenstein (1935) conclui, então, que somente dessa forma a repetição pode ser vista como mecanismo que procura estancar os efeitos do tempo e se opor ao princípio regressivo por excelência, ou seja, o princípio da entropia, responsável por levar toda matéria, viva ou inanimada, à total ausência de movimento. Em contradição com a tese freudiana, para Lichtenstein a compulsão à repetição seria uma força essencialmente vital, enquanto o princípio de morte se localizaria na regressão infinita.

A retomada dessa tese defendida em 1935, numa perspectiva totalmente psicanalítica e pautada pela sexualidade inconsciente, se dá em 1961, com a publicação de um artigo tornado clássico e intitulado "Identity and sexuality, a study of their interrelationship in man" (Lichtenstein, 1961). Se considerarmos Lichtenstein como autor representativo da psicanálise anglo--saxônica, não se justificariam todas as críticas que sobre ela recaem de ser uma psicologia adaptativa, que não faz distinção entre pulsão e instinto e de estar assentada na tese da autonomia do eu. As ideias apresentadas nesse artigo de 1961 e em várias outras de suas publicações subsequentes atestam a importância concedida à sexualidade inconsciente e à sua dimensão mortífera e polimorfa, em total sintonia com a centralidade do sexual em Freud e seu caráter frequentemente demoníaco.

Poder pensar a inevitável sedução da criança pelo adulto como fonte de impressão de marcas identitárias capazes de produzir sérias perturbações narcísicas pode ser considerada a maior originalidade da contribuição de Lichtenstein à clínica psicanalítica. Por isso, antes de trazer algumas evidências da proximidade de suas ideias com a teoria da sedução generalizada, considero necessário destacar esse aspecto que, do meu ponto de vista, assegura às proposições de Lichtenstein a capacidade de abranger modalidades não neuróticas de adoecimento psíquico, tornando-as assim apropriadas a complementar as contribuições de Laplanche ao campo da clínica.

Como já disse, a pressuposição da capacidade de tradução por parte da criança tende a situar a busca de simbolização das mensagens enigmáticas na esfera de funcionamento do eu. Ao inconsciente, com seus restos não traduzidos funcionando como objetos-fonte da pulsão, se contrapõe permanentemente o eu com suas forças de síntese e sua capacidade hermenêutica. Ora, o que fica de fora nessa concepção do funcionamento psíquico é justamente a possibilidade de que a ação enigmática do adulto sobre a criança, em vez de instigar esses potenciais egoicos, comprometa seu funcionamento e até mesmo sua constituição. A afirmação da existência de mensagens enigmáticas que são intrometidas (e não implantadas) no psiquismo, assim como a ideia de mensagens intraduzíveis constitutivas do inconsciente encravado, buscam responder, como foi visto, à necessidade de diferenciar os efeitos da sedução originária nas neuroses e nos quadros não neuróticos, incluindo as patologias consideradas *borderline* e as psicoses. Laplanche, porém, não chegou a apresentar uma resposta para a pergunta sobre as causas determinantes do caráter intraduzível dessas mensagens, tampouco sobre a correção ou não de se considerar como verdadeiras mensagens esses elementos de alteridade refratários à tradução. No artigo no qual o conceito de inconsciente encravado é introduzido, ele afirma que essas causas são provavelmente múltiplas e chega a mencionar algumas trilhas de investigação que lhe parecem férteis:

Existe mensagem quando esta não é mais comprome-
tida, mas habitada, sem distância, pelo inconsciente?
É isso mesmo possível? Existe mensagem quando esta
veicula e impõe seu código, quando, então, impõe uma
tradução que não é outra coisa senão a própria men-
sagem? Talvez também quando a mensagem é parado-
xal? Qual é o uso possível da noção de paradoxo, se esta
é utilizada com rigor? (Laplanche, 2003/2015c, p. 198)

Por mais que o interesse de Laplanche por essas mensagens intraduzíveis recaia prioritariamente sobre a natureza da própria mensagem, a possibilidade de que elas produzam efeitos importantes sobre a capacidade de tradução do receptor, logo, do eu, é evidente. A referência que Laplanche faz, na sequência imediata dessas perguntas, ao livro de Luiz Carlos Tarelho (1999), *Paranoïa et théorie de la séduction généralisée*, só vem comprovar a importância dos efeitos dessas mensagens sobre as funções egoicas.

Diante do desafio de buscar uma abordagem clínica baseada na teoria da sedução generalizada e capaz de abranger as patologias não neuróticas, a trilha que me parece mais promissora é justamente essa, ou seja, a consideração dos danos narcísicos produzidos pelas mensagens que atingem o psiquismo em formação. Ao incluir, em 2003, a designação de gênero pelo outro como uma modalidade destacada de mensagem, Laplanche dá um passo importante nessa direção, na medida em que passa a considerar a passividade da criança no processo de aquisição de um elemento de identificação tão decisivo quanto o gênero. Porém, considerando que a designação do gênero pelo pequeno *socius* familiar, por mais que funcione como mensagem enigmática, encontra na quase totalidade dos casos uma acomodação no conjunto das marcas de identidade que participam da constituição subjetiva, sou levado a concluir que, nesse caso, ainda nos encontramos diante de uma incidência da alteridade muito mais normativa do que patogênica na constituição e funcionamento do eu. Já na proposta de Lichtenstein de associação entre sedução, pulsão de morte e compulsão à repetição, o poder patogênico da sedução originária, que vai além da neurose e nos aproxima das patologias narcísicas, revela-se com toda clareza, como mostrarei a seguir.

Assim como Laplanche, Lichtenstein não vê a pulsão como um fenômeno endógeno, e sim como o resultado da relação da criança com o adulto. De forma indireta, ou seja, ao associar compulsão à repetição e sexualidade, ele antecipa, pelo menos em parte, a ideia de pulsão sexual de morte, defendida por Laplanche desde a publicação de *Vida e morte em psicanálise* (1970). Para Lichtenstein (1961), a pulsão de morte expressa a infindável busca de confirmação de uma identidade sexual resultante da maneira específica pela qual a criança foi estimulada e seduzida a partir da sexualidade inconsciente do adulto. A compulsão à repetição aparece, assim, como consequência de um princípio de identidade que desempenha, nos seres humanos, um papel semelhante aos instintos préformados dos animais.

De acordo com Lichtenstein (1961), a maneira específica pela qual a criança é seduzida leva à formação de um tema de identidade em que se encontram alojadas as características individuais da sexualidade de cada pessoa. Por não se tratar de um fator endógeno, e sim de aportes provenientes do outro, esse tema de identidade é marcado pela instabilidade e pela permanente necessidade de sustentação. A repetição do comportamento sexual que se estabelece a partir das marcas deixadas na criança pela ação da sexualidade inconsciente do outro passa a ser a base do sentimento de si mesmo e de sua permanência ao longo da vida. Entretanto, a compulsão a repetir o mesmo padrão sexual mostra-se mais forte do que as exigências da autoconservação, podendo se apresentar como francamente autodestrutiva. Apesar disso, Lichtenstein a considera uma atividade narcísica na medida em que se constitui como principal instrumento de afirmação da identidade. Podemos, portanto, concluir que se trata de um narcisismo sem compromisso com as funções egoicas, embora não possa ser equiparado ao narcisismo de morte (Green, 1983) por não almejar o zero de tensão, nem a desobjetalização. Por mais que seja um narcisismo situado além do princípio do prazer, ele permanece indissociável do objeto e de sua capacidade sedutora. Percebe-se aqui toda a importância clínica da já mencionada distinção entre repetição e tendência ao estado inanimado.

Um caso clínico apresentado e discutido por Lichtenstein serve de exemplo de como um determinado tema de identidade era mantido por meio da sexualidade desregrada e compulsiva, percebida por sua paciente como um comportamento que produzia intenso estranhamento, muitas vezes levando a experiências de despersonalização e desrealização. A originalidade das formulações teóricas apresentadas nesse artigo de 1961 e a ilustração clínica que as acompanha evidenciam como a noção de sedução generalizada, introduzida por Laplanche algumas décadas mais tarde, pode ser utilizada no enriquecimento de uma prática clínica capaz de lançar novas luzes sobre o manejo das patologias não neuróticas. Em outras palavras, a contribuição de Lichtenstein, somada à teoria da sedução generalizada de Laplanche, permite enxergar que a pulsão não só é invariavelmente sexual, como também necessariamente ligada a formações narcísicas, que podem produzir formas de adoecimento psíquico nas quais a agonia prevalece sobre a angústia e a clivagem sobre o conflito.

Referências

Bleichmar, S. (1994). *A fundação do inconsciente: destinos da pulsão, destinos do sujeito*. Porto Alegre: Artes Médicas. (Trabalho original publicado em 1993).

Cardoso, M. R. (2002). *Superego*. São Paulo: Escuta.

Dejours, C. (2001). *Le corps d'abord*. Paris: Petite Bibliothèque Payot.

Ferenczi, S. (1985). *Diário clínico*. São Paulo: Martins Fontes. (Trabalho original publicado em 1932).

Freud, S. (1969a). *Projeto de uma psicologia*. Rio de Janeiro: Imago. (Trabalho original publicado em 1895).

Freud, S. (1969b). Observações adicionais sobre as neuropsicoses de defesa. In *Edição standard brasileira das obras psicológicas completas de Sigmund Freud* (vol. 3, pp. 183-200). Rio de Janeiro: Imago. (Trabalho original publicado em 1896).

Freud, S. (1969c). A interpretação dos sonhos. In *Edição standard brasileira das obras completas de Sigmund Freud* (vol. 4-5, p. 577). Rio de Janeiro: Imago. (Trabalho original publicado em 1900).

Freud, S. (1969d). Inibição, sintoma e ansiedade. In *Edição standard brasileira das obras completas de Sigmund Freud* (vol. 20, pp. 162-163). Rio de Janeiro: Imago. (Trabalho original publicado em 1926).

Freud, S. (1992). Inhibition, symptôme et angoisse. In *Oeuvres complètes* (vol. 17, pp. 254-255). Paris: PUF. (Trabalho original publicado em 1926).

284 O PENSAMENTO DE LAPLANCHE...

Freud, S. (1996). Compléments à la doctrine du rêve. In *Oeuvres complètes* (vol. 15, pp. 341-342). Paris: PUF. (Trabalho original publicado em 1919).

Green, A. (1983). *Narcisisme de vie, narcisisme de mort.* Paris: Minuit.

Laplanche, J. (1980). *Problématiques I: l'angoisse.* Paris: PUF.

Laplanche, J. (1981). El estructuralismo, ¿sí o no? *Trabajo del psicoanálisis, 1*(1), 15-34.

Laplanche, J. (1987a). *Nouveaux fondements pour la psychanalyse.* Paris: PUF.

Laplanche, J. (1987b). *Problématiques V: le baquet, transcendance du transfert.* Paris: PUF.

Laplanche, J. (1992a). Faut-il brûler Melanie Klein? In *La révolution copernicienne inachevée* (pp. 213-226). Paris: PUF. (Trabalho original publicado em 1981).

Laplanche, J. (1992b). La pulsion et son objet-source: son destin dans le transfert. In *La révolution copernicienne inachevée* (pp. 227-242). Paris: PUF. (Trabalho original publicado em 1984).

Laplanche, J. (1992c). Implantation, intromission. In *La révolution copernicienne inachevée* (pp. 355-358). Paris: PUF. (Trabalho original publicado em 1990).

Laplanche, J. (1992d). L'Interprétation entre déterminisme et herméneutique: une nouvelle position de la question. In *La révolution copernicienne inachevée.* Paris: PUF. (Trabalho original publicado em 1991).

Laplanche, J. (1992e). Le transfert: sa provocation par l'analyste. In *La révolution copernicienne inachevée.* Paris: PUF.

PAULO DE CARVALHO RIBEIRO   285

Laplanche, J. (1993). *Le fourvoiement biologisant de la sexualité chez Freud*. Paris: Synthélabo.

Laplanche, J. (1999). Buts du processus psychanalytique. In *Entre séduction et inspiration: l'homme* (pp. 219-242). Paris: PUF. (Trabalho original publicado em 1996).

Laplanche, J. (2003). Le genre, le sexe, le sexual. In C. Chabert (org.), *Sur la théorie de la séduction* (pp. 69-87). Paris: Éditions In Press.

Laplanche, J. (2015a). Sexualidade e apego na metapsicologia. In *Sexual, a sexualidade ampliada no sentido freudiano* (pp. 44- -64). São Paulo: Dublinense. (Trabalho original publicado em 2001).

Laplanche, J. (2015b). Os fracassos da tradução. In *Sexual, a sexualidade ampliada no sentido freudiano* (pp. 117-130). São Paulo: Dublinense. (Trabalho original publicado em 2002).

Laplanche, J. (2015c). Três acepções da palavra "inconsciente" no âmbito da teoria da sedução generalizada. In *Sexual, a sexualidade ampliada no sentido freudiano* (pp. XX-XX). São Paulo: Dublinense. (Trabalho original publicado em 2003).

Lichtenstein, H. (1935). Zur Phanomenologie des Wiederholungzwanges und des Todtriebes. *Imago, 21*, 446-480.

Lichtenstein, H. (1961). Identity and sexuality, a study of their interrelationship in man. *Journal of the American Psychoanalytic Association, 9*, 179-260.

Ribeiro, P. C. (1993). Identité et séduction chez Heinz Lichtenstein. *Psychanalyse à l'Université, 18*, 71-80.

Ribeiro, P. C. (2007). Identification passive, genre et séduction originaire. *Psychiatrie Française, 38*(4), 21-48.

Tarelho, L. C. (1999). *Paranoïa et théorie de la séduction généralisée.* Paris: PUF.

Tarelho, L. C. (2016). A tópica da clivagem e o supereu. *Percurso,* 29(56-57).

Pierre Fédida,
um autêntico ferencziano

Ivanise Fontes

A partir das ideias expostas neste projeto, venho apresentar uma síntese das contribuições do psicanalista francês Pierre Fédida. A pertinência de suas formulações teóricas e clínicas se evidenciará dentro da perspectiva aqui mencionada. Não por mera coincidência, a psicanálise, de seu ponto de vista, necessita priorizar os mesmos aspectos levantados por Ferenczi, Balint, Winnicott e Kohut.

Considero que Fédida foi um autêntico ferencziano e, como tal, empreendeu uma metapsicologia da técnica, intenção daquele autor, mas que infelizmente o analista húngaro não pôde levar a termo.

São quatro os aspectos, dentro de sua obra, nos quais encontrei fundamento para o tema em questão: I) a retomada da noção de regressão em análise, apoiada em Ferenczi; II) a inquietante estranheza da transferência; III) os benefícios da depressão; IV) a visão do autismo como modelo paradigmático em psicopatologia fundamental.

A retomada da regressão como fenômeno inerente ao processo analítico

Apoiado nas ideias de Ferenczi, Fédida reverá a noção de regressão em análise. Em suas "Deduções bioanalíticas", Ferenczi defendia a ideia de uma tendência à regressão em ação na vida psíquica como a existente na vida orgânica. É em sua obra "Thalassa: psicanálise das origens da vida sexual" (1914-1915/1977) que a noção de regressão vai ocupar um lugar de destaque: "Sem ela a psicanálise não chega a nada". Segue afirmando que, se o analista dispõe de meios para imaginar analogicamente o que escuta do paciente, uma sessão de análise equivale a uma sequência ontogenética que recapitula a infância filogenética da espécie no indivíduo, pautando-se aqui na lei de Haeckel.

Freud também, com seu filogenetismo (manuscrito de 1915 reencontrado em 1983: "Visão de conjunto das neuroses de transferência"), via nas formas mórbidas mais severas o retorno a estados anteriores, restitutivos da herança arcaica da humanidade.

Inspirado nessas formulações, Fédida escreveu um artigo intitulado "A regressão: formas e deformações" (1994), em que defende a regressão no tratamento. Nesse artigo, reconhece a verdadeira função restauradora da regressão e afirma que o que limita o uso que fazemos habitualmente desse conceito é nosso "psicomorfismo". Acrescenta: "Ele privaria o analista dessa fantasia de formas, de deformações e de transformações que, no entanto, lhe são sugeridas pelas expressões teratológicas dos sintomas" (Fédida, 1994).

Para ele, é graças à imaginação analógica e metafórica do analista que o paciente pode obter recurso terapêutico de sua regressão no tratamento.

Numa entrevista de 1996, Pierre Fédida retoma a importância da regressão e declara: "Se digo, por exemplo, que quero trabalhar sobre a regressão, posso observar que se fala muito dela até 1960, e depois entre 1960 e 1990 não se fala mais sobre isso. Por quê? E por que se começa novamente a falar sobre isso em 1990?" (Fédida, 1997, p. 68). Começa-se a falar, diz ele, a partir da importância dada a casos que, antes, não eram considerados psicanalíticos, as personalidades regressivas, muito regressivas.

Em seu livro *Dos benefícios da depressão: elogio da psicoterapia*, Fédida (2002) refere-se a Winnicott em diversas passagens. Ele reconhecia que o analista inglês deixara um legado inestimável com sua defesa da importância da regressão em análise, justamente nos anos 1950. A necessidade de repensar a regressão nos pacientes deprimidos e o fenômeno da transferência analítica nesses casos levou à aproximação de suas teorias.

A circunstância da transferência favorece, portanto, extraordinariamente, a instauração das mais refinadas manifestações. Analista e analisando são colocados em uma situação na qual os movimentos regressivos podem ter lugar, níveis sensoriais incluídos.

Quando, portanto, uma relação analítica encontra-se num nível primário, ou seja, quando a transferência atinge níveis mais arcaicos, as palavras não são possíveis e as sensações têm lugar. A dupla analítica se encontra de maneira particular: o "estado de transe" de Ferenczi.

É a partir dessa perspectiva que proponho evidenciar o aspecto regressivo alucinatório da transferência, noção desenvolvida por Fédida.

290 PIERRE FÉDIDA, UM AUTÊNTICO FERENCZIANO

A inquietante estranheza da transferência

Em 1995, Fédida presidia em Toulouse (França) um colóquio intitulado "A inquietante estranheza", em que estive presente. Em sua conferência, apresentou a formulação de que, no fenômeno transferencial, o analista vive o estado de "estranho/familiar", sendo esta a condição de um retorno, para o paciente, às experiências mais precoces.

Para Fédida, analista e analisando são remetidos ao que ele denomina inquietante estranheza da transferência. O próprio daquilo que chamamos transferência, diz ele, está em constituir um fenômeno *Unheimlich*, pelo seu desencadeamento e pela potência psicótica (alucinatória) dos processos ativados.

Podemos aqui relembrar que, para Freud, *Das Unheimlich* significava, na verdade, nada de novo ou de estranho, mas sim algo que seria para a vida psíquica familiar desde sempre e que só se tornou estranho a ela pelo processo de recalque. Considerando que o analista ocuparia justamente esse sítio do estrangeiro, como bem o denominou Fédida, essa seria a possibilidade de que sua "estranheza familiar" pudesse oferecer ao paciente a revivescência de suas experiências traumáticas.

"É na transferência e pela transferência que se enuncia repetitivamente no presente o impronunciável do infantil." Assim, Fédida, nos anos 1980, já dava ênfase à insistência do infantil no atual do presente.

Então, na comunicação analista-analisando, é necessário admitir, como parte inerente ao tratamento, uma via sensorial. Fédida propõe uma metapsicologia das "modalidades de comunicação nos processos transferenciais", aliás título de um de seus artigos.

Em várias condições o analista vê sua própria atenção se prender ao conteúdo dramático da palavra que lhe é endereçada, e suas intervenções são feitas no sentido do deslocamento transferencial. Mas, em certos momentos, essa atualização faz desaparecer toda a associatividade de que a palavra seria capaz, se o vivido foi mantido pelo que ele é, a saber uma formação alucinatória do desejo. (Fédida, 1986, pp. 79-80)

Do mesmo modo que a poesia nos reenviaria a uma experiência de sensação(ões), por meio de uma sequência de palavras fora de uma lógica discursiva, a transferência se presta ao encontro das vicissitudes da experiência vivida, numa reprodução de sensações anteriormente experimentadas. Na maioria dos casos, essas manifestações irrompem bruscamente por meio dos aparelhos visual, auditivo e olfativo, quase como uma alucinação, oferecendo condições para um retorno do infantil. Pode ser uma sensação corporal inesperada, que adentra o espaço analítico, e que indicaria uma experiência precocemente vivida. Está em jogo a capacidade do analista de interpretar esses enunciados corporais. Portanto, aceitando a ideia da "transferência como condição de uma recolocação em movimento do círculo da forma autoerótica", podemos esperar pelo advento de regressões alucinatórias durante o tratamento.

O registro sensorial escapa por vezes ao processo de recalcamento, justamente por estar fora da representação. Como diria Ferenczi (1992, p. 268), "a lembrança fica impressa no corpo e é somente lá que ela pode ser despertada". Algumas impressões ficariam inscritas nessa memória corporal, memória esta que retorna despertada pelo processo transferencial, oferecendo a possibilidade de representação.

A noção freudiana de memória do infantil é invocada por Fédida para esclarecer essas alucinações em análise. Daí considerarmos a transferência como lugar privilegiado para a regressão alucinatória. Talvez pudéssemos dizer até que ela é em si mesma uma regressão alucinatória.

Freud usara essa mesma expressão – regressão alucinatória – para o sonho, mas, ao identificarmos essa dimensão em que o arcaico, o transverbal, ressurge pelo fenômeno transferencial, podemos compreender o que Fédida queria dizer.

A transferência dispõe de uma memória alucinatória regressiva que vai buscar as formas vivas de um passado anacrônico por meio da presença, em pessoa, do analista, desde que essa presença não se constitua em obstáculo. Garantir a situação analítica corresponderia à tarefa do analista de manter essa posição de estranho íntimo – que é a condição temporal de essencial dissimetria (Fédida, 1996b).

Lembrando Freud (1939/1975b, p. 93) novamente: "As experiências inaugurais produzem fortes impressões e são relativas ao corpo próprio ou às percepções sensoriais, principalmente de ordem visual e auditiva". Em 1937, no seu texto "Construções em análise", refere-se à presença de verdadeiras alucinações, certamente não psicóticas, surgidas ao longo do tratamento:

> *Talvez seja uma característica geral das alucinações – à qual uma atenção suficiente não foi até agora prestada – que, nelas, algo que foi experimentado na infância e depois esquecido retorne – algo que a criança viu ou ouviu numa época em que ainda mal podia falar e que agora força o seu caminho à consciência, provavelmente deformado e deslocado, devido à ope-*

ração de forças que se opõem a esse retorno. (Freud, 1937/1975a)

Segundo Fédida, é preciso que o analista exerça sua imaginação e capacidade regressiva para poder ter acesso a esse material fornecido pelo paciente. Se ele encontra seu lugar de recepção sensório-cinestésica, o paciente poderá "comunicar" seus signos sensoriais e transmitir vivências de intimidade e estranheza.

Face à angústia arcaica do paciente, o analista se encontra numa situação delicada – é o momento em que a memória corporal se manifesta em lugar da linguagem verbal. E o corpo do analista é implicado nesse processo. Para esse autor, o analista precisa "ressoar" a comunicação do paciente, isto é, deve produzir algum eco em seu próprio corpo, de modo que, por meio da vivência contratransferencial, possa entrar também em contato com essas experiências primitivas. A apreensão pelo analista da angústia arcaica corporificada, vivida pelo paciente, implica a "utilização" de seu próprio corpo.

Por meio do fenômeno de repetição, característica fundamental do processo de transferência, as sequelas de impressões deixadas pela experiência de um tempo precoce podem, portanto, retornar. Esse material "carnal" retorna, evidentemente, buscando ser representado. Faz-se necessário acompanhar o paciente para que viva, na experiência analítica, a função que faltou. Portanto, precisamos considerar uma dimensão corporal da transferência, no tocante a um retorno de experiências primitivas, anteriores à aquisição da palavra.

É nesse sentido que a pesquisa em psicanálise deve orientar-se, segundo Fédida, tratando de verificar que novos procedimentos o analista buscará acionar para, como dizia Ferenczi, encontrar uma capacidade de entrar em sintonia com as sensibilidades do paciente.

294 PIERRE FÉDIDA, UM AUTÊNTICO FERENCZIANO

Fédida sugere uma investigação a respeito da técnica do xamã, por meio da obra de Lévi-Strauss, no sentido de refletir sobre a gestualidade e sua eficácia terapêutica. A análise desse tipo de intervenção e de suas técnicas curativas de acesso ao sintoma do paciente pode servir de paradigma para o tema em questão.

Trata-se de saber como o analista pode intervir, como pode dar conta das experiências corporais que se encontram presentes na transferência. A presença do corporal coloca o problema da interpretação naquilo que não passa pela regra verbal.

Ele se interrogava:

> *Será que nós evoluímos sobre a nossa concepção de interpretação? Essa que produzimos no tratamento e que se forma no interior do material de sensações que o analista recebe vindas de seu paciente? Refiro-me a esse não verbal, se os senhores assim o querem, melhor seria designá-lo como sensorial, como sensual, como sexual não agido na sessão. Será que a interpretação se forma nessa capacidade gestual que permite em seguida ao paciente receber as palavras do analista, com, digamos, o material que é de sua experiência transferencial? (Fédida, 1998, comentário feito pelo autor em defesa de doutorado da autora na Universidade Paris 7)*

Portanto, a questão que ele levantava era, mais globalmente, sobre a evolução da técnica analítica.

Dessa forma, o caráter enigmático da transferência poderia ser elucidado, tendo em vista que até mesmo Freud, em seu texto "Esboço da psicanálise", mostrava sua perplexidade: "Nós não nos surpreendemos o bastante com o fenômeno da transferência.

É algo bem estranho o analisando reencarnar em seu analista um personagem do passado". (1938/1969, p. 202)

Os benefícios da depressão

Fédida se deteve, em seus últimos livros (faleceu em 2002), na investigação da depressão. Em um deles, intitulado *Dos benefícios da depressão: elogio da psicoterapia* (2002), enfatiza o valor dessa patologia, no tocante a um ritmo vivenciado pelo paciente como possibilidade de reconstrução de um equilíbrio. O tempo será experimentado de forma a se aproximar do quase parado, até que o paciente possa, dentro de uma regressão em análise, readquirir o movimento.

Afirma que a cura do estado deprimido do paciente encontra-se na reaquisição de sua capacidade depressiva, ou seja, das potencialidades da vida psíquica (subjetividade dos tempos, a interioridade, a regulação das excitações) (Fédida, 2002).

Ele nos fala sobre como o paciente pode experimentar finalmente outro ritmo, o da pausa, na depressão, sendo este seu benefício. O pior para um deprimido, nos dizia, é que se lhe aconselhem a reagir, levantar, ir à luta, enfrentar a vida. Em certos casos, o paciente não suporta ter uma vida psíquica; para alguns, é "muito difícil ser psiquicamente vivo".

No Capítulo 5, "Mortos desapercebidos", sua hipótese clínica é que, na maioria dos estados deprimidos (para não dizer em todos), o trabalho analítico com o paciente faz descobrir que um forte recalcamento refere-se a uma morte desapercebida. Continua: "A banalização comum de uma vivência de perda é aqui de primeiríssima importância. Não perceber a morte significa negligenciar a

296 PIERRE FÉDIDA, UM AUTÊNTICO FERENCZIANO

percepção das mudanças: é também deixar que os afetos dolorosos sejam encobertos antes que apareçam" (Fédida, 2002, p. 97).

E acrescenta: "Os pacientes deprimidos só podem curar-se se forem ajudados a entrar em contato com seus mortos.... É apenas o sonho na transferência, pela mobilização e a reanimação da vida psíquica, que abre a uma percepção interna daquilo que foi uma morte negligenciada" (Fédida, 2002, p. 87).

Diante das angústias inimagináveis, revividas nos momentos de crise, os pacientes depressivos solicitam do analista que ele se torne uma forma plástica – um molde – próprio para receber o estado informe no qual eles se sentem. Alguns pacientes vivem a ameaça de se desmanchar no divã.

"A forma corporal que toma a aparência do deprimido impõe a imagem do leito da depressão" (Fédida, 2002, p. 92). Ao dizer isso, ele admite que a imagem é bastante winnicottiana: o analista não hesita em reforçar a ilusão regressiva da proteção quente de um divã (almofadas, mantas...). Podemos pensar que essa dimensão é oferecida pela presença viva do analista. Tendo em vista que o paradigma depressivo é a imaginação da vida inanimada, a depressão inevitavelmente remete ao frio, ao silêncio gelado, ao desaparecimento aparente da vida. Segundo Fédida, os humanos quando estão deprimidos podem se tornar tão glaciais e imóveis quanto as próprias tumbas.

A psicoterapia analítica, pelo processo que desencadeia, constitui exatamente uma reanimação desse vivente psíquico inanimado. Portanto, o que está em jogo no tratamento é o tempo da regressão, que Fédida define como o tempo de retorno das experiências psíquicas corporais anteriores, especialmente dos primeiros anos de vida.

Se, por vezes, a tarefa parece simples, por ser uma experiência demasiadamente humana – a de ressonância íntima com o outro –, o que entra em questão é "a percepção do analista de sua própria membrana de ressonância". Para Fédida, é com esses pacientes que se amplia a "clinicidade" do analista.

A visão do autismo como modelo paradigmático em psicopatologia fundamental

Na visão de Fédida, a teoria freudiana do autoerotismo continuaria apontando para novas vias de pesquisa. Lembrando a fórmula de Bleuler de que o autismo é o autoerotismo sem o eros, ele vai propor o autismo como verdadeiro paradigma teórico-clínico.

Para ele, a anorexia, por exemplo, pode ser pensada clinicamente pelo modelo do autismo, esclarecendo o mecanismo de retração, isolamento e recusa alimentar a partir de uma autossensualidade conservadora.

Defendia, portanto, a noção do autismo como modelo paradigmático para a compreensão justamente dessas patologias fronteiriças ou narcísicas, como as consideramos na psicanálise (Fédida, 1991). Sua teoria tem me servido de base, de apoio, para pensar ser a compulsão a saída para o sujeito diante da ausência de uma dependência inicial. Talvez pudéssemos dizer "Pouca dependência – Muita compulsão".

Os autistas constroem uma cápsula ou concha autística e, ao contrário de estarem anestesiados, como já se pensou, vivem mergulhados numa intensidade sensorial extrema. Fabricaram para si mesmos um envelope protetor que mantém uma continuidade ininterrupta com o mundo das sensações. Todas as energias são concentradas para manter o não eu ao largo. Este foi precocemente experimentado e por isso traumático (vivido num período em que o bebê não possuía recursos para tal).

Em inúmeros casos, o uso de um objeto autista (não importando o objeto em si) garante, pela sua solidez física, a ilusão de uma não separação. Manter-se grudado a objetos, paredes, ou ao corpo do terapeuta, fornece uma sensação que aplaca o terror de perder a existência. Porque, como diria G. Safra (1998), morrer é mais fácil que deixar de existir.

Fédida (1990, pp. 156-157) afirmava:

> Trata-se de verdadeiras catástrofes ocorridas no início da vida, que destruíram a capacidade imaginária de um círculo autoerótico da forma, e que, ao mesmo tempo, afetaram o conjunto de possibilidades de constituição de um si e de suas defesas, inclusive imunitárias, sendo que a percepção – por assim dizer, em abismo – destas catástrofes é parcialmente possível por meio das tentativas da criança para se proporcionar um organismo por autossensualidade.

O que os bebês normais sentem nas superfícies de seus corpos, nos diz ele, é a impressão de uma forma. Essas superfícies ainda não constituem a pele como fonte diferenciada (interna/externa) autoerótica: são superfícies de impressões, ou, mais exatamente, de projeções de superfícies a partir do suporte da pele... Ainda não se trata da atribuição de uma pele, mas apenas de uma superfície ulteriormente capaz de produzi-la.

Ele considerava que no alcoolismo, por exemplo, podemos pensar que a substância se torna importante para o sujeito por estar ligada a essa produção, de forma que

> *o álcool torna-se a última substância que permite a experiência de um fundo negro no interior [como se isso ocorresse] para criar intrapsíquica ou intracorporalmente o lugar do outro por assim dizer inédito. Produzir um topos para este outro é a obra transferencial da análise e da psicoterapia. (Fédida, 1990, p. 157)*

As denominadas patologias modernas, que incluem os casos-limite, as somatizações, as personalidades adictivas e até mesmo certas depressões, encontram-se, portanto, dentro desse mesmo impasse: criar próteses psíquicas para sobreviver emocional e fisicamente. Não se trata de autismo, mas há uma semelhança quanto à tentativa de forjar um ego.

Algumas delas têm como denominador comum a incapacidade de representação e podem ser vistas por esse paradigma. Palavras de Fédida (1991, p. 151): "O autismo adquiriu tal nível de pertinência semioclínica que sua descrição fenomenologicamente apurada transforma-o numa verdadeira fonte de modelização".

Conclusão

Para concluir, reproduzo aqui algumas palavras desse autor sobre a defesa de minha tese de doutorado em 1998 na Universidade Paris Diderot (Paris 7), sob sua orientação. Julguei apropriado seu comentário por tudo que foi exposto até aqui e pela atualidade de seu ponto de vista formulado há quase duas décadas.

> *Tenho simpatia por esse trabalho que acaba de ser concluído e que tem por interesse colocar em evidência algo que me tem ocupado desde muito tempo. Esse*

*tema, memória, corpo e transferência, situa-se no co-
ração mesmo da psicanálise e, eu diria, também em
seu próprio futuro.*

*Creio no horizonte no qual se situa seu trabalho, tanto
que poderíamos dizer "imaginação corporal e interpretação" – como se apresenta afinal essa imaginação
do corpo na atividade de interpretação e em toda a
intervenção. Enquanto lia o seu trabalho, eu estava ao
mesmo tempo preparando conferências que farei no
Brasil com os argumentos de Lévi-Strauss de 1947, em
seu projeto de comparar a técnica freudiana à técnica
do xamã. Nessa comparação, ele coloca em evidência
as oposições entre a comunidade verbal e imaginária
que sustenta a ação do xamã e a atividade psíquica que
sustenta a atividade do analista. E eu me perguntava
se um texto como esse de Lévi-Strauss teria para nós
hoje em dia uma certa eficácia. Trata-se talvez de saber se nós já não teríamos formulado uma resposta a
essa questão que se lhe apresentava na época: que os
gestos verbais que o xamã dirige a sua paciente, no
caso uma mulher que está doente no momento em que
vai parir, não conduzem a despertar a "saída" do mal.
Em seu texto, vemos o caminho que percorre o gesto
da palavra para ir buscar no corpo a forma doente e
colocá-la nesse momento fora do corpo da paciente.*

*O desdobramento desta pesquisa de tese concerne
precisamente esse ponto, posto que me parece ter sido
lançada uma primeira pedra que, agora, lhe permitirá
alcançar a construção que virá.*

Tenho a satisfação de apresentar este texto/síntese da obra desse mestre psicanalista francês reconhecendo que sua previsão estava certa: a construção, como disse ele naquela ocasião, vem se fazendo na minha clínica pessoal e em minhas publicações. Concluo aqui esta exposição considerando que devo a Pierre Fédida meu reencontro com uma psicanálise sensível; sua obra me incitou a fundamentar e desenvolver ideias teóricas e clínicas.

Referências

Fédida, P. (1985). La construction: introduction a une question de la mémoire dans la supervision. *Revue Française de Psychanalyse, 49*.

Fédida, P. (1986). Modalités de la communication dans le transfert et moments critiques du contretransfert. In *Communication et répresentation: nouvelles sémiologies en psychopathologie* (pp. 71-97). Paris: PUF.

Fédida, P. (1988). A angústia na contratransferência ou a inquietante estranheza da transferência. In *Clínica psicanalítica: estudos* (pp. 67-94). São Paulo: Escuta.

Fédida, P. (1991). Contre-transfert, crise et métaphore: une psychanalyse est une psychothérapie compliquée. *Revue Française de Psychanalyse, 2*, Paris.

Fédida, P. (1992a). Auto-erotismo e autismo: condições de eficácia de um paradigma em psicopatologia. In *Nome, figura e memória: a linguagem na situação psicanalítica* (pp. 149-170). São Paulo: Escuta. (Trabalho original publicado em 1990).

302 PIERRE FÉDIDA, UM AUTÊNTICO FERENCZIANO

Fédida, P. (1992b). *Nome, figura e memória: a linguagem na situação psicanalítica*. São Paulo: Escuta.

Fédida, P. (1994). La régression, formes et déformations. In P. Fédida, D. Widlöcher, & M. W. Fédida (org.), *Les évolutions* (pp. 45-66). Paris: PUF. (Coleção Colloques de la Revue Internationale de Psychopathologie).

Fédida, P. (1996a). A regressão. In *O sítio do estrangeiro: a situação psicanalítica* (pp. 213-239). São Paulo: Escuta.

Fédida, P. (1996b). *O sítio do estrangeiro: a situação psicanalítica*. São Paulo: Escuta.

Fédida, P. (1997, abril). Entrevista concedida ao Prof. Dr. Manoel Berlinck. *Revista Psicanálise e Universidade*, 6, São Paulo.

Fédida, P. (1999). O movimento do informe. *Pulsional Revista de Psicanálise*, 12(121), 21-31, São Paulo.

Fédida, P. (2001). *Par où commence le corps humain: retour sur la régression*. Paris: PUF.

Fédida, P. (2002). *Dos benefícios da depressão: elogio da psicoterapia*. São Paulo: Escuta.

Fédida, P. (2003-2004). Seminário clínico. *Percurso*, 16(31-32), São Paulo.

Ferenczi, S. (1930). Princípio de relaxação e neocatarse. In *Escritos psicanalíticos, 1909-1933* (p. 327). Rio de Janeiro: Taurus.

Ferenczi, S. (1977). Thalassa: essai sur une théorie de la genitalité. In *Oeuvres Complètes* (vol. 3, pp. 250-323). Paris: Payot. (Trabalho original publicado em 1914-1915).

Ferenczi, S. (1992). Notas e fragmentos. In *Obras completas* (vol. 4, p. 268). São Paulo: Martins Fontes.

Fontes, I. (2002). *Memória corporal e transferência: fundamentos para uma psicanálise do sensível*. São Paulo: Via Lettera.

Fontes, I. (2003-2004). A Pierre Fédida: uma homenagem particular. *Percurso, 16*(31-32), 93-98, São Paulo.

Fontes, I. (2006). La mémoire et le transfert. In C. Nachin (dir.), *Psychanalyse, histoire, rêve et poésie* (pp. 149-153). Paris: L'Harmattan.

Fontes, I. (2007). A adição sob a ótica da psicanálise do sensível. *Cadernos de Psicanálise, 29*(20), Círculo Psicanalítico do Rio de Janeiro.

Fontes, I. (2010). *Psicanálise do sensível: fundamentos e clínica*. São Paulo: Ideias & Letras.

Fontes, I. (2011, dezembro). A construção silenciosa do ego corporal. *Alter Revista de Estudos Psicanalíticos, 29*(2), Brasília.

Freud, S. (1949). Délire et rêves dans la Gradiva de Jensen. Paris: Gallimard.

Freud, S. (1969). Esboço da psicanálise. In *Edição standard brasileira das obras psicológicas completas de Sigmund Freud* (vol. 23, pp. 165-237). Rio de Janeiro: Imago. (Trabalho original publicado em 1938).

Freud, S. (1975a). Construções em análise. In *Edição standard brasileira das obras psicológicas completas de Sigmund Freud* (vol. 23, pp. 289-304). Rio de Janeiro: Imago. (Trabalho original publicado em 1937).

Freud, S. (1975b). Moisés e o monoteísmo. In *Edição standard brasileira das obras psicológicas completas de Sigmund Freud* (vol. 23, pp. 13-161). Rio de Janeiro: Imago. (Trabalho original publicado em 1938).

304 PIERRE FÉDIDA, UM AUTÊNTICO FERENCZIANO

Safra, G. (1998, 14 de abril). *O manejo da resistência na clínica em Winnicott*. Aula transcrita na Pontifícia Universidade Católica (PUC), São Paulo.

Winnicott, D. W. (1989). A Importância do setting no encontro com a regressão na psicanálise. In *Explorações psicanalíticas* (pp. 77-81). Porto Alegre: Artes Médicas. (Trabalho original publicado em 1964).